L. Durey, R. Hirschberg, R. Leroy
R. Mesnard, G. Rosenthal, H. Stapfer, F. Wetterwald
E. Zander J^{or}.

Manuel pratique

de

Kinésithérapie

FASCICULE V

F. WETTERWALD
Maladies de la nutrition

RAOUL LEROY
Maladies de la peau

Avec 47 figures dans le texte.

LIBRAIRIE FÉLIX ALCAN.

MANUEL PRATIQUE

DE

KINÉSITHÉRAPIE

MANUEL DE KINÉSITHÉRAPIE

PAR

**L. DUREY, R. HIRSCHBERG,
R. LEROY, R. MESNARD, G. ROSENTHAL, H. STAPFER,
F. WETTERWALD, E. ZANDER J⁰ʳ**

MANUEL PRATIQUE

DE

KINÉSITHÉRAPIE

PAR

**L. DUREY, R. HIRSCHBERG, R. LEROY
R. MESNARD
G. ROSENTHAL, H. STAPFER, F. WETTERWALD
E. ZANDER J[or]**

—

FASCICULE V

F. WETTERWALD
Maladies de la nutrition.

Raoul LEROY
Maladies de la peau.

—

AVEC 47 FIGURES DANS LE TEXTE

—

PARIS
LIBRAIRIE FÉLIX ALCAN
108, BOULEVARD SAINT-GERMAIN, 108

—

1912

MALADIES DE LA NUTRITION

PAR

Le D' WETTERWALD

> « Il faut être bien convaincu de cette vérité qu'on
> n'est un véritable médecin, un médecin vraiment digne
> de ce nom, que quand on peut guérir les maladies
> chroniques, ou du moins quelques maladies chro-
> niques. »
>
> Professeur Bouchard.

CHAPITRE PREMIER

LE MÉCANISME DE LA NUTRITION

Il est utile, s'agissant des *maladies de la nutrition,* de
préciser de quoi l'on va parler, car rien n'est plus vague que
cette pathologie, rien n'est plus mobile que ses frontières,
que chacun étend ou réduit suivant ses conceptions personnelles ou les idées du jour.

Et d'abord, qu'est-ce que la nutrition ?

Cet ensemble de fonctions peut se comparer assez exactement à nos industries modernes. Outillage, force motrice,
organes de réception et de transformation des matières premières, produits et déchets de fabrication, personnel hiérar-
chisé et spécialisé : rien n'y manque.

Les matières premières destinées à former des cellules
vivantes sont les *aliments,* les *boissons* et l'*air atmosphé-
rique ;* mais d'autres agents naturels concourent, en qualité
d'*excitants* de la nutrition, à cette transformation : la

lumière solaire, l'*humidité*, l'*électricité*, la *tension atmo-sphérique*, la *chaleur*, le *froid*, l'*eau* et l'*air* non introduits, le *mouvement*, les *radiations* de certains corps, etc.

De même concourent et se rattachent indirectement à la nutrition proprement dite, malgré qu'elles possèdent d'ailleurs une physiologie et une pathologie spéciales, les autres fonctions de l'économie : respiration, circulation, locomotion, sécrétions, innervation.

On peut donc définir la nutrition *l'ensemble des actes qui concourent à l'introduction et à la transformation dans l'organisme, avec fixation des principes utiles et élimination des déchets, de tous éléments propres à former, accroître ou entretenir les cellules vivantes.*

Ainsi sont comprises dans la nutrition les *fonctions essentielles* et *adjuvantes*, et dans les agents nutritifs, les *aliments proprement dits* et les *excitants*.

Lorsque toutes ces fonctions s'accomplissent normalement, la *nutrition est équilibrée.*

L'une quelconque d'entre elles est-elle troublée, il en résulte un *déséquilibre de la nutrition*, dont le contre-coup retentit sur toutes les fonctions. L'ensemble de ces réactions constitue, à proprement parler, les *maladies de la nutrition.*

C'est à dessein que je ne dis pas : *par ralentissement de la nutrition*, pour ne rien préjuger du mécanisme par lequel l'équilibre nutritif est troublé.

L'exposé suivant ne comprendra donc pas les maladies des appareils respiratoire, circulatoire, nerveux, etc., mais seulement (en tout ou en partie) le retentissement sur lesdits appareils des troubles apportés à la nutrition par la souffrance de l'un d'eux.

Ces réactions, on le comprend, seront toujours d'ordre

nerveux ou réflexe, malgré que certaines d'entre elles soient
étudiées généralement comme des affections essentielles et
idiopathiques.

Certains chapitres de cette étude ne pourront être qu'ef-
fleurés, soit par insuffisance de documents cliniques, soit
parce qu'ils seront traités avec plus de compétence et d'ampleur dans les autres parties de cet ouvrage.

Les traités de pathologie où des générations de praticiens
ont puisé la partie théorique de leur savoir sont remarquables d'unité et de clarté pour tout ce qui concerne la description des maladies aiguës : la confusion, la divergence et
l'obscurité commencent avec les maladies chroniques, où la
symptomatologie, plus souvent que la pathogénie, sert de
base commune à des états d'origine différente. C'est cette
dernière qui doit être le guide de toute classification nosographique, mais elle peut rarement servir de base à une thérapeutique efficace, car s'il nous est parfois donné de con-
naitre les causes secondes de la maladie, les causes premières
échappent le plus souvent à notre action, sinon même à
notre connaissance. La seule thérapeutique efficace dans les
maladies chroniques est celle qui « consistera à provoquer, à
réveiller l'effort curateur latent », c'est-à dire « à exagérer
l'action de la cause morbifique, ce qui déterminera une réaction plus intense » (Sandoz). Il est du reste évident que cette
stimulation devra être rigoureusement dosée ; en principe et
en pratique, elle est aussi courte que possible.

Nous verrons, dans le cours de ce chapitre, qu'une main
exercée constitue un des meilleurs engins de stimulation, et
que le lieu d'élection pour l'application de cet excitateur
naturel est le tégument où il agit sur les terminaisons cutanées des nerfs sensitifs, intermédiaires obligés de l'organisme et du monde extérieur.

C'est le système nerveux, en effet, qui est le lien commun des manifestations si diverses de l'arthritisme. Ses perturbations, ses actions compensatrices, produiront des symptômes en apparence dissemblables : troubles sensitifs, spasmes, phénomènes neuro-moteurs, modifications qualitatives et quantitatives des sécrétions, dystrophies cutanées, crampes et paralysies, arthropathies, trophonévroses, psychonévroses.

Le traitement qu'on trouvera ici recommandé, en plus des formes déjà connues de massage et conjointement avec les mouvements appropriés de la gymnastique, agit sur le système nerveux périphérique, et par son intermédiaire, sur les plexus des différents organes et sur les centres nerveux. On s'étonnera moins, ces prémisses posées, de trouver groupées dans une même famille et soumises à la même thérapeutique générale des affections telles que névralgies diverses, rhume des foins, chorée, neurasthénie, obésité, diabète, diathèse urique, rhumatismes, etc.

Il est admis, du reste, depuis les travaux de M. le professeur Bouchard, que ces processus morbides font partie de la grande et commune classe des maladies « par ralentissement » de la nutrition.

Mais en dehors de quelques hypothèses peu étayées de faits cliniques et de démonstrations anatomo-pathologiques, rien n'a été fait pour démontrer l'existence d'une lésion commune qui expliquerait la commune pathogénie, et justifierait la réunion sous une même étiquette de ces affections que tant d'abîmes séparent dans la pratique journalière.

J'ai essayé, dans des publications antérieures, d'amorcer cette question primordiale, heureux si des voix plus autorisées venaient confirmer ou infirmer, dans l'intérêt supérieur de la science et des malades, des hypothèses appuyées presque exclusivement sur des faits cliniques.

Sur l'étiologie commune des maladies de la nutrition, il n'y a guère à dire qui n'ait été excellemment décrit. On a invoqué le *traumatisme,* c'est-à-dire l'action d'une violence extérieure, dont on peut étendre le domaine en y joignant tous les contacts, pressions, heurts, qui, chez les neuro-arthritiques, s'impriment si aisément sur le tégument, et retentissent par l'intermédiaire des nerfs périphériques sur les centres. Les *attitudes fatigantes,* souvent répétées, peuvent engendrer des troubles nutritifs. Leur action néfaste s'explique par l'épuisement nerveux et les troubles circulatoires qu'elles provoquent, et de plus, elles ont comme conséquences habituelles la *sédentarité* et l'*inactivité musculaire,* qui engendrent à leur tour d'autres effets. Ainsi se trouve constitué le cercle vicieux du déséquilibre fonctionnel.

Une distinction s'impose ici : il n'est personne qui n'ait observé autour de soi des sujets astreints à une profession sédentaire, et jouissant nonobstant d'une santé très enviable. Le fait est réel, il est facile à constater dans les administrations et les couvents. Mais les sédentaires de cette espèce (je parle du vulgum pecus, et non des chefs) s'ils ne fatiguent pas leurs muscles, ne surmènent pas davantage leurs centres psychiques, et la plupart (surtout les religieux) mènent une vie excessivement sobre, sont à l'abri des émotions et des soucis, et s'abstiennent de tout excès. Il n'y a donc pas, chez eux, cette « rupture du parallélisme entre le déploiement de force neurale et le déploiement de force musculaire » dont Cazalis et Renaut font la cause première, le primum movens de l'arthritisme.

Le *surmenage,* les *fautes contre l'hygiène,* conséquences

fatales de l'encombrement des grandes villes et de certaines professions, les *excès* de tout genre que l'on commet, souvent malgré soi, les *intoxications* que nous infligent la fraude alimentaire, l'industrie, la vie confinée, contribuent pour une large part à la ruine de notre équilibre nutritif.

Avec quel succès ne lutterait-on pas toutefois contre tous ces destructeurs de la santé, si l'on ne naissait déjà taré par l'alcoolisme, la syphilis, la tuberculose, les névroses, la goutte, l'insuffisance hépatique, l'artério-sclérose, de ses aïeux ?

Le nouveau-né, en effet, porte sur ses frêles épaules un vêtement plus ou moins lourd : la tunique de Nessus qu'ont tissée pour lui ses ascendants, cette lourde *hérédité* où se trouvent en germe les misères de sa vie d'enfant, d'adolescent, d'adulte et de vieillard : épistaxis, entéro-colite, migraine, asthme, rhumatisme articulaire aigu, dermatoses, lithiases, algies innombrables, psycho- et trophonévroses, scléroses organiques, qui font du neuro-arthritique un infirme et un souffreteux perpétuel.

Si toutes ces manifestations (et combien d'autres encore !) du déséquilibre nutritif ont pu légitimement être groupées en une même famille clinique, l'étude de leur pathogénie doit permettre de remonter à la cause qui les engendre et au processus qui les caractérise.

Les causes qui ont été rapidement énumérées sont d'ordre banal ; néanmoins leur influence est incontestable, mais leur tendance uniforme à produire des vaso-dilatations et constrictions, des spasmes et des algies, ne peut guère s'expliquer autrement que par une action élective irritante sur les nerfs sensibles et vaso-moteurs. Or cette irritation se produit par l'intermédiaire du *tissu conjonctif périneural, périvasculaire, glandulaire* et *sous-cutané.*

Hanot, en 1893, et même avant lui Cazalis, dès 1891, avaient signalé la vulnérabilité particulière du tissu conjonctif chez les arthritiques héréditaires. « J'entends par « arthritisme un état constitutionnel caractérisé, entre « autres éléments constitutifs, par une *viciation ordinaire-* « *ment congénitale et héréditaire de la nutrition du tissu* « *conjonctif et de ses dérivés*, qui deviennent des tissus de « moindre résistance... Au point de vue fonctionnel et ana- « tomo-pathologique, *l'arthritisme se caractérise donc par* « *la vulnérabilité plus grande du tissu conjonctif avec ten-* « *dance à l'hyperplasie, à la transformation fibreuse, à la* « *rétraction fibreuse* » (Hanot).

« Il existe chez les arthritiques (et ce serait pour nous le « trait principal, la marque de l'arthritisme, autant que « pour M. Bouchard l'est le ralentissement de la nutrition), « une *prédisposition du tissu conjonctif, par suite de* « *quelque vice nutritif ou déchéance, à une faiblesse ou à* « *une irritabilité spéciale*, prédisposition qui fait de lui un « lieu de moindre résistance, ce qui explique, en cette dia- « thèse, *la fréquence toute particulière des inflammations,* « *des proliférations, ou des relâchements de ce tissu* » (Cazalis).

La clinique avait donc, depuis longtemps, observé :

1° Que *l'arthritisme* est une diathèse commune à un cer- tain nombre d'affections caractérisées par une *viciation nutritive ;*

2° Que cette viciation se porte sur les éléments du *tissu conjonctif ;*

3° Que, par suite de cette viciation, ordinairement congé- nitale et héréditaire, le tissu conjonctif tend à s'*enflammer*, à *proliférer*, puis à se *rétracter*.

Nous verrons dans un instant quel parti la thérapeutique

a tiré de ces premières constatations, un peu vagues, il est vrai.

L'anatomie physiologique nous apprend, d'autre part, que le tissu conjonctif lâche est l'artisan de la nutrition ; il est l'intermédiaire entre le sang et la lymphe, d'un côté, chargés des principes nutritifs, et les tissus organisés, d'autre part. Mais cet intermédiaire n'est pas un simple dépôt de réserve, un grenier à subsistance ; il joue un rôle actif, électif et éliminatoire.

Cazalis a démontré en effet que les cellules fixes du tissu conjonctif ne constituaient pas un vulgaire endothélium revêtant des faisceaux connectifs, mais bien « des nappes de protoplasma vivant, actif, changeant, tendues dans tous les sens et dans tous les plans, comme pour saisir au passage les agents de la nutrition, et constituer un feutrage de membranes agissant, à l'égard des substances venues à leur contact, comme une multitude de dialyseurs, et jouissant aussi de la propriété d'agir comme des ferments, puisqu'il s'agit là de cellules vivantes ».

Avant que ne fût prononcé le mot de *phagocytose*, le même auteur avait vu et décrit le rôle indispensable du globule blanc, interposé entre la molécule alimentaire et les cellules fixes, dont on a voulu faire une sorte de courtier ambulant, allant là où les besoins de l'organisme l'appellent. On commence pourtant, là-dessus, à revenir de certaines hypothèses accueillies avec trop d'enthousiasme.

Si la nutrition vient à languir, les cellules-ferments dont le rôle vient d'être décrit restent inoccupées et s'organisent en cellules adipeuses (obésité). D'autres fois, dans les cellules fixes peu accessibles aux échanges, l'acide urique se dépose et s'accumule (uricémie). Chez les sujets arthritiques, où l'on observe ces phénomènes ou plutôt leurs effets cliniques, c'est donc moins un ralentissement de la nutrition qu'un *déséquilibre nutritif* que l'on observe. Car chez de tels sujets, et aussi chez les diabétiques, le coefficient d'oxydation est loin d'être abaissé (A. Robin). Ce qui est ralenti et diminué, c'est l'activité musculaire, c'est le *mouvement,* et c'est précisément de ce défaut d'équilibre entre l'activité neuro-cellulaire et l'activité musculaire que naît la dystrophie.

C'est le mouvement qui fait progresser la lymphe (Ludwig, Tarchaneff, Cazalis), tandis que l'œdème, la stagnation, l'engorgement sont des conséquences de l'inertie musculaire.

D'ailleurs, on amoindrirait singulièrement les leucocytes en ne leur accordant « qu'un rôle de réponse à l'appel qui leur a été fait par l'élément noble lésé ;... il faut reconnaître au leucocyte une activité propre, lui permettant de réagir pour son compte personnel avec une variété de manifestations d'autant plus grande qu'il possède la mobilité. »

Dans une série déjà longue de recherches entreprises sous l'inspiration de M. le professeur Achard, le Dr E. Feuillié a étudié la pathologie du leucocyte. L'ensemble des troubles qui l'atteignent dans sa sécrétion, sa motilité, sa forme, son état physique et chimique, constituent les *leucopathies*. On comprendra l'immense intérêt qui s'attache à des recherches aussi ardues, si l'on réfléchit qu'elles éclairent singulièrement l'*étiologie* des maladies, puisque le globule blanc est pour ainsi dire placé entre la *cause* de la maladie et la *forme* *clinique* de celle-ci.

Étudier les leucopathies, c'est en partie résoudre le double problème des variétés étiologiques produisant le même effet pathologique, lequel effet provoque à son tour des symptômes cliniques différents. Étudier le tissu conjonctif et ses altérations, c'est porter la question de l'arthritisme sur son véritable terrain anatomo-pathologique. « Le milieu intérieur, ce n'est pas le sang, comme le prétendait Cl. Bernard; c'est le tissu conjonctif » (Professeur Renaut).

Avant d'étudier les lésions que l'on suppose être communes aux maladies de la nutrition, et débuter par le tissu conjonctif, où elles siégeraient même congénitalement sous forme de prédisposition, il est nécessaire de rappeler brièvement la structure, la topographie et les fonctions de ce tissu.

On se reportera avec fruit, pour une étude détaillée, aux travaux de M. le professeur Testut, auxquels nous empruntons la substance de ce résumé.

On peut diviser avec Ch. Robin, les organes conjonctifs en cinq groupes :

1° Organes premiers de constitution (*pie-mère, choroïde et iris, allantoïde, périoste*);

2° Organes premiers d'interposition (*tissu conjonctif intermusculaire, internerveux, interfibreux et intertendineux*) ;

3° Organes premiers d'enveloppe (*tissu conjonctif sous-cutané, sous-muqueux, sous-séreux, sous-aponévrotique*);

4° *Tissu conjonctif des parenchymes et des glandes ;*

5° *Tissu conjonctif péri-œsophagien, périviscéral, périvasculaire,* etc.

A l'exception de certaines parties de l'allantoïde et de l'organe de l'émail, qui sont invasculaires, tous les organes premiers du tissu conjonctif présentent, dans leur trame, de nombreux vaisseaux et nerfs, leur appartenant en propre ou les traversant seulement, vaisseaux nourriciers et vaisseaux de passage. Cette distinction s'applique également aux lymphatiques. Il y a des canaux lymphatiques qui sont directement reliés aux vaisseaux sanguins, qu'ils embrassent sur les deux tiers ou les trois quarts de leur circonférence.

Le tissu conjonctif possède des nerfs qui lui sont propres et surtout des nerfs de passage. Dans certains organes cependant (intestin grêle), le tissu cellulaire sous-muqueux présente une telle richesse en nerfs de terminaison, qu'il constitue en quelque sorte une véritable membrane nerveuse. Le professeur Renaut, qui a fait ces intéressantes recherches, en conclut que le plexus de Meissner peut être considéré comme le type de l'innervation du tissu conjonctif lâche, et que partout où les connexions du tissu conjonctif et des dernières ramifications nerveuses existent, elles doivent vraisemblablement peu s'écarter de ce modèle.

C'est par la voie réflexe que les nerfs sensibles ont leur part d'influence dans la régulation des circulations locales, du tonus musculaire, et des phénomènes nutritifs. Ces arcs réflexes ne passent sans doute pas nécessairement par la moelle, et bien des ganglions doivent jouer un rôle analogue à celui des centres nerveux.

Il est certain qu'on a tendance à faire intervenir les centres dans des phénomènes qui échappent à leur contrôle. On sait, depuis les travaux de Vulpian, Fr. Franck, Cl. Bernard, que la sensibilité donne le signal qui accélère ou ralentit la nutrition, par l'intermédiaire du grand sympathique, qu'elle tient en outre au courant des besoins de la nutrition dans les organes.

Les vaisseaux qui circulent dans les aréoles du tissu conjonctif jouent un rôle important en pathologie et en thérapeutique : la disparition des œdèmes, l'absorption des injections poussées dans le tissu cellulaire sont là pour le démontrer. On sait d'autre part l'influence des nerfs vasomoteurs sur la production des œdèmes (expériences de Ranvier, Roddaert, Brown-Séquard).

Les lésions des nerfs sont suivies fréquemment d'épanchement dans le tissu cellulaire. Nous étudierons, à propos des névralgies, une espèce d'œdème non décrite dans les traités, mais que certains auteurs ont, autrefois déjà, mentionnée sous le nom de *faux phlegmon* du tissu cellulaire (Hamilton, Testut, Leudet, Lalesque).

L'induration des parties molles péri-articulaires, qui caractérise une affection ayant les allures du rhumatisme, est, dès 1880, attribuée par Brown-Séquard à sa véritable cause, la névralgie.

Les ligaments, tendons et aponévroses jouissent d'une sensibilité très grande, tandis que les muscles sont presque insensibles (Bichat).

Cependant dans certaines manifestations douloureuses de l'arthritisme, le muscle paraît être douloureux, mais il faut placer le siège de cette hyperesthésie dans les terminaisons nerveuses de l'aponévrose, du tissu cellulaire et de la peau.

Tous les observateurs sont d'accord pour constater que l'inflammation transforme, dans les tissus conjonctifs, des sensations à peu près inconscientes en sensations douloureuses, souvent atroces.

« Cette influence de l'inflammation s'explique vraisemblablement par des *exsudations du plasma entre les éléments anatomiques qui s'imbibent, se gonflent, s'hypertrophient et excitent ainsi les ramifications nerveuses avec lesquelles ils sont en rapport* » (Ch. Robin).

La description d'ensemble la plus complète qui ait été donnée, au siècle dernier, des altérations du tissu cellulaire, est due à Lobstein, professeur à Strasbourg, dans son *Traité d'anatomie pathologique* (t. II, Paris, 1833). Comme toute bonne division nosographique, la sienne s'appuie à la fois sur la clinique et sur l'anatomie. Il distingue la *scleroder-mie*, *l'inflammation simple* du tissu cellulaire, la *phlogose* (le type de cette dernière est représenté par certaines phlegmasies veineuses, phlébites ou mieux périphlébites non infectieuses, guérissant par résolution spontanée), l'*épiphlogose* (qui correspond sans doute au pseudo-phlegmon rhumatismal et à la cellulite subaiguë) dans laquelle le tissu cellulaire est rouge, gonflé, et un peu rénitent, renfermant un peu de liquide rougeâtre, gélatineux, au sein de ses aréoles, se condensant, se solidifiant et s'organisant, et ne suppurant qu'exceptionnellement. A cette forme se rattache en partie la *métaphlogose*, qui se termine habituellement par gangrène, mais dont une variété se résoud spontanément. Exemple : le phlegmon du ligament large dans le tissu cellulaire péri-utérin. Ces tumeurs changent de place, et se portent d'une fosse iliaque à l'autre, en voyageant dans le tissu cellulaire qui attache le péritoine aux parois du bassin. Ces observations ont été confirmées par Ziegenspeck, de Munich.

Après être tombée en défaveur, l'*inflammation* (lésion histologique), semble regagner le terrain perdu. Nous verrons, au cours de ce travail, qu'on se sert actuellement de ce terme pour désigner des altérations du tissu cellulaire, des productions néoplasiques dont on ne s'explique pas autrement l'étiologie. *Congestion, stase, hyperémie :* vieux mots passés de mode et qui parlaient cependant à l'esprit ! L'inflammation ne saurait évidemment dériver spontanément de ces états anormaux de la circulation. Le microbe a joué pendant quelque temps le grand et même l'unique rôle : nos aïeux faisaient intervenir l'*irritation*, terme désuet, remplacé par celui de *traumatisme* (Tripier). Dans toutes les maladies, aiguës ou chroniques, le *terrain* a une importance au moins égale à celle du traumatisme, infectieux ou non.

Vers l'époque où Cazalis et Hanot émettaient leurs judicieuses observations, Stapfer portait la même question sur le terrain plus solide de la clinique et de l'expérimentation. Depuis un certain nombre d'années, les praticiens scandinaves avaient signalé dans le tissu cellulaire des altérations scléreuses que leurs doigts percevaient sous forme de nodosités ou de grains durs. Ces petites tumeurs correspondaient probablement à ce que les auteurs français connaissaient sous le nom de fibromes sous-cutanés, de névromes.

Stapfer constata que ces modifications pathologiques du tissu conjonctif se retrouvaient en abondance dans la sphère génitale de la femme, qu'elles y revêtaient souvent la forme de l'infiltration, qu'elles déterminaient dans les organes abdomino-pelviens des troubles qui embrassent toute la pathologie chronique et subaiguë gynécologique (troubles de fonction, de sécrétion, de statique, de sensibilité, de mobilité) et qu'à leur origine se trouvait toujours une prédisposition, héréditaire ou acquise, du tissu conjonctif à évoluer vers la sclérose. La paroi abdominale était fréquemment le siège d'altérations hypertrophiques diffuses, ou en noyaux, du tissu conjonctif sous-cutané, du pannicule adipeux. Comme il arrive dans la période des recherches où plusieurs auteurs étudient la même question, période analytique, si l'on peut la qualifier ainsi, diverses appellations virent le jour presque en même temps pour désigner une seule et même affection : cellulite, myosite, myite, panniculite. Cette dernière dénomination, qu'on retrouve chez Hogner et chez Stapfer, était réservée plus spécialement à la « cellulite » à noyaux de la paroi abdominale.

La recherche de la panniculite m'était, depuis plusieurs années, familière, et m'avait permis d'arriver à cette première constatation : que la présence de noyaux (c'est-à-dire d'une dystrophie visible, palpable et circonscrite du tissu cellulaire) n'était pas indispensable pour provoquer une vive douleur *en certains points* de la paroi, chez la majorité des femmes traitées pour une affection du bas-ventre, lorsque j'eus l'idée de rechercher, par le palper de la peau, la cause d'autres douleurs accusées par les patientes dans les épaules, le dos, les genoux. Je pus constater ainsi :

1° Que toujours les manipulations cutanées éveillaient ou augmentaient, en la localisant en certains points, la douleur habituelle et vague de la malade ;

2° Que souvent la présence de noyaux indurés pouvait expliquer la douleur ;

3° Qu'assez souvent le derme était simplement épaissi, infiltré, comme lardacé ;

4° Que quelquefois la peau ne présentait aucune modification.

Dans tous les cas, cependant, le traitement manuel des régions douloureuses cutanées amenait la disparition complète ou partielle, durable ou momentanée, des symptômes morbides, sauf exceptions très rares.

Je fus amené ainsi à étendre cette recherche et ce traitement à toutes les douleurs qualifiées rhumatismales ou névralgiques, à siège déterminé ou non : scapulalgie, lumbago, arthrite sèche du genou, rhumatisme musculaire, sciatique, névralgies du trijumeau, algies vagues. Mes communications aux Congrès français de Physiothérapie de 1908 et 1909 résument ces recherches.

Puisque le traitement *purement cutané* guérissait des névralgies (et principalement des sciatiques) dans lesquelles l'ensemble des symptômes semblait prouver une participation du tronc principal au processus névritique, ne pouvait-on espérer pareil résultat favorable dans les dyspepsies douloureuses des arthritiques, d'autant plus que l'exploration de la paroi y démontrait l'existence d'une hyperesthésie cutanée? Là encore, l'hypothèse se trouva justifiée, et non seulement les symptômes sensibles furent influencés par le traitement, mais les troubles vaso-sécrétoires, comme le démontraient le retour de l'appétit et de l'embonpoint, la facilité de l'acte digestif, et la disparition des symptômes objectifs et subjectifs dus aux altérations dans la forme et la statique des organes.

Ainsi s'évanouissait peu à peu, dans mon esprit, la conception des névralgies essentielles, *sine materia*, d'origine centrale, psychique, pour faire place à celle d'algies toujours matérielles, toujours liées à une altération trophique des ramuscules cutanés, et toujours décelables, malgré les sensations subjectives profondes du malade, par le palper superficiel du tégument. Et puisque, dans des cas qui devenaient de plus en plus nombreux à mesure que se multipliaient mes recherches, l'exploration la plus attentive ne percevait aucune modification apparente de la peau et du tissu conjonctif; puisque, chez les sujets maigres en particulier, la région douloureuse était limitée à la surface saisie par la pulpe du pouce et de l'index, il devenait évident que cette région correspondait à l'émergence d'un filet nerveux sensitif. Chez quelques sujets le tissu cellulaire sous-cutané entourant immédiatement cette terminaison nerveuse était altéré macroscopiquement, en formant une nappe infiltrée et épaissie ou un noyau dur circonscrit ; chez la plupart, cette altération n'existait pas, ou du moins, mes doigts ne pouvaient la constater. Les douleurs étant identiques quant à leur degré, leur qualité ou leur siège, qu'elles fussent ou non accompagnées de lésions trophiques *visibles*, on pouvait conclure, je pense légitimement (si l'on se refuse à admettre qu'il y ait des effets sans causes) que dans toute algie il

existe une lésion inflammatoire du périnèvre et du tissu cellulaire sous-cutané du voisinage, lésion macroscopique dans
certains cas, microscopique dans les autres, parce que se
réduisant à un processus simplement congestif.

Allant plus loin, je me persuadai que l'arthritisme dont je
traitais de même façon les manifestations variées était « une
*prédisposition à la sclérose, laquelle débute par le tissu con-
jonctif* » (IIᵉ Congrès de Physiothérapie des médecins de
langue française, Paris, 1909).

Si je me suis étendu un peu longuement sur des idées
personnelles, c'est parce que l'esprit humain, et surtout
médical, accepte difficilement une méthode dont il n'entrevoit
que vaguement l'origine et le but : ce dont il faut le louer,
car le jour où la critique disparaîtrait de nos mœurs et de
nos prérogatives, c'en serait fait du progrès.

Les constatations de Stapfer et les miennes ont abouti à
la vérification, au moins partielle, de théories dont l'idée
première appartient aux masseurs et aux médecins scandinaves. On remarquera sans peine, au cours de cet ouvrage,
les analogies qui nous réunissent et les différences qui nous
séparent. « Notre cellulite, a dit Stapfer, a germé chez les
Suédois, et ne ressemble pas plus à la leur qu'une première
pousse ne ressemble à la branche ou à l'arbre qui en sor-
tent. » C'est pour couper court à des « apparentements »
fantaisistes de méthodes différentes que j'ai donné, dans mon
premier livre, des citations abondantes de l'ouvrage de Cornélius, ce qui n'a pas empêché un critique allemand de me
présenter comme un élève de cet auteur et un vulgarisateur,
en France, de sa méthode !

Les médecins suédois ont donné le nom de *cellulite, myite,
myo-cellulite*, à une affection qu'ils localisent dans le tissu
cellulaire sous-cutané principalement à la nuque, dans les

interstices celluleux des muscles, et dans les muscles eux-mêmes. Cette dystrophie consiste pour eux exclusivement en ceci : que si l'on saisit entre les doigts les tissus mous, on y perçoit au toucher des sortes de noyaux, de volume et de dureté variables, constitués par du tissu cellulaire induré. Ces productions seraient, d'après eux, la cause de certaines migraines, de certains rhumatismes musculaires, de certaines algies. Ces indurations peuvent se rencontrer dans le tissu cellulaire sous-cutané (cellulite), et dans l'interstice des fibres musculaires (myite). Voilà, pour la théorie, simpliste, comme on peut en juger. Le traitement ne l'est pas moins : il consiste à écraser entre les doigts, en malaxant les tissus, ces petites tumeurs dont la disparition entraînerait celle de l'affection douloureuse dont elles sont la cause. Norström a été le défenseur le plus habile, le plus convaincu et le plus expérimenté de cette théorie.

Au début de ma pratique, j'ai défendu ces idées dont j'ai pu vérifier maintes fois l'exactitude relative, et auxquelles certains médecins français ont cru devoir, récemment encore, prêter l'appui de leur conviction. La « céphalée musculaire » a trouvé des défenseurs en Suède, en Allemagne, en France. Les choses sont, en réalité, un peu différentes.

a) Un fait est hors de conteste ; l'existence de noyaux dans les tissus mous. Il ne faut pas les confondre avec les lipomes, avec les fibromes sous-cutanés, les pseudo-phlegmons, les nodosités éphémères, bien qu'il y ait, à mon avis, un lien très étroit de parenté entre ces différentes tumeurs. Les noyaux de cellulite ne forment pas une saillie visible, ou rarement, mais sont perceptibles au toucher, à condition de soulever la peau et de la faire rouler entre les doigts. Ils affectent deux formes principales : tantôt disposés en cordon, ils suivent la direction de l'axe du membre ou du corps (face interne du bras, nuque, mollet), et leur grosseur ne dépasse pas celle d'un grain de chapelet; tantôt isolés, mais volumineux, ils forment le centre induré d'une tumeur dont les contours, de moins en moins consistants, se perdent progressivement dans les tissus avoisinants (abdomen, face interne du genou, creux sous-claviculaire).

b) Quant au siège de ces noyaux, je le crois exclusivement sous-cutané ou sous-muqueux : non pas qu'ils ne puissent pas exister dans le tissu conjonctif qui constitue les expansions aponévrotiques, mais en tous cas il ne s'agit pas d'une affection musculaire, mais d'une dystrophie du tissu cellulaire. Il est vrai que les sujets observés sont toujours des individus peu musclés, souvent obèses, non moins souvent amaigris; chez certains, l'hypertrophie du tissu conjonctif en impose pour des muscles, autrefois volumineux, mais actuellement atrophiés.

Telle dame encore jeune, frisant la quarantaine, dont on admire l'embonpoint modéré, les formes potelées, est en réalité une obèse cellulitique que l'on ne peut toucher sans que le contact s'imprime en bleu sur son tégument. Dans une dizaine d'années, plus tôt peut-être, cette personne viendra vous consulter : elle est « couverte de rhumatismes » ; la chair de ses bras pend, flasque; toute contraction musculaire est difficile et douloureuse. Palpez-la, ses muscles sont réduits à presque rien ; la peau, devenue trop large, est doublée d'un tissu cellulaire hypertrophié, induré ou infiltré, dans l'épaisseur duquel vous pourrez sentir ces nodosités en chapelet décrites plus haut. Son ventre, naguère ferme et dur, est transformé en une pâte molle que vous pétrissez entre vos doigts, et dans cette masse informe, vous distinguerez, à droite et à gauche de l'ombilic, deux noyaux gros et durs.

Telle est la marche ordinaire de l'affection chez les obèses ; chez les maigres elle est identique, quoique moins visible.

La cellulite est donc une maladie du tissu cellulaire et non du tissu musculaire ; elle ne siège pas dans le muscle, mais dans le tissu conjonctif qui s'hypertrophie, prend la place des fibres musculaires, puis se rétracte et se sclérose. Les noyaux décrits par les auteurs scandinaves sont le degré ultime du processus sclérogène, terminé par places, en évolution ailleurs. Il est utile d'ajouter, dès maintenant, que certaines formes de cellulite circonscrite ou diffuse, nodulaire ou en nappe, en tout cas macroscopiques, prennent le caractère d'une affection à évolution aiguë ou subaiguë. On les voit apparaître du jour au lendemain ; elles peuvent naitre sous les doigts d'un opérateur trop énergique, mais jamais elles n'offrent cette consistance dure, scléreuse, ou lardacée, qu'on perçoit dans les formes avancées de la cellulite.

c) Comme toute lésion scléreuse, le noyau cellulitique ne rétrocède pas, mais comme il est, dans beaucoup de cas, entouré d'une zone de tissu conjonctif moins atteinte, cette dernière est influencée favorablement par le traitement, et peut redevenir souple, élastique et perméable à une circulation plus abondante. Lors donc que des auteurs prétendent faire disparaître des petits noyaux scléreux, ils sont victimes d'une illusion que Cornelius explique de la façon suivante :

Si l'on exerce à l'aide d'un doigt, une *pression vibrante* sur un *point nerveux*, il se produit sous le doigt une petite contraction musculaire localisée, qui donne au toucher l'impression d'un noyau induré sous-jacent à la peau. Cette induration disparaît au bout d'un certain temps. La contraction musculaire est réflexe, naît avec la douleur, s'évanouit à mesure que la douleur devient moins vive ou que le doigt s'y habitue. Les masseurs sont d'autant plus fondés à s'attribuer le mérite de la guérison qu'ils sont les propres auteurs de la lésion prétendue.

Les noyaux scléreux ne cèdent pas au traitement, mais certaines indurations non parvenues au stade scléreux peuvent disparaître, ou du moins leur consistance et leur volume peuvent diminuer par une technique appropriée.

Nous reviendrons là-dessus à propos du traitement.

d) Les noyaux cellulitiques sont-ils *la cause* des douleurs dont se plaignent les malades ? Ici, encore, la théorie suédoise se trouve infirmée par les faits, du moins en partie.

Certes, il est tentant, lorsqu'on se trouve en présence d'une algie, que la région douloureuse est farcie de nodosités, et qu'un certain massage de cette région a diminué ou même fait disparaître noyaux et douleurs, de conclure : les noyaux étaient la cause des souffrances. Mais on peut objecter à cela :

1° Que souvent les noyaux persistent, bien que la douleur soit supprimée ;

2° Que l'on observe des noyaux sans douleur ;

3° Des douleurs sans noyaux.

Ce dernier cas est de beaucoup le plus fréquent.

Le cas de nodosités (grains de riz, chapelet), sans douleurs existe assez rarement, il est vrai, et sous les deux formes suivantes :

a) Le sujet est un arthritique, un névropathe, affligé de douleurs, mais celles-ci manquent ou sont insignifiantes dans la région nodulaire, tandis qu'elles existent ou sont beaucoup plus intenses sur d'autres parties du corps, qu'on trouve parfois indemnes en apparence.

b) Les nodosités sont indolores spontanément ou lors des premières recherches ; la douleur ne s'éveille que plus tard.

Dans les deux cas, on peut conclure que les noyaux ne sont pas la cause des douleurs.

J'ai fait plusieurs fois l'expérience suivante : soit un noyau en grain de chapelet. Serrez-le entre deux doigts : vous provoquez une vive douleur. Insinuez vos doigts sous le noyau et exercez une pression : pas de douleur. Pincez la peau qui recouvre le noyau, sans toucher à ce dernier : vive douleur.

Bien plus souvent on a l'occasion d'observer des algies chez des sujets dans les tissus desquels on ne trouve aucune induration cellulitique.

Au début de ma pratique, j'ai eu, relativement plus souvent que maintenant, à soigner des cellulites scléreuses, des « panniculites » avancées. La plupart de ces sujets étaient des femmes atteintes (ou qui se croyaient atteintes) d'une lésion interne, et les premiers noyaux qu'on découvrait chez elles siégeaient dans la paroi abdominale. On en dépistait ensuite d'autres ailleurs. Ces cas sont actuellement aussi fréquents, mais ils se perdent dans le nombre des algies sans lésions *apparentes* du tégument que j'ai occasion de traiter. Est-ce à dire que ces téguments sont indemnes, autrement dit, faut-il revenir à la théorie des névralgies immatérielles ? En attendant que le microscope nous ait révélé l'état des nerfs en apparence intacts (ce qui exige une étude systématique du système nerveux chez un grand nombre de névropathes, soit sous forme de biopsie, soit *post mortem)*, voici l'hypothèse que l'on peut faire, en se basant d'une part sur le raisonnement, d'autre part sur les observations anatomiques.

La douleur, l'*algie*, est une sensation spéciale dont la *perception* siège dans les centres et dont la *réception* se fait aux extrémités des nerfs sensitifs. Dans les maladies chroniques dites « par ralentissement de la nutrition », la prédisposition du tissu conjonctif à la sclérose jette une vive lumière sur la fréquence, l'origine et la nature des algies (rhumatismes,

névralgies, myalgies, arthralgies, douleurs viscérales). Dans
certains cas, on peut constater au toucher les altérations trophiques du tissu cellulaire causées par la névrite interstitielle
(cellulite des Suédois, panniculite de Hogner et Stapfer).
Mais chez la grande majorité des sujets, ces troubles trophiques cutanés, ou sont absents, ou n'existent qu'en germe,
et la névrite « ne se révèle que par une sclérose légère, appréciable seulement au microscope, limitée d'abord aux couches
lamelleuses externes (perinévrite), puis pénétrant le faisceau
en rayonnant en tous sens jusqu'à former les cinq sixièmes
de sa masse totale, et même, particulièrement aux ramuscules
terminaux, jusqu'à le transformer en un simple cordon
fibreux (névrite interstitielle proliférante) » (L. Jacquet).

Nous pouvons, par conséquent, garder le terme de « cellulite » en étendant sa signification jusqu'à ces lésions,
imperceptibles au toucher, qui modifient à la fois le tissu
conjonctif du nerf et celui de la peau (neuro-cellulite), par un
processus sclérogène dont Cazalis et Hanot font la caractéristique de l'arthritisme. On est amené ainsi logiquement à
cette identification, séduisante quoique purement hypothétique, de la cellulite avec l'arthritisme, en ce sens que l'une
serait la lésion anatomique commune aux diverses manifestations de l'autre. Car « le tissu cellulaire sous-cutané n'est
qu'une dépendance du tissu conjonctif en général, tous deux
ont une signification et une structure identiques, obéissent
aux mêmes lois ; et sont exposés aux mêmes altérations. Si
donc le tissu conjonctif périphérique présente, en certains
cas et sous l'action de causes d'ordre général, circulatoire,
une tendance à la sclérose, on comprendrait difficilement que
le tissu conjonctif général restât indemne et fût soustrait à
cette action, et il est logique d'admettre que si le neuro-
arthritisme provoque la sclérose du tissu cellulaire sous-

cutané, il n'agit pas autrement pour le tissu conjonctif des organes » (Wetterwald).

Les lésions anatomiques de la cellulite sont celles de la névrite interstitielle.

Dans la forme aiguë, du sang et de la sérosité sont infiltrés dans le névrilemme ; on a comparé le cordon nerveux à un cordon de tissu cellulaire enflammé, de nombreuses cellules lymphatiques et graisseuses infiltrent le tissu conjonctif du nerf.

Dans la forme chronique, on observe la végétation scléreuse du tissu conjonctif constituant. Le nerf atteint est épaissi, dur, augmenté de volume par l'exubérance du tissu néoformé souvent noueux (Pitres et Vaillard). Dans l'adipose douloureuse, qui est une forme spéciale de cellulite scléreuse, Dercum, Mac Curthy et Burth ont observé la dégénérescence des cellules lymphatiques suivant un processus adipo-scléreux, en même temps que la névrite interstitielle des nerfs inclus dans les masses adipeuses. Les altérations périnévritiques et lympho-conjonctives sont donc contemporaines et analogues.

La prédisposition du tissu conjonctif des arthritiques à la sclérose met ce tissu en état de résistance amoindrie : sous l'influence des causes « sclérogènes », il subit des traumas qui provoquent sur ce vaste terrain, riche en nerfs et en vaisseaux, des poussées subaiguës engendrant la chronicité.

On observe ces poussées dans le tissu cellulaire abdomino-pelvien, sous formes de paramétrites, de salpingites, d'ovarites récidivantes, de préférence aux époques critiques ou moliminaires (Stapfer) ; dans le tissu conjonctif périarticulaire (périarthrites), périvasculaire (périphlébites et périartérites), bronchique (catarrhes et bronchites à répétition, etc.).

Le propre de ces fluxions est d'être limitées au tissu de

protection, de soutien et de nutrition des éléments « nobles » ;
leur apparition est subite, leur évolution éphémère, leur
déclin aussi brusque que leur évolution. En outre, elles sont
erratiques, quittent une articulation pour se porter sur un
viscère; d'autre fois elles atteignent simultanément plusieurs
régions et un esprit non prévenu est facilement disposé à
admettre qu'il s'agit de maladies évoluant pour leur propre
compte. Rien n'est plus fréquent que de trouver ainsi associées dyspepsies et névralgies occipito-cervicales ou fronti-
orbitaires, pseudo-appendicites et pseudo-arthrites, périphlébites et lumbago.

Les symptômes varient suivant l'organe intéressé, puisque
chacun réagit selon sa fonction : la bronche par du catarrhe
et de la toux, le col de la vessie par de la pollakiurie, des
épreintes, l'estomac par des troubles du mouvement et de la
sécrétion, tous par de la douleur. La crise actuelle est la
manifestation actuelle et locale, parfois plurilocale, d'un état
chronique, ancien et général, qui dépend d'un vice de la
nutrition.

L'opinion la plus généralement admise attribue à l'*uricémie* ces formes de rhumatisme vague, sur le siège, la
nature et le nom même desquelles on n'est pas d'accord. Il
est certain que « si nous étudions le terrain sur lequel elles
se greffent, si nous recherchons l'hérédité, si nous suivons ces
malades, nous verrons que tous appartiennent à la classe dite
des *petits goutteux*. Dans leurs antécédents héréditaires ou
personnels, nous retrouvons la goutte, le diabète, la
migraine, l'asthme, l'obésité, la dyspepsie ; si nous suivons
l'évolution de ces malades, nous verrons qu'ils finissent
comme les uricémiques : ils mourront par le rein, le cœur ou
le cerveau » (Haranchipy).

En réalité, les rhumatisants évoluent et finissent comme

leurs cousins les goutteux, les obèses, dyspeptiques et autres ralentis, parce que tous ces intoxiqués chroniques sont affligés de la même tare héréditaire, la diathèse sclérogène, et que leurs symptômes divers aboutissent tous à la même terminaison, la sclérose.

De même si l'on trouve associés à la plupart des névralgies des troubles digestifs, c'est que le tissu conjonctif neuro-glandulaire de l'appareil digestif participe à l'évolution scléreuse, et manifeste sa souffrance « dans son langage spécial. » La congestion, dont Naegeli a fait la cause de toutes les névralgies, est un épiphénomène, inconstant d'ailleurs si l'on n'envisage que la *vaso-dilatation erratique;* la congestion chronique, au contraire, produit de la stase veineuse et lymphatique, contribue puissamment à l'hypertrophie, puis à la rétraction du tissu cellulaire. Tous ces phénomènes, ralentissement de la circulation, stase, congestion passive, sclérose, s'engendrent les uns les autres et se confondent au point qu'il est, à la longue, difficile de distinguer ce qui est cause de ce qui est effet.

Il est aisé de démontrer, par des exemples cliniques, que dans-les poussées aiguës qui viennent rompre la monotonie du processus arthritique sclérogène, l'attaque, même infectieuse, se porte de préférence sur le tissu conjonctif des organes menacés. Ainsi au cœur, le rhumatisme touche surtout les parties formées de tissu conjonctif : endocarde, péricarde, et les orifices du cœur, dont l'anneau n'est formé que de tissu conjonctif très dense. Même le myocarde, s'il est touché, l'est par son tissu conjonctif (myocardite chronique interstitielle).

Dans l'endocardite, qui est limitée aux portions supportées par du tissu fibreux, « l'altération primordiale est une prolifération active du tissu fibreux sous-endothélial, donnant lieu à la tuméfaction et à l'épaississement des surfaces valvulaires » (A. Garrod).

« La diminution d'apport des sucs nutritifs dans les organes ralentit la nutrition interstitielle, et ce ralentissement aboutit à deux conséquences : 1° à la mortification des éléments nobles de ces organes (cellules musculaires, cellules striées du rein, cellules du foie, tissu élastique et musculaire des artères, etc...), 2° à l'excitation de nutrition du tissu conjonctif » (Huchard).

Cette prolifération inflammatoire chronique (cellulite) du tissu conjonctif s'observe dans ce que l'on a nommé la périphlébite. Elle existe « le long des veines variqueuses » (professeur Letulle). Elle se réveille et l'on a observé des poussées aiguës sous l'influence d'une thérapeutique intempestive. Cazalis a vu une malade chez qui le massage, dans un cas de rhumatisme chronique, éveillait, à chaque traitement nouveau, une phlébite du bras.

Les altérations du tissu conjonctif constituent la forme rhumatismale des iritis et choroïdites. Elles existent de même et évoluent vers la sclérose dans l'otite moyenne chronique.

Si nous considérons d'autre part les névroses, dont les relations avec l'arthritisme sont si évidentes qu'on a cru devoir créer, pour les désigner, l'expression de *neuro-arthritisme*, nombre de faits cliniques sollicitent notre attention si on les envisage du point de vue anatomo-pathologique.

L'association du rhumatisme et de la chorée a frappé de tout temps les cliniciens. Cheadle (1888) fait remarquer que cette névrose était intimement liée à l'endocardite et souvent concomitante de *noyaux sous-cutanés,* et il croit, dans l'anatomie pathologique de cette affection, à une modification temporaire du tissu conjonctif des centres nerveux. Babonneix et Méry ont signalé, dans la plupart des cas « étudiés d'un peu près », des lésions organiques du névraxe, occupant surtout l'écorce. On trouvera, dans le chapitre consacré à l'épilepsie, la description de lésions cérébrales ayant un air de parenté avec la cellulite.

Il est fort probable, à mesure que sera mieux approfondie l'anatomie pathologique des affections groupées actuellement sous le terme imprécis de « névroses », qu'elles devront retourner à la catégorie des maladies à lésions organiques. Que la cause première de ces lésions soit l'infection ou tout autre traumatisme, peu importe en pratique, car l'étiologie est dans ces affections trop variable pour qu'on puisse baser sur elle un traitement spécifique.

Si le tissu conjonctif est le véritable « milieu intérieur », le laboratoire de la nutrition, les troubles de nutrition auront pour effets des altérations du tissu conjonctif, des nerfs et des vaisseaux qui y cheminent. On comprend dès lors l'action élective d'un traitement qui s'adresse à la peau, à son tissu cellulaire, à son réseau neuro-vasculaire.

Tout massage, quelle que soit la forme qu'on lui donne, exerce une influence sur l'innervation et la circulation de la peau (Kleen). Beaucoup d'effets thérapeutiques, attribués au massage profond, sont probablement d'origine périphérique.

Les excitations cutanées réagissent sur les centres cérébro-spinal et sympathique par l'intermédiaire des nerfs sensitifs.

Le massage cutané a une double action : mécanique, agissant sur le tissu conjonctif, dont il accélère et rythme la nutrition ; *réflexe,* se transmettant aux centres nerveux.

Les troubles de la nutrition, ayant toujours une étiologie névropathique, peuvent et doivent être traités par une excitation neuro-dermique, dont la *forme* (hydrothérapie, électricité, kinésithérapie, lumière, chaleur, etc.) et le *dosage* doivent être déterminés et appliqués *médicalement*.

Certaines méthodes d'excitation nerveuse périphérique n'ont pour objectif que des territoires nerveux limités (méthode de Bonnier) ; d'autres ne s'adressent qu'aux terminaisons nerveuses périphériques, laissant de côté le tissu conjonctif (méthode de Cornélius).

Le traitement manuel neuro-dermique vise à la fois le tissu conjonctif et le système nerveux périphérique.

CHAPITRE II

LES SYNDROMES DU DÉSÉQUILIBRE NUTRITIF
APERÇU GÉNÉRAL DU TRAITEMENT

Les maladies de la nutrition offrent un ensemble de caractères communs qui leur donnent un air de famille et se distinguent les unes des autres par quelques symptômes dont la réunion constitue ce qu'on appelle un *syndrome*.

Ces syndromes peuvent être groupés en quatre grandes classes, suivant la prédominance de leurs caractères saillants.

Nous étudierons donc successivement le rôle de la kinésithérapie dans l'ordre suivant :

Dystrophies (obésité, goutte, diabète);

Algies (névralgies et dermalgies, myalgies et arthralgies) :

Névroses (chorée, paralysie agitante, neurasthénie, hystérie, épilepsie, tics, migraine, crampes professionnelles).

Maladies des organes sensoriels[1].

Mais pour éviter les redites, nous croyons utile de formuler au préalable une sorte de marche générale des traitements. Chacune des formes cliniques du déséquilibre nutritif exige un choix judicieux d'exercices. Leur progression normale peut s'énoncer ainsi :

1° Recherche et traitement de la *cellulite,* et restauration

---

1. Le syndrome Dyspepsies aurait pu trouver place ici : par suite d'un malentendu, le collaborateur qui avait assumé ce travail n'a pu être prêt en temps utile (W.).

de l'équilibre nerveux par la stimulation méthodique des nerfs sensitifs.

2° *Exercices passifs* de la gymnastique suédoise, avec les différentes formes du massage.

3° *Exercices actifs avec résistance,* ou mouvements « à deux ».

4° *Exercices actifs libres*, jeux et sports.

Cet ordre n'est pas immuable. Le massage peut être inutile ; l'exercice actif, par contre, est souvent contre-indiqué. La kinésithérapie n'est pas un ensemble de rites dont il ne faut omettre aucun, sous peine de voir « rater » l'opération et s'évanouir le charme. C'est un arsenal thérapeutique où l'on choisit les remèdes appropriés à chaque cas. Votre plan une fois établi, n'en changez plus, à moins que vous n'ayez fait fausse route, qu'une indication disparaisse, ou qu'une nouvelle se pose.

TRAITEMENT DE LA CELLULITE

Les ralentis de la nutrition sont très souvent atteints de cellulite à forme dystrophique (noyaux scléreux, infiltrats, œdèmes mous ou durs) ou algique simple, dont j'ai décrit les formes cliniques, le siège, les localisations les plus fréquentes [1]. La peau constitue d'autre part, en raison de sa grande surface et de sa proximité de nos manœuvres, un *lieu d'élection* pour activer les échanges nutritifs, pour stimuler et équilibrer l'innervation.

On pratiquera donc chez les malades le *traitement manuel neuro-dermique* suivant la technique indiquée.

Dans les cas heureux, qui doivent être l'immense majorité, on constatera dès le début de la troisième semaine les bons

1. Wetterwald. *Les névralgies.* chez Vigot frères, 1910. *Topographie des Névralgies.* tableau iconographique. chez Maloine.

effets de la cure : disparition ou amélioration des sensations douloureuses d'abord vagues, puis localisées à mesure que le traitement avance ; retour et régularité du sommeil, des fonctions digestives, de l'appétit, sensation de bien-être et de légèreté ; retour à la stabilité du caractère, des habitudes ; travail devenu plus facile. Ces effets sont particulièrement marqués, et j'ai pu les constater par expérience, dans l'obésité, la goutte, les différentes formes du rhumatisme et des algies, la neurasthénie plus ou moins caractérisée, les dyspepsies.

GYMNASTIQUE PASSIVE ; MASSAGE

Les exercices passifs de la gymnastique suédoise, le *massage* sous forme d'effleurages, de pétrissage doux, lent et profond, de roulement des masses musculaires, viseront en partie au même but que les manœuvres précédentes, qu'ils peuvent remplacer dans certains cas déterminés (hypertension nerveuse ou artérielle). Ces mouvements passifs facilitent la résorption des œdèmes, favorisent le retour du sang au cœur, calment l'éréthisme nerveux en donnant une sensation de repos et de détente.

Leurs effets généraux, ainsi que ceux des autres formes de mouvement, sont signalés ailleurs (fascicule I, Le Rôle thérapeutique du mouvement).

Sont indiqués :

Les mouvements passifs de la tête, du tronc, des bras, des jambes.

On trouvera la description détaillée des mouvements dans un chapitre spécial (fascicule I).

Il ne faut pas plus abuser de la gymnastique passive que des exercices actifs : on choisira dans la nomenclature 3 ou 4 mouvements, qu'on pourra remplacer par d'autres après une dizaine de séances (consulter aussi les fascicules spéciaux).

GYMNASTIQUE ACTIVE AVEC RÉSISTANCE

Bien qu'en apparence plus fatigant à exécuter, puisqu'il implique, dans l'énoncé de son titre, un effort à vaincre, le mouvement à résistance est en réalité plus facile que l'exercice libre, si l'on ne dépasse pas l'effort correspondant au travail des muscles antagonistes. Je ne parle, bien entendu, que des manœuvres exécutées selon les principes de la méthode de Ling, et non pas de gesticulations plus ou moins compliquées, dégénérant en une lutte bizarre entre deux individus, dont l'un tient absolument à fléchir un membre que l'autre s'obstine à étendre. La résistance méthodique localise le travail à un muscle ou groupe musculaire ; il dirige l'effort ainsi localisé, lui donne le rythme, la cadence, l'étendue, la durée ; annihile l'intervention des muscles antagonistes, et réserve pour les seuls muscles en action (les muscles *agonistes*) l'énergie nerveuse disponible. Il permet de développer un groupe musculaire en laissant les autres au repos.

Il crée de plus des zones psycho-motrices (Kaisin, de Munter). Enfin, dans les cas où l'exercice libre est contre-indiqué, il le supplée partiellement, en évitant la synergie fonctionnelle, nuisible aux cardiaques, emphysémateux, congestifs, cérébraux, tuberculeux (Lagrange).

Les mouvements à résistance portent les mêmes noms que ceux de la gymnastique passive. On combine habituellement dans un mouvement une phase passive avec une autre, active. Ex. : flexion passive du membre inférieur sur le bassin, extension active avec résistance ; flexion passive de la tête, redressement actif (consulter le fascicule I).

EXERCICES ACTIFS LIBRES

On se basera sur l'expérience acquise par la majorité de

ceux qui ont écrit sur cette question : les auteurs anciens, Ling et ses élèves, Tissié et les autres contemporains.

« L'exercice doit être modéré, progressif, régulier ; jamais il ne doit aboutir au surmenage » (M. Labbé). La tendance actuelle est aux sports violents ; qu'on prenne garde de provoquer ainsi la décadence de générations mal préparées au partage égal, dans l'éducation, du dressage physique et de l'instruction. La race scandinave abonde actuellement en types admirablement proportionnés, taillés en athlètes. C'est le fruit d'un siècle d'application du système de Ling. Chez nous, il n'y a pas trente ans qu'on est persuadé de cette vérité, qu'il faut à l'enfant, à l'adolescent, pour une heure de travail cérébral, une heure de détente nerveuse (jeux, exercices physiques, repos). Admis en théorie, cet axiome est encore loin de la réalisation. Et on choisirait cette période de transition pour pousser nos jeunes gens à la pratique outrée de la boxe, aux luttes pédestres et cyclistes, aux mêlées meurtrières du foot-ball ! Qu'on commence donc, avant de passer *exclusivement* à la *gymnastique d'application*, par les en rendre capables (eux et leurs successeurs), par une bonne méthode de *gymnastique préparatoire*, selon les principes dont Tissié s'est fait l'apôtre infatigable.

« L'attitude des Suédois est plus ferme et plus belle que celle des Anglais pratiquant les sports ; chez ceux-ci le tronc n'acquiert jamais le développement harmonieux que possède le tronc des Suédois parce que la fonction modifie l'organe (Tissié).

« Si les exercices physiques paraissent enfin sortir de l'oubli, si l'on proclame leur utilité tant au point de vue hygiénique que thérapeutique, il ne s'ensuit pas qu'il faille les pratiquer indistinctement... En l'état actuel, surtout en ce qui concerne les jeunes gens, il n'y a que des excès. Soit *absence d'exercice*, c'est le système des lycées où les récréations consistent en promenades ou stations debout, et les jours de sortie en plaisirs plus ou moins préjudiciables à la santé et destinés la plupart à accélérer un arthritisme naissant, par sédentarité; soit au contraire, *abus de sport*, pratiqué par la majorité des jeunes gens sans mesure..., et qui amène au même résultat par surmenage » (Bécus).

En attendant que les exercices du corps aient obtenu dans les écoles la place que la logique, aussi bien que l'avenir de la race, exige, on ne saurait trop recommander aux parents soucieux de la santé de leurs enfants de ne les confier qu'à des établissements où les jeux sont en honneur. Qu'ils se méfient de ceux où l'on voit, les jours de « promenade », les élèves déambuler mélancoliquement le long d'une route monotone, et où les récréations se passent en conciliabules plus ou moins suspects. Mais ceux où l'on se passe de main en main, aux heures de travail, les journaux de sport relatant les derniers exploits de l'aviateur à la mode, ne sont pas moins à éviter : routine dans les uns, indiscipline dans les autres. Que les jours de sortie de l'enfant soient consacrés, pour ceux qui habitent les villes, à une excursion à la campagne. Sous l'impulsion du Touring-Club de France, d'excellents éducateurs font visiter aux jeunes gens les curiosités, les sites pittoresques, les lieux historiques qui abondent dans notre beau pays; des sociétés de marcheurs vont camper en plein air; cyclistes, canotiers, botanistes respirent l'air pur des champs au lieu de l'atmosphère empoisonné des salles de spectacle.

Voilà de bonne thérapeutique préventive des accidents futurs dus à l'arthritisme héréditaire, curative aussi des troubles précoces de cette diathèse signalés par Lancereaux dès le jeune âge.

L'adolescent et l'adulte préviendront ou guériront de la même façon leur migraine, leur obésité naissante, les rhumatismes qui les guettent ou qui les envahissent déjà. Le sédentaire, l'industriel ou l'homme de bureau ont à leur disposition, outre les sorties du dimanche, deux moyens dont l'un au moins est à la portée de tous et n'exige qu'une bonne volonté assidue. Ces deux moyens sont :

1° La marche ;

2° Une demi-heure de gymnastique dite « de chambre », mais qu'il vaudrait mieux pratiquer en plein air.

La marche n'est pas une promenade, ou elle ne remplit pas le but cherché. Sans viser à l'allure des « pédestrians » qui s'entraînent pour une course, et sans qu'il soit besoin de la pousser jusqu'à la sudation, elle sera *accélérée*. On comprend par là une vitesse moyenne de 5 kilomètres à l'heure, chiffre qui semblera faible à côté de ceux indiqués par quelques auteurs. Si l'on veut bien se souvenir qu'il représente l'allure de jeunes soldats qu'on entraîne à la marche (4 kilomètres en cinquante minutes, dix minutes de repos), on conviendra qu'on ne peut exiger d'une « moyenne » de *ralentis de la nutrition* un effort supérieur à celui de jeunes hommes en pleine vigueur. Ceux-ci, il est vrai, portent une charge de 20 à 25 kilogrammes ; par contre, l'arthritique porte... son arthritisme.

Nous verrons plus loin qu'on peut demander à l'obèse un effort plus grand, qu'on doit le lui demander, si l'on veut augmenter ses dépenses. Mais ce n'est pas du premier coup qu'on réussira à lui faire exécuter une marche de 6 ou 7 kilomètres à l'heure, ou une ascension qui corresponde à un effort physique analogue.

Deux heures de cet exercice, une le matin, une le soir, sont tout ce qu'on peut exiger d'un homme absorbé par sa profession. Combien en est-il qui ne font pas quinze minutes de marche dans leur journée? Car les allées et venues, la déambulation d'un bureau à un autre ne sauraient compter que comme *station debout mobile*.

Pour la marche méthodique, comme pour tout autre exercice, on procédera avec lenteur, en tâtant le sujet. Imitez, pour le dosage progressif de l'exercice, les montagnards et touristes exercés, qui partent pour une ascension. A les voir attaquer leur premier kilomètre, on croirait difficilement que ces vieux routiers vont faire un effort de jarrets équivalent à une marche sur route de 40, 50 kilomètres, et souvent plus. De même la « cure de terrain » est dosée soigneusement, comme longueur, vitesse, effort.

Si la marche ne peut, en raison de certaines circonstances, constituer le seul exercice actif, elle doit toujours être au programme, ne fût-ce qu'à titre d'adjuvant. Elle peut à la rigueur remplacer les autres mouvements ; aucun d'eux, pris isolément, ne la vaut. Elle rythme et active la respiration et la circulation, si elle est exécutée avec méthode, combat les stases veineuses, excite l'innervation périphérique, meut les articulations, fait jouer les muscles. Elle est en outre un véritable bain d'oxygène et joue un rôle précieux dans la digestion. Son influence sur le moral n'est pas moindre. On pourrait dire, modifiant une parole célèbre : il n'est pas de chagrin qu'une heure de marche n'ait adouci.

Tous les sujets ne peuvent malheureusement consacrer une ou deux heures par jour à la marche ; ceux même qui le peuvent y joindront utilement un quart d'heure ou une demi-heure de gymnastique méthodique, de préférence le matin au réveil. Ici, comme toujours, *bien* vaut mieux que *beaucoup*, et trois à cinq mouvements correctement, lentement, énergiquement exécutés, rendront plus de services qu'une longue série de gestes dévidés machinalement. Comme le dit fort bien Montenuis, pour qu'un mouvement soit exécuté avec méthode et profit, il faut observer une bonne attitude, considérer la respiration comme partie intégrante de l'exercice et concentrer son attention et sa volonté sur ce que l'on fait.

Le médecin est souvent consulté au sujet de l'opportunité des exercices quotidiens ; lui-même les prescrit quand il les juge utiles, en omettant parfois d'en préciser la nature, le degré, le nombre et la durée, choses dont il apprécie toute l'importance dans ses prescriptions pharmaceutiques.

1° *Quel genre d'exercices faut-il prescrire ?* — Les plus conformes à l'âge, au sexe, à l'état physique du sujet ; ceux qui nécessitent les mouvements les plus simples et les plus physiologiques.

2° *A quel degré faut-il porter l'exécution de ces mouvements ?* — On doit tendre à les exécuter jusqu'à la limite de leur amplitude naturelle.

3° *Quel en sera le nombre ?* — Il doit être suffisant pour remplir les indications suivantes :

Faire fonctionner, au début de la journée, les grandes articulations, les groupes musculaires importants, de façon à « mettre le corps en éveil ».

Exécuter à fond certains mouvements essentiels de flexion, d'extension, de rotation, de dilatation (thorax), que l'on n'accomplit que partiellement au cours de l'existence ordinaire.

Ventiler les poumons, accélérer la circulation ralentie par le repos de la nuit, stimuler les centres nerveux, la circulation et l'innervation périphériques.

Quelques exemples feront bien saisir l'importance de ces indications :

L'ascension d'un escalier est un exercice dans lequel on étend et fléchit les membres inférieurs à un degré déjà plus élevé que dans la marche ordinaire. Mais cette succession de mouvements, loin d'être utile, est le plus souvent fatigante et nuisible, parce qu'on la pratique sans .méthode, qu'elle produit l'essoufflement, et qu'elle n'exige qu'une demi-flexion et une demi-extension du genou. Tout autre est l'effet d'un exercice méthodique des jambes, dans lequel le jeu des articulations coxo-fémorales et fémoro-tibiales est poussé jusqu'à ses extrèmes limites, en rythmant le mouvement sur la respiration, et en prenant une position correcte de départ.

La respiration est un exercice, inconscient d'habitude, qui dilate très médiocrement la poitrine lorsque la volonté ou un réflexe (bâillement, étirement) n'interviennent pas. Quelques mouvements respiratoires, pratiqués à fond, remédient à cet inconvénient.

Tout le monde sait avec quelle lenteur les arthritiques mettent leurs fonctions en jeu, au début de la journée : le cerveau est paresseux, la peau est froide et exsangue, ou fiévreuse, les muscles sont endoloris et raides ; le tube digestif est flatulent. Beaucoup ne sont « en train » que vers la soirée. Pour tous ces ralentis, la gymnastique matinale est une sorte d'apéritif, plus digne de ce nom que les liquides infâmes dont ils remplissent leur estomac pour en stimuler la paresse glandulaire.

Une dernière question se pose :

4° *Dans quel ordre pratiquer ces exercices ?* — Débuter par l'exercice respiratoire. Le deuxième mouvement doit être dérivatif, c'est-à-dire faire affluer le sang artériel vers les extrémités. Puis viendront, et dans cet ordre, des exercices du tronc et des bras ; on pratiquera derechef des mouvements de jambes, plus vifs que les premiers. On terminera la séance par la respiration active.

Pour la description des mouvements, on se reportera au fascicule I, chapitre IV, aux numéros indiqués.

En résumé : .

Exécuter des mouvements simples, mais en les variant lorsqu'ils deviennent trop faciles, automatiques ou fastidieux.

Pousser l'exécution du mouvement jusqu'à sa limite maxima.

Se contenter de 8 à 10 exercices quotidiens, en répétant chaque mouvement de 3 à 5 fois, selon sa difficulté, son amplitude, et l'importance des groupes musculaires qu'il met en action.

Adopter l'ordre suivant :

1° Mouvement respiratoire (fascicule I, chap. IV, p. 103).

2° Mouvement de jambes (*ibid.*, n°ˢ 7, 8, 9, 29, 30).

3° Mouvement du tronc (*ibid.*, n°ˢ 2, 3, 4, 5, 6, 28, 34, 37).

4° Mouvement de bras (élévation, extension, rotation, flexion, avec ou sans haltères).

5° Mouvement de jambes (voir 2°, et : marche sur place).

6° Mouvement du tronc.

7° Mouvement de jambes (voir 3° et 5°).

8° Mouvement respiratoire.

CHAPITRE III

DYSTROPHIES

La kinésithérapie ne se substitue pas, dans la cure de l'obésité, du diabète, de la goutte et des affections similaires, au régime, à l'hydrothérapie et aux autres thérapeutiques dont l'efficacité n'est pas douteuse; son rôle est variable, depuis celui de « premier sujet » jusqu'à celui des « utilités », selon la maladie, la phase de celle-ci, le tempérament du sujet, ses occupations et le milieu où il se trouvera. Le médecin tiendra compte de ces divers facteurs pour établir une prescription convenable et réalisable[1].

OBÉSITÉ

Dans chacune des formes du déséquilibre nutritif, il faut envisager le *syndrome* lui-même, et les *complications* dont il s'aggrave, lesquelles ne sont pas nécessairement sous la dépendance du symptôme principal. Ainsi, dans l'obésité, il sera banal d'observer de la faiblesse musculaire, des troubles digestifs, hépatiques, cardiaques, pulmonaires, nerveux. Est-ce à dire que la surcharge graisseuse est le facteur de l'infériorité fonctionnelle dont souffrent les organes? On pourrait en dire autant du sucre, de l'acide urique, et avec quelle meilleure apparence de logique, d'un trouble nerveux

1. *Société de Kinésithérapie*, séance du 10 novembre 1911.

primordial, dont nous ignorons la nature, mais sur lequel nous pouvons agir indirectement.

On s'attaquera donc le plus souvent :

Au syndrome et à ses formes : par action directe ;

A la cause, d'origine nerveuse : par voie indirecte.

Le régime, l'exercice musculaire ont une efficacité remarquable sur la marche des dystrophies, qu'elles modifient directement. La stimulation du système nerveux par des ramifications cutanées ou muqueuses agit indirectement sur la cause probable du syndrome. La méthode de Bonnier (cautérisation des points nasaux), celle de Denslow et Jaworski (traitement du tabes par dilatation urétrale) reposent sur le même principe, je pense, que le traitement manuel neuro-dermique.

Le régime alimentaire basé sur l'isodynamie et employé à l'exclusion de toute autre thérapeutique ne peut être considéré comme une méthode curative de l'obésité parce que :

1° Les auteurs ne sont pas d'accord sur la quantité de calories nécessaires à l'homme par jour et par kilogramme. On ne peut évaluer une ration en calories (Heckel) ;

2° A côté des obèses par suralimentation, il existe une catégorie de sujets gras qui ne mangent pas plus que les maigres, et qui engraissent nonobstant la restriction alimentaire (von Bergmann) ;

3° Ce qui compte, c'est moins le nombre de calories qui entrent sous forme d'aliments que celui qui est résorbé sous forme de travail ;

4° On devient obèse, non parce qu'on mange trop, mais parce que le régulateur nerveux de la nutrition est faussé. En effet, les obèses sont des névropathes.

Le régime sec agit surtout par la restriction involontaire

qu'il apporte à l'alimentation, et parce qu'il force l'obèse à éliminer l'eau de ses tissus (M. Labbé).

Le régime végétarien mène assez rapidement à l'amaigrissement, mais on lui reproche de causer la déperdition musculaire.

Le régime lacté pur et le régime carné offrent trop d'inconvénients pour être maintenus dans la pratique.

L'accord semble être fait, au point de vue du régime, entre les auteurs les plus compétents, sur la question du dosage *quantitatif* plutôt que qualitatif des aliments.

On trouvera dans leurs ouvrages toutes les indications nécessaires.

Nous savons tous que la graisse n'est pas toute l'obésité, pas plus que le sucre n'est tout le diabète ou l'acide urique la goutte. On s'exposerait à des mécomptes en considérant la perte de l'excédent de poids comme une cure définitive : mieux vaut viser à rendre à l'obèse, au diabétique, au goutteux, le fonctionnement normal de leurs organes que de courir après un symptôme unique. « Ce n'est pas la forme esthétique du malade qu'il faut viser, mais simplement ses aptitudes fonctionnelles » (Lagrange). Bon pour le candidat à l'obésité de se livrer à une gymnastique violente. L'amaigrissement à outrance peut conduire aux mêmes méfaits que la suralimentation, jadis axiome intangible dans la cure de la phtisie, et dont les tuberculeux mouraient beaucoup plus sûrement que de leurs bacilles.

Dans les maladies chroniques, il est une loi naturelle qui doit constamment être présente à l'esprit du médecin : le symptôme cardinal est la plupart du temps une réaction de défense ou une adaptation de l'organisme à son nouvel état. Combattre trop énergiquement cette réaction, c'est risquer de précipiter la déchéance.

La disparition brusque de ce symptôme est, en tout cas, d'un fâcheux pronostic.

Rappelons-nous aussi qu'on aurait souvent tort de se réjouir d'une amélioration apparente sous l'influence prolongée d'un médicament. Dans certains cas, l'adipeux maigrit, le diabétique n'élimine plus de sucre, parce qu'on leur a infligé une « dyspepsie provoquée » (M. Labbé) ou qu'on les a empoisonnés.

On a redouté à tort, semble-t-il, la destruction des albumines chez les obèses par la réduction alimentaire. Les expériences de M. Labbé et Furet ont réduit cette objection à sa juste valeur. Bien mieux, la cure de Schroth, basée sur la destruction des albumines corporelles et sur une sorte de rénovation cellulaire, semble être un défi à toutes les théories classiques. Elle est également en contradiction avec les auteurs qui affirment que l'amaigrissement thérapeutique rapide (plus de 4 à 5 kilogrammes par mois) mène à la cachexie. On trouve en effet dans Sandoz l'observation d'un diabétique obèse (104 kilogrammes) qui maigrit de 13 kilogrammes en un mois par la cure de Schroth. Malgré cette perte considérable de poids, « il se sent bien ; *le visage a perdu la teinte jaune verdâtre et la bouffissure qu'il avait au début de la cure ;* la coloration est normale ».

La kinésithérapie, de son côté, peut-elle se suffire comme cure radicale de l'obésité? Étant donné que la plupart des auteurs n'attachent plus qu'une importance relative au régime qualitatif, et insistent au contraire sur la destruction de la graisse par l'exercice corporel, nous baserons la cure de l'obésité, *principalement sur la kinésithérapie, accessoirement sur les régimes quantitatifs,* dont on trouvera des formules dans les publications spéciales, et en particulier dans les ouvrages de Maurel, M. Labbé, Heckel, Castaigne-Rathéry, Leven et autres.

Il est hors de doute que la façon de manger, la régularité des heures de repas, la limitation des dépenses nerveuses et d'autres prescriptions hygiéniques ont au moins autant d'influence sur la restauration de l'équilibre nutritif que la diminution de la nourriture. Ce n'est pas en diminuant le charbon qu'on fait marcher une cheminée qui s'encrasse; c'est en activant le tirage et en bouchant les fuites.

Le traitement kinésique de l'obésité s'adresse, d'une façon générale, à deux catégories d'obèses :

1° A ceux dont les organes sont capables de supporter, au moyen d'un entraînement progressif, un surcroît de travail destiné à détruire leur graisse en excès.

2° A ceux qu'il faut se contenter de maintenir dans un état de santé relativement satisfaisant, en empêchant leur obésité de s'accroître.

Dans toutes les dystrophies avancées, où l'on constate une diminution sensible du fonctionnement normal des « systèmes » en quantité ou en qualité, il est absolument indiqué de commencer le traitement par le *massage musculaire* et par la *stimulation nerveuse*. Mais il ne faut pas demander au massage ce qu'il ne peut donner. Contrairement à une opinion assez répandue, il favorise médiocrement, pour ne pas dire moins, la résorption des globules graisseux, que des pressions laborieuses et énergiques chercheraient à écraser. Rosenthal (de Berlin) a fait justice de cette théorie : ayant pratiqué des pétrissages vigoureux de la paroi abdominale chez des animaux, il put constater au microscope l'intégrité du tissu adipeux, que son élasticité avait mis à l'abri des effets mécaniques du massage; par contre, les muscles sous-jacents étaient atteints de lésions parfaitement nettes. Il y avait bien une légère augmentation des gouttelettes libres de graisses dans le chorion, mais d'une façon si insignifiante qu'il n'y avait pas à en tenir compte.

Par conséquent, le massage violent des tissus mous n'active pas l'élimination des graisses, qui échappent à son action, mais il provoque des lésions musculaires, et probablement aussi, nerveuses. Ces traumatismes expliquent les meurtrissures consécutives à ces manœuvres, et la sensation de lassitude, d'abattement ou d'excitation qui suit une séance de ce genre.

Les effets du massage, surtout abdominal, pratiqué avec douceur et méthode, sont d'ordre dynamique général ; localement, ils sont insignifiants. Rosenthal (de Berlin), Bendix, Bum, Gopadse, Hirschberg (de Paris), Keller, Zabludowski et autres, ont fait des recherches qui ont abouti à la constatation d'une augmentation de l'élimination azotée. Bendix l'explique par une accélération de la circulation, qui excite à son tour l'activité cellulaire, augmente la destruction de l'albumine et favorise les échanges nutritifs. Les fèces d'un sujet massé renferment moins de graisse, ce qui permet de conclure à une meilleure résorption de celle-ci dans le tube digestif. Ces effets persistent plusieurs jours après la cessation du massage : ils sont donc d'ordre général et réflexe. La diurèse est augmentée de 12 à 60 p. 100 (Brun, Hirschberg de Paris, Le Marinel).

La clinique est d'accord avec l'expérimentation directe. J'ai observé un cas qui se présente sous la forme d'une véritable expérience : une femme atteinte d'adipose douloureuse à la suite de castration, augmentait, avec une alimentation pourtant très réduite, d'une façon régulière et continue. De 55 kilogrammes, son poids était monté à 76^{kg},800. A la fin du traitement, consistant en pétrissage très léger de la peau,

et qui avait duré quatre mois, son poids était resté stationnaire (73^{kg},300). Les forces, la gaieté, l'appétit et la marche
étaient revenus. Étant donnés l'âge, la situation sociale et la
santé générale de la malade, il n'y avait pas à songer à lui
imposer un régime ou à l'envoyer dans un gymnase. Venir
tous les matins à la clinique ne lui imposait qu'un dérange-
ment d'une heure, ne lui coûtait pas un centime, et l'obligeait
à une sortie quotidienne. Elle mangeait ce qu'elle voulait et
ce qu'elle pouvait. La thérapeutique doit s'accommoder aux
nécessités de la pratique.

Certaines régions passent pour maigrir difficilement : telles
sont la paroi abdominale et les hanches, le dos et les aisselles.
les fesses, la nuque. J'ai souvent obtenu, au contraire, une
fonte rapide d'une bonne partie de la graisse par la malaxation de la peau, de telle sorte qu'au bout de quinze à vingt
séances, celle-ci semblait déjà trop large, pour son contenu.

Cette fonte rapide des premiers jours ne coïncide pas toujours avec une diminution de poids à la balance. Deschamps
(de Rennes) attribue ce phénomène à une diminution du
volume du tissu cellulaire compensée par un renforcement
de la musculature. Marcel Labbé et Furet ont fait les mêmes
constatations et donnent la même explication. Il semble bien
que les faits doivent se passer ainsi, et qu'il ne s'agit pas
d'une déperdition d'eau provoquée par la diète, le massage
ou l'exercice, puisque Deschamps obtient un résultat identique par sa méthode des bains progressivement refroidis.

Quelle que soit la théorie proposée, les observations sont
d'accord sur la fréquence du phénomène.

En même temps que les manœuvres du massage, et chez la
même catégorie d'obèses à insuffisance fonctionnelle. les
mouvements passifs des membres, de l'abdomen et du tronc
servent à une double fin : ils sont sédatifs pour le système

nerveux, et suppléent provisoirement ou définitivement, selon la gravité de l'état, à l'exercice libre.

Il est rare qu'on ne puisse pas joindre, dès le début, des mouvements à résistance aux exercices passifs, suivant la formule suivante :

a) Circumduction passive des pieds ;

b) Flexion passive et extension active du membre inférieur ;

c) Extension passive et flexion active du bras en position couchée ou demi-couchée (à supprimer chez les cardiaques) ;

d) Massage de la région précordiale (tapotements, vibration, hochement, effleurage) ;

e) Circumduction passive des cuisses ;

f) Massage abdominal ;

g) Respiration passive.

Pour la description des exercices, voir le chapitre spécial. (Fasc. I.)

La stimulation du système nerveux, sous forme de traitement manuel neuro-dermique, sera placée à la fin de la séance. On malaxera toute la surface cutanée, en insistant, pour la durée, aux régions où la graisse s'accumule de préférence. Ces manœuvres n'exigent pas plus de quinze minutes.

Quelle forme donner à l'exercice libre? quelle dose? quelle progression? Plusieurs cas peuvent se présenter.

Le sujet, déjà mis au point par la préparation antérieure, dispose de plusieurs heures dans la journée. On donnera la préférence aux exercices de plein air : la marche est indiquée tout d'abord. On a reproché à cette pratique, si simple, si conforme à la physiologie, d'être insuffisante et même de conduire à l'engraissement par l'augmentation de l'appétit.

Cette objection n'est pas sans quelque valeur. Nous verrons dans un instant quelle signification il faut donner, en thérapeutique, au terme de « marche ».

Pour que la marche soit autre chose qu'un délassement de l'esprit et une façon hygiénique de se dégourdir les jambes, elle doit satisfaire aux conditions qu'on exige de tout exercice musculaire actif pratiqué dans le but d'augmenter les dépenses. Elle peut y satisfaire, puisqu'elle met en action d'importants et nombreux groupes musculaires, et qu'elle est susceptible d'activer la fonction des émonctoires naturels : poumons, reins, intestin, peau.

Le muscle qui travaille, utilise d'autant plus d'oxygène qu'il se contracte avec plus d'énergie, de fréquence et de durée. Il emprunte cet oxygène au sang, lequel le puise dans l'air au moyen de la respiration. L'activité musculaire a donc pour conséquence forcée une suractivité du poumon. De plus, l'augmentation des combustions cellulaires produit un excès de déchets gazeux, déversés dans le sang veineux, qui s'en débarrasse dans le poumon.

Pour activer la respiration, il faut chercher un exercice qui mette en jeu simultanément un grand nombre de muscles ou d'importantes masses musculaires (Lagrange).

L'élimination rénale des déchets produits par l'exercice est un fait dont il faut tenir grand compte dans la pratique ; favorable, lorsque l'appareil urinaire est normal et que les reins sont facilement perméables, cette suractivité peut être une cause de danger dans le cas opposé. C'est un fait connu que les exercices corporels violents peuvent causer, même chez des sujets jeunes et d'apparence normale, une albuminurie légère et temporaire ; à plus forte raison chez les individus âgés et tarés. Taskinen (Helsingfors) fit en 1909 une série de recherches à cet égard sur des coureurs pédestres.

J'ai donné une analyse détaillée de ses observations[1]. Il avait été précédé dans cette voie par Leude et Senator en 1877 (albuminurie physiologique), Favy en 1885 (albuminurie cyclique), Rooke en 1887 (albuminurie orthostatique). Ses travaux aboutissent à la conclusion que l'albuminurie par surmenage physique serait pathologique, et due à un trouble de circulation ou à une intoxication cellulaire.

L'urine peut varier non seulement en qualité, mais en quantité. La variation quantitative est en sens inverse de la sécrétion sudorale. Ainsi un sujet qui a dansé toute une nuit et transpiré abondamment, peut voir la quantité d'urines tomber dans les ving-quatre heures à 500 centimètres cubes. Mais la sudation n'est pas une panacée de l'obésité, comme beaucoup de personnes tendent à le croire. Comme les pertes de poids dues à la restriction des aliments, celles dues à l'abondante élimination de sueur sont vite récupérées si elles ne sont pas suivies d'exercices actifs.

L'observation d'OErtel réalise le type de l'obèse soumis au traitement par la marche. Atteint de cyphose traumatique ayant entraîné des accidents cardiaques (palpitations, dyspnée d'effort), et d'obésité héréditaire, OErtel vit ces accidents aboutir peu à peu, par suite des fatigues de sa profession, à un état d'hyposystolie, caractérisé par la dyspnée, la cyanose de la face, l'œdème des jambes, la rareté et l'état trouble des urines (Lagrange). La marche en terrain accidenté, ou mieux *la marche ascensionnelle progressive*, à laquelle il adjoignit le régime sec, le débarrassa *en six semaines* de la majeure partie de ces accidents. Mais OErtel continua en réalité son traitement par l'exercice pendant huit années consécutives, tout en s'adonnant à la profession médicale. Lagrange, qui

---

1. *La Pratique des agents physiques.* août 1910 (6, rue Antoine-Dubois).

le vit dix-huit ans après le début de sa cure, constata « que sa santé et son activité ne le cédaient en rien à celles des hommes les mieux portants et les plus vigoureux ».

Après les six premières semaines du traitement, Œrtel vit son tour de taille diminuer de 10 centimètres, et son poids corporel de 8 kilogrammes[1].

Mal interprétée à l'origine par les médecins français, qui ne voulurent y voir qu'un traitement dangereux des affections cardiaques et un moyen empirique d'augmenter la force et le volume du cœur, la méthode d'Œrtel est mieux jugée actuellement, grâce à la rénovation de la Physiothérapie et aux études physiologiques qui en furent la conséquence. On peut dire que la marche, progressive en durée, en vitesse ou en difficulté, constitue un traitement spécifique de l'obésité et des syndromes analogues, ainsi que de leurs complications cardio-pulmonaires, myo- et neuropathiques, chez les sujets dont le cœur, les artères ou les poumons n'ont pas subi d'altérations anatomiques qui en interdisent l'emploi. Dans ces cas avancés, on se tiendra à la gymnastique méthodique.

L'obèse qui veut et peut guérir, ne se contentera pas, en quittant son occupation vers la fin de la journée, d'aller « prendre » un peu de gymnastique comme on prend un apéritif. Le souci de guérir doit primer toutes les autres préoccupations. Qu'il imite le médecin Œrtel, ou encore le lieutenant Muller, l'auteur de « Mon Système », ou notre baron de Coubertin, l'apôtre des sports multiples. Si les exigences de la vie sont trop impérieuses, il profitera des loisirs que donnent les vacances, loisirs qu'il prendra au besoin, pour se consacrer exclusivement pendant six semaines ou deux mois à la mise en train de sa cure. Ce laps de temps, s'il est bien

---

1. Voir également à ce sujet : Fascicule I, *Maladies de la circulation*.

employé, peut amorcer la guérison d'une façon durable.

Dans ces conditions, le traitement comprendra :

1° La restriction des boissons (inutile de restreindre les aliments solides, le sujet les diminuera de lui-même).

2° L'exercice, auquel on consacrera du quart au tiers des vingt-quatre heures. En moyenne :

Neuf heures seront attribuées au sommeil ;

Deux heures et demie aux quatre repas, soigneusement mastiqués ;

Sept heures aux exercices ;

Le reste au repos et à des occupations variées.

Il y a intérêt à varier la forme des exercices, pour que tous les muscles du corps prennent part au travail. En tout cas, dès le réveil, il faut exciter le système nerveux, lent à se mettre en action chez les ralentis après le repos nocturne, par vingt minutes de gymnastique suédoise. Après le premier déjeuner, deux heures de marche à l'allure de 5 kilomètres, suivies d'une heure de canotage, d'escrime, de boxe, ou d'un travail manuel un peu fatigant (jardinage, terrassement, transport d'objets lourds) conduiront aux approches du repas de midi, qui sera précédé d'une sieste absolue. Ce repos sera complet, c'est-à-dire qu'il consistera à détendre la musculature et les centres nerveux, sans adjonction d'aucune distraction telle que lecture, conversations, jeux de société.

Certaines personnes se trouvent bien de faire suivre leur second déjeuner d'une sieste de quelques minutes. A d'autres une petite promenade réussit mieux. En été, les premières heures de l'après-midi seront naturellement consacrées aux occupations peu fatigantes. Cependant l'obèse ne devra pas craindre de s'exposer, dès trois heures, au soleil ; il enfourchera sa bicyclette, surtout si le pays est accidenté, et pourra dépenser assez d'énergie pour amener une sudation abondante. S'il cède alors à la soif impérieuse qu'elle provoquera tous ses efforts sont perdus : c'est le moment psychologique de la journée. OErtel, dans ce cas, se rinçait simplement la bouche.

Deux à trois heures de bicyclette, coupées par une demi-heure de repos, seront suivies d'un exercice des bras et des muscles du tronc.

En suivant ce programme, l'obèse arrivera à perdre 150 à 200 grammes par jour, sans s'astreindre à un régime spécial, en ramenant seulement la quantité de liquides à un verre d'eau par trente minutes avant chaque repas, selon la recommandation de G. Leven. Les recherches radioscopiques de cet auteur semblent démontrer, en effet, que l'eau prise à jeun quittait l'estomac en huit à dix minutes, tandis qu'ingérée avec ou après les aliments, elle retardait leur passage dans l'intestin et n'y parvenait elle-même qu'au bout de trois heures au minimum.

En résumé, la cure de l'obésité, indépendamment des autres agents physiques qu'on pourra y adjoindre dans la mesure du possible (bains de lumière, de soleil, hydrothérapie, etc.), comprendra chez l'obèse impotent ou taré :

Le massage musculaire ou abdominal ;

Le traitement manuel neuro-dermique;

La gymnastique passive et à résistance; la marche ordinaire, si possible ;

La restriction quantitative des aliments et des boissons (sauf contre-indications).

Chez l'obèse valide, non taré, ou candidat à l'obésité :

Les manœuvres kinésiques précédentes, *ad libitum ;*

La marche ascensionnelle progressive ;

La gymnastique suédoise active ;

Les jeux et sports ;

La diète comme ci-dessus.

DIABÈTE

Nous envisagerons ici surtout le diabète commun, arthritique, dans lequel la glycosurie permanente n'est pas toute la maladie, pas plus que l'adiposité n'est l'obésité.

On sait combien l'*affaiblissement musculaire* est un symptôme précoce de cette maladie : les *douleurs* et les *altérations* chroniques ou inflammatoires du tissu cellulaire ne sont pas moins fréquentes, ainsi que la *sécheresse de la peau et des muqueuses*. L'ensemble de ces signes, et de beaucoup d'autres, indique, avec la présence du sucre dans les urines, une perturbation de la nutrition qui retentit à la fois sur les fonctions cellulaires et glandulaires, celle du foie en particulier, et sur le tissu conjonctif répandu dans tout l'organisme. Si la pathogénie et le mécanisme du diabète sont encore à l'étude, nous savons que la fatigue intellectuelle, les émotions, comptent parmi les facteurs personnels les plus constants. D'autre part, l'hérédité, comme dans tout l'arthritisme, prépare le terrain à la maladie, qui décime surtout les sédentaires.

Il est donc tout indiqué de chercher à modifier le terrain même avant l'apparition des symptômes, et dans la maladie confirmée, à faire intervenir une thérapeutique pathogénique générale : la kinésithérapie sera, ici encore, un adjuvant précieux pour le traitement d'ensemble et pour celui des troubles sécrétoires, moteurs, sensitifs, trophiques et circulatoires.

Le MASSAGE sera pratiqué sur les diverses régions où son action stimulante ou sédative sera indiquée :

a) *Frictions et effleurage des gencives* pour combattre la

périostite alvéolo-dentaire, cause fréquente de la chute des dents.

b) *Pétrissage et effleurage du côlon*, dans le cas le plus fréquent de constipation habituelle. L'état spasmodique et la diarrhée qui l'accompagnent seront traités au contraire par la vibration manuelle douce.

c) *Vibrations profondes et fortes* dirigées contre l'atonie et la dilatation gastriques, conséquences de la polyphagie et de la mastication insuffisante. Le spasme pylorique doit être combattu comme le spasme intestinal.

d) *Pétrissage doux et profond des masses musculaires* contre la courbature générale, la sensation du brisement des membres. Le *roulement musculaire* procurera une impression sédative et tonique. La douleur « musculaire » est surtout une douleur « cutanée ». Elle disparaîtra vite par le *traitement manuel neuro-dermique*, qui est la manœuvre réellement spécifique pour triompher des nombreuses algies signalées par les auteurs (Lécorché, Frerichs, Worms, Raymond et Oulmont). Ces algies affectent parfois le type névritique (Auché), avec crampes, soubresauts, inquiétudes, et même douleurs à type fulgurant.

Dans un cas rebelle, j'ai associé avec succès, pendant quelques jours, les enveloppements humides imperméables du membre au massage cutané et au pétrissage musculaire, difficilement supportés au début, devenus presque indolores ensuite.

e) Les *troubles trophiques* seront évités ou traités efficacement par une légère malaxation du tégument, associée aux soins hygiéniques. En cas d'inflammation, suppuration menaçante ou confirmée, on laissera de côté les régions envahies, mais on ne craindra pas de soumettre à un traitement régulier les parties intactes.

Cette thérapeutique, employée à temps et méthodiquement, donne les effets les plus remarquables aussi bien sur les symptômes locaux que sur l'ensemble de la nutrition. Dans les cas avancés, son action sera naturellement moins marquée.

Il n'existe pas de *mouvements* spécifiques du diabète ; l'association si fréquente de ce syndrome avec celui de l'obésité montrent les affinités étroites qui relient ces deux troubles de la nutrition, et l'exercice agira favorablement sur l'une comme sur l'autre de ces deux maladies, par insuffisance de destruction des matériaux de la combustion organique.

On a reproché à l'exercice chez les obèses d'augmenter la déperdition d'azote, qui se ferait aux dépens de la fibre musculaire. L'expérimentation montre au contraire que la gymnastique méthodique fortifiait la musculature dans l'obésité. La même objection a été adressée à l'exercice musculaire dans le diabète. Lagrange et Gautrelet ont démontré expérimentalement que le travail du muscle, même poussé jusqu'à la fatigue, n'augmentait pas sensiblement la quantité d'azote excrétée par un homme au repos.

On se reportera donc, pour l'exercice dans le diabète, à la description qui en a été faite pour le traitement de l'obésité.

La même prudence est à observer que pour la polysarcie chez les sujets déprimés : il ne faut pas perdre de vue que le coma diabétique peut survenir à la suite de fatigue excessive (Bouchardat). Ces réserves faites, les auteurs sont d'accord sur l'utilité du travail musculaire. Pettenkofer et Voit ont démontré que les combustions activées au moyen de l'exercice se faisaient presque exclusivement à l'aide des hydrates de carbone.

GOUTTE

Les principales causes de la goutte sont, avec l'hérédité, les excès de l'alimentation et le défaut d'exercice musculaire. C'est donc faire de bonne thérapeutique pathogénique que de traiter ce syndrome par les ressources que nous offre la kinésithérapie.

La notion de parenté de la goutte avec l'obésité, le rhumatisme, le diabète, la gravelle, d'autres manifestations du ralentissement ou du déséquilibre de la nutrition, est devenue courante.

Ici encore, il faut répéter la formule déjà employée précédemment pour l'obésité et le diabète : l'uricémie n'est pas toute la goutte. Administrer un problématique dissolvant de l'acide urique ; quelle pauvre et incertaine thérapeutique !

Nous aurons à examiner quelle doit être la conduite à tenir pour le kinésithérapeute :

1° Dans l'arthrite goutteuse aiguë ;

2° Dans les arthrites goutteuses chroniques ;

3° Dans les manifestations viscérales de la goutte.

I. L'accès aigu de goutte succède ordinairement à un excès : repas copieux, fatigue, ou au port d'une chaussure trop serrée. Chez un sujet non entraîné aux exercices du corps, un travail musculaire qui n'aurait aucun inconvénient pour un individu normal pourra hâter la crise de goutte. On ne prescrira donc pas à la légère et d'une façon vague, l'exercice aux goutteux ; encore moins se risquera-t-on à imprimer des mouvements, même passifs, à des articulations atteintes d'inflammation et d'épanchement goutteux. Le massage, même l'effleurage le plus léger, sont contre-indiqués et ne rendraient du reste aucun service. Widé et Bourcart croient qu'on pourrait couper une attaque par ces moyens, mais le déconseillent formellement. Lagrange est du même avis.

Peut-on commencer le traitement aussitôt l'accès terminé ? J'ai eu l'occasion d'en tenter l'essai (effleurage, mobilisation prudente de la jointure), sans aucun résultat appréciable sur l'évolution de la douleur, la facilité de la marche, les symptômes subjectifs et objectifs en général. Il vaut mieux laisser l'évolution se faire spontanément, ce qui ne signifie pas qu'on doive rester les bras croisés.

Inutile ou nuisible pour la jointure atteinte, la kinésithérapie rendra de grands services au point de vue de la santé générale : elle sera prophylactique et curative pour l'avenir.

II. Dans l'arthrite goutteuse chronique, la conduite à tenir se réglera sur les principes suivants :

1° Pratiquer le traitement kinésique général (traitement manuel de la peau, mouvements passifs, à résistance, et actifs libres, massage musculaire et articulaire), ceci, en vue surtout de l'évolution ultérieure de la goutte.

2° Ne pas toucher aux jointures déformées par des attaques anciennes.

3° Appliquer les manœuvres légères aux articulations ayant subi des attaques récentes, et des déformations encore peu accentuées.

III. Les localisations viscérales de la goutte n'ont rien de spécifique. Elles apparaissent, soit chez des sujets ayant déjà subi des crises de goutte articulaire, et peuvent être considérées dans ce cas comme de véritables complications, soit sous forme de troubles aberrants auxquels on attribue le caractère d'attaques frustes.

La plus importante de ces localisations est la *lithiase rénale*, avec sa complication anatomique la *néphrite intersti-* .

tielle. Celle ci nous offre histologiquement la démonstration la plus nette des lésions déterminées à la longue par les maladies de la nutrition sur le système glandulaire et vasculaire : *hypertrophie*, puis *sclérose du tissu conjonctif,* et *atrophie des éléments glandulaires ;* lésions absolument analogues à celle de l'appareil cuti-musculaire (hypertrophie et sclérose du tissu cellulaire, ou cellulite, et atrophie des muscles [1], à celles de la myocardite, avec hypertrophie graisseuse ou scléreuse du tissu conjonctif et atrophie du muscle cardiaque.

L'*angine de poitrine* du goutteux est en rapport avec de nombreux points douloureux thoraco-brachiaux, et cède, comme j'en ai plusieurs exemples démonstratifs, au traitement cutané. Il va de soi qu'il est essentiel de rechercher et de combattre en même temps les causes prédisposantes aux diverses *localisations névralgiques* (migraine, sciatique). La *dyspepsie* en particulier compte parmi les plus fréquentes, avec sa compagne habituelle, la *constipation*.

1. J'ai signalé cette unité d'évolution du tissu conjonctif vers la sclérose chez les arthritiques au début de ce fascicule et dans un travail antérieur (*Journal de Physiothérapie,* juin 1909).

CHAPITRE IV

ALGIES

Nous groupons dans ce chapitre celles des maladies de la nutrition dont la caractéristique principale est la *douleur*.

A ne considérer que la localisation apparente de la douleur, on pourrait diviser le groupe des algies en quatre classes :

I. Névralgies ;

II. Dermalgies ;

III. Myalgies ;

IV. Arthralgies,

selon que les symptômes concomitants paraissent intéresser plus spécialement les nerfs, les muscles, les articulations ou la peau. Mais le revêtement cutané ou muqueux étant spécialement affecté aux fonctions de sensibilité, il est logique de penser que toute algie aura un point cutané ou muqueux, d'où la douleur part et dans lequel elle se réfléchit.

Les articulations sont douloureuses par leurs ligaments, leurs séreuses, leurs surfaces osseuses ou cartilagineuses. Il y a donc lieu de garder le groupe des arthralgies. Je n'en dirai pas autant des myalgies et des dermalgies, dont l'étude, les symptômes et le traitement se confondent avec ceux des névralgies.

I. — NÉVRALGIES ET DERMALGIES

Le point de départ de mes recherches sur les algies,

qui ont abouti à la technique du traitement manuel neuro-
dermique, a été le *noyau scléreux sous-cutané,* dénommé
cellulite par les Suédois, à qui revient la priorité moderne
de sa cure par le massage. Ce sont eux qui ont systématiquement fait de la présence de ces nodosités la cause de certaines algies, spécialement de la migraine. A cela se borne
la parenté de leurs conceptions et de leur technique avec les
miennes.

J'ai suffisamment insisté au début de ce fascicule sur certaines questions d'historique, de pathogénie et d'anatomie
pour qu'il soit superflu d'y revenir.

Les idées que j'ai développées dans mon livre sur les
névralgies ont reçu un bon accueil de ceux qui ont recherché
l'application pratique; certains analystes professionnels en
ont été choqués. L'un d'eux s'exprime ainsi :

« ... Le Dr Wetterwald est d'avis que les médecins ne doivent pas se borner au traitement des névralgies *actives* dont
se plaint le patient, mais qu'il doit également poursuivre ses
« névralgies latentes » sur toute la surface cutanée ! On n'est
pas étonné de lire que ce traitement exige environ soixante
séances. Le livre apporte une admirable démonstration de
l'imagination désordonnée dont le spécialiste est si enclin à
souffrir[1]. »

Le spécialiste, et les chercheurs en général, souffrent principalement de la négation *a priori* des critiques en chambre.

Le Dr Deschamps a fort judicieusement critiqué mes opinions à une époque où elles ne commençaient guère qu'à
s'émanciper de leur origine suédoise. Après m'avoir approuvé
de rechercher dans la peau et le tissu cellulaire le siège de
nombreuses algies abdominales, il me reproche, en partie

1. *British Medical Journal.* nov. 1911.

avec raison, de « renouveler au bénéfice de la massothérapie ce qui fut l'erreur de la chirurgie et d'abuser de l'action réflexe pour expliquer des états pathologiques complexes en invoquant l'action de lésions locales sous la dépendance elles-mêmes d'un état général que l'on méconnaît » [1].

Si Deschamps veut dire que la présence d'une nodosité « cellulitique » dans la peau du ventre n'est pas la cause des symptômes du déséquilibre nutritif présentés par le sujet, il a raison. Si j'ai dit ou laissé supposer pareille chose, j'ai commis une erreur ou me suis mal exprimé. Quelle que soit la pathogénie de ces troubles trophiques cutanés, mes recherches me démontrent de plus en plus qu'ils siègent sur l'extrémité d'un nerf et se développent autour d'elle comme les concrétions d'un calcul sur un corps étranger. Mais en agissant sur cette tumeur, n'agit-on pas forcément sur le nerf qui la porte, et par intermédiaire de celui-ci, sur les ganglions et plexus nerveux de la région, sinon sur les centres eux-mêmes? La preuve en est dans les résultats obtenus par cette méthode sur l'état général, souvent modifié du tout au tout. Le traitement qui agit, à l'aide des doigts, sur le réseau neuro-dermique provoque des modifications dans la nutrition générale, absolument comme le bain, la douche, la lumière, le soleil et sans doute aussi, l'électricité. Tout traitement physique a un intermédiaire indispensable : *la peau*. La présence ou l'absence de nodosités ne change en rien la technique ni les résultats. Si j'ai cru devoir, en l'absence de nodosités palpables ou d'une simple infiltration perceptible au toucher, émettre l'hypothèse d'une « cellulite microscopique », c'est par amour, peut-être excessif, de la logique apparente des faits. Les lésions anatomiques n'ont

1. *La Bretagne médicale*, mai 1909.

pas pour limites nos sens : il en est qui leur échappent d'abord. Le microscope et l'ultramicroscope ont reculé les bornes de la loupe, et celle-ci étendait déjà le champ de la vision naturelle. Si la nodosité peut varier de la tête d'un fœtus au volume d'un grain de mil, ce dernier n'est peut-être pas l'*ultima forma* de la cellulite. C'est comme si l'on voulait limiter le monde céleste à l'étoile de neuvième grandeur. Ceci étant admis, je ne fais nulle difficulté d'avouer que la cellulite microscopique n'est, telle que je la conçois et la généralise, qu'une hypothèse, mais en faisant remarquer toutefois qu'elle a de singuliers airs de famille avec les liaisons « interstitielles » de névrite, de myocardite, de néphrite, et d'hépatite dont le domaine s'étend tous les jours.

Autre critique, dont la justesse est encore d'actualité. Monteuuis a eu l'impression que la conception cellulitique des névralgies aboutit au pessimisme et au découragement, parce que je n'ai pas suffisamment insisté sur la cure préventive des algies et le maintien des bons résultats obtenus en kinésithérapie, par l'hygiène et l'alimentation. Ce reproche est fondé, et si dans la pratique je ne néglige pas ces sages prescriptions, mon livre n'en fait qu'une mention tout à fait insuffisante. Je reviendrai sur cette question en temps utile.

Un praticien de campagne m'écrivait en 1910 : « J'ai recherché les points névralgiques chez certains de mes clients *endoloris* et les ai retrouvés dans la majorité des cas..... J'ai du reste appliqué avec un certain succès vos conseils : votre observation 29[1] m'a valu une guérison surprenante dans un cas de troubles de la vue avec amaurose

---

1. 30 observations de traitement manuel neuro-cutané dans les formes cliniques de l'arthritisme (*La Pratique des agents physiques*, août 1910).

temporaire chez un lapidaire qui, depuis une année, ne pouvait travailler : cet ouvrier avait consulté divers oculistes qui lui avaient prescrit vainement les verres cylindro-sphériques nécessaires à sa vision. »

Mieux que quiconque, les médecins de certaines stations thermales sont placés pour étudier les algies. Deux de ces confrères ont bien voulu prêter à mes opinions l'appui de leurs recherches. « Je tiens, m'écrivait le Dr X. (4 oct. 1910), à vous faire amende honorable au sujet des idées contradictoires que nous avons échangées à propos de votre théorie sur l'étiologie des névralgies. J'eus l'occasion cette année à N..... de soigner un assez grand nombre de malades, souffrant de névralgies *sine materia*. De parti pris j'ai recherché chez eux la cellulite, et je dois reconnaitre que je l'ai presque toujours rencontrée. Tous mes compliments pour votre théorie qui me paraît très justifiée. »

Au point de vue scientifique, la lettre du Dr X... prouve simplement que l'exploration des téguments chez les névralgiques a révélé à cet observateur d'une façon presque constante des altérations appréciables aux doigts. Elle ne saurait démontrer la justesse ou la fausseté d'aucune théorie, et comme elle est muette sur le traitement, on n'en saurait non plus tirer aucune conclusion en faveur d'une technique ou d'une autre. Si je l'ai citée, c'est d'abord pour rendre hommage à la loyauté d'un adversaire, devenu un partisan, et pour faire voir que la recherche de la cellulite est facile, féconde en résultats.

Dans le temps où je classais les documents pour *les Névralgies*, un article du Dr Kolbé me tomba sous les yeux, vantant les effets, dans les affections douloureuses essentielles, de la technique du Dr Cornélius, de Berlin. Une mission obtenue du ministère de l'Instruction publique me permit d'aller étudier officiellement cette méthode, décrite par son auteur dans un opuscule dont j'ai donné de nombreux extraits. Voici dans quels termes le Dr Dausset compare les deux méthodes :

« Le livre de Wetterwald, qui a pour titre *Les Névralgies*, est d'une lecture attachante, il ouvre des horizons nouveaux, expose des théories et des faits qui méritent d'être connus de tous les praticiens à cause de leur importance thérapeutique. La plupart des névralgies seraient d'origine périphérique, dues à la cellulite et justiciables d'un traitement manuel spécial. Quelque part, l'auteur nous dit : « Je prie ceux qui me feront l'honneur de lire ces pages, de le faire sans parti pris et de contrôler par eux-mêmes les faits que j'avance. » La recommandation n'est pas inutile, car les affirmations contenues dans le livre *Les Névralgies*, vont à l'encontre de tout ce que l'on nous a appris[1] et l'on est tenté de les trouver exagérées.

Nous avons suivi le conseil de Wetterwald et en cherchant systématiquement la cellulite et les points nerveux sur nos malades, nous avons été frappé de trouver, chez une grosse proportion de nos patients, la confirmation des idées de notre confrère. Il est vrai que nous avons eu à soigner surtout des arthritiques dans la clientèle de Vittel. Grâce à l'obligeance éclairée des médecins de la station, nous avons pu observer de nombreux cas de cellulite, les traiter suivant la technique enseignée par Wetterwald et obtenir des résultats très favorables. Aussi nous sommes-nous proposé de donner ici un compte rendu rapide du livre des *Névralgies*, non pas en simple analyste, mais en adepte fervent de la méthode et en témoin de son efficacité.

---

1. Telle n'est pas la prétention de l'auteur, dont l'ambition est satisfaite s'il a pu ajouter sa petite pierre à l'édifice (W.).

Ce livre, qui est surtout un livre de thérapeutique, est en grosse partie consacré à l'étude des symptômes de la cellulite, des théories qui cherchent à expliquer cette maladie, et enfin de l'adaptation de cette conception à chacune des névralgies diverses, intercostale, sciatique, etc..., qui font l'objet d'une description spéciale.

Le tissu conjonctif est répandu à profusion dans l'organisme, il entoure toutes les extrémités nerveuses ; or, si l'on a étudié les maladies du nerf, on a beaucoup négligé les maladies du tissu qui l'enserre. La principale maladie du tissu conjonctif est la cellulite qu'étudie Wetterwald.

Trouvée sous sa forme la plus apparente par les Suédois et décrite de façon magistrale par Stapfer dans les maladies des organes abdomino-pelviens de la femme, cette affection consiste en une sorte d'œdème, pouvant devenir scléreux, engainant les extrémités nerveuses.

Cette maladie peut être locale (panniculite abdominale, myo-cellulite du trapèze, etc...), ou disséminée sur toute la surface cutanée. On trouve quelques noyaux isolés, ou, au contraire, de vastes amas, qui peuvent constituer l'obésité, et aussi, d'après Wetterwald, la maladie de Dercum, stade ultime de la cellulite. En 1909, Wetterwald émet cette hypothèse « que les altérations du tissu cellulaire sous-cutané, étudiées jusqu'alors, sont communes à tous les arthritiques, ont pour origine un trouble de la nutrition, dont la cellulite sous-cutanée et les diverses névralgies seraient le symptôme visible, palpable et sensible, et les affections réunies jusqu'ici sous la dénomination d'arthritisme, les symptômes moteurs, vaso-moteurs, sécrétoires et trophiques ». Il élargit la compréhension de la cellulite. Il nous propose le fil d'Ariane que nous cherchons dans un chaos de symptômes. Il réunit dans la même famille, et cela nous surprend un peu dès l'abord, des maladies que nous considérions comme absolument étrangères, la sciatique et la neurasthénie, l'angine de poitrine, le rhumatisme et l'obésité.

La démonstration de Wetterwald est cependant logique et séduisante : qu'il survienne soit un traumatisme opératoire, accidentel ou un trouble circulatoire d'une région du corps, il se produit un œdème sous-cutané qui peut devenir scléreux, c'est la cellulite qui comprime les filets nerveux, d'où névralgie puis névrite avec altération du nerf et toute la séquelle des troubles trophiques.

Pourquoi tel malade fait-il de la cellulite[1] plutôt que tel autre ? Ceci, je crois, reste dans l'obscurité. Il faut un terrain spécial, une prédisposition dont la nature n'est pas connue.

Telle quelle, cependant, la conception de la cellulite explique beaucoup de symptômes que Wetterwald énumère.

On se rend compte que les points nerveux, comme les appelle Cornélius, ou les points cellulitiques, puissent par la douleur et la gêne constante, provoquer la neurasthénie, et, en mettant en jeu des réflexes, donner des symptômes cardiaques d'angine de poitrine, pulmonaires ou gastriques. Ce retentissement sur les organes profonds des points névralgiques de la périphérie a du reste été fort bien étudié par MM. Lœper et Esmonet dans un article de la *Presse médicale* d'avril 1910, à propos des points para-ombilicaux. Ils ne signalent cependant pas la cellulite parmi les causes invoquées pour expliquer le réflexe sur les plexus mésentériques, de même ils ne parlent pas de la malaxation cutanée comme traitement de ces points sensibles.

Or, il est de fait que bon nombre de névralgies et de

---

1. Pourquoi devient-on obèse, diabétique, goutteux? (W.).

douleurs profondes disparaissent, si l'on traite l'élément cutané. Wetterwald a guéri des névralgies de toutes sortes dites autrefois *sine materia*, depuis la simple névralgie intercostale jusqu'à la rebelle névralgie du trijumeau ; il a guéri des dyspepsies, des pseudo-appendicites, des angines de poitrine sans lésions, des rhumatismes chroniques, par le simple traitement manuel cutané.

Nous pouvons dire qu'en suivant la technique de Wetterwald nous avons guéri un certain nombre de manifestations arthritiques, lumbago, scapulalgie, périarthrite, qui avaient résisté à tous les traitements, y compris le massage ordinaire.

Nous ne parlons pas de la cellulite abdomino-pelvienne et des travaux de Stapfer qui ont servi de point de départ à ceux de Wetterwald.

Ici il faut un doigté et une technique spéciale.

En même temps que notre confrère, le Dr Cornélius, de Berlin, émettait des hypothèses analogues :

« Tout point nerveux est la conséquence d'un obstacle physique sur le trajet des conducteurs nerveux, et doit être envisagé comme la cause purement physique d'une lésion consécutive des tissus. » De plus, « toutes les fois que d'un point névralgique on peut provoquer dans une autre partie du corps rapprochée ou éloignée de ce point, une douleur ou toute autre manifestation nerveuse périphérique, il existe à cette place un autre point nerveux ».

Une douleur provoquée par l'irritation d'un point scapulaire, par exemple, se transmet, suivant la théorie de la circulation nerveuse de Cornélius, à tous les filets nerveux du corps et peut, par conséquent, réveiller une douleur en un autre point nerveux quelconque du corps, sur l'autre bras par exemple.

Les idées de Wetterwald et celles de Cornélius se com-

plètent à notre avis ; le premier place les points nerveux
dans le tissu cellulaire sous-cutané, le second les situe dans
les plans profonds. D'où il résulte une différence de technique.

Wetterwald malaxe doucement la peau sous laquelle on
sent, suivant les cas, des nodosités douloureuses, des crépi-
tations neigeuses ou de véritables amas de tissu scléreux.

Cornélius, lui, recherche par une pression et une vibration
uni-digitale, ce qu'il appelle le point nerveux, et le masse
ainsi chaque jour.

Nous avons employé systématiquement les deux procédés
de recherche et de traitement, et nous avons, dans la plupart
des cas, reconnu le bien fondé des allégations de Wetterwald.
Cependant, dans certaines lombalgies, nous avons consciencieusement malaxé la peau des malades, sans provoquer la
douleur et sans trouver de symptômes cellulitiques : douleur
qui nous a semblé être plus facilement réveillée par la pression de Cornélius.

En somme, beaucoup d'arthritiques nous ont paru porteurs
de cellulite généralisée plus ou moins intense, avec tous les
symptômes de cette affection. La malaxation cutanée apporte
chez ces malades un allègement, une sensation de bien-être,
une circulation meilleure, qui les rajeunit en faisant disparaître la rouille de leurs tissus.

Nous croyons que la cure de diurèse de Vittel a été gran-
dement facilitée, chez nos malades, par le traitement manuel
neuro-cutané qui a fait rentrer dans la circulation des déchets
qui, à la longue, auraient pu entraîner de sérieux troubles et
une vieillesse prématurée.

Par cela Wetterwald est autorisé à dire que son traitement
est une cure de rajeunissement. »

Au fond, la théorie de la cellulite n'a rien de révolutionnaire. Quelle est l'opinion classique actuellement en faveur ? Les névralgies (et les états névropathiques) ont pour cause une intoxication, le plus souvent gastro-intestinale, qui amène chez les prédisposés des troubles circulatoires. Ces troubles de la circulation produisent à leur tour des congestions en plusieurs points du système nerveux et se manifesteront par une douleur. A côté des intoxications gastro-intestinales, se placent les autres, de toute nature (maladies infectieuses, substances toxiques, surmenage, etc.).

Les idées actuelles sont celles de toutes les époques de la médecine ; sous le nom d'humeurs peccantes, elles ont régné aux siècles précédents ; Broussais, à son tour, n'a fait que généraliser la théorie de la congestion (inflammation). L'arthritisme veut englober toutes les maladies congestives et les auto-intoxications chroniques. Le terme de cellulite (ou neuro-cellulite), qui exprimait pour les Scandinaves une simple altération locale, a pris, sous la plume de Stapfer, une ampleur plus grande : il en a étendu la signification à tous les troubles de la fonction, de la sécrétion, de la statique, de la sensibilité et de l'état physiologique des organes pelviens, tout en lui gardant la signification d'une lésion macroscopique se révélant au toucher par des caractères spéciaux.

J'ai été amené, par la force des choses, en étendant simplement mes recherches dans le domaine extra-génital, à englober dans la cellulite, les symptômes si variés en apparence, si communs par leur origine, qu'on observe chez tous les ralentis.

Dès lors, *cellulitique* tendait à remplacer, dans notre langage, le terme *arthritique*. Mais nous sommes en parfait accord, tous mes confrères et moi, pour donner à l'intoxication exogène et endogène la place qu'elle mérite dans l'étiologie.

S'il existe une catégorie de sujets susceptibles d'être englobés, de par cette étiologie, dans une même famille ; si d'autre part, on retrouve chez la plupart d'entre eux des altérations chroniques du tissu conjonctif, il n'est pas illogique de faire de cette altération une étiquette commune qui a l'avantage d'être plus *vraie* que l'autre.

Jusque là, simple querelle de mots, qui ne mériterait pas qu'on s'y attarde, mais où la question devient intéressante, c'est que les névralgies (pour prendre le symptôme le plus *subjectif* de l'arthritisme ou de la cellulite), ne doivent plus être regardées comme des douleurs occupant une zone, mais localisées en des points déterminés. Exemples : la douleur du sommet cranien a toujours pour origine deux points situés sur les bosses pariétales ; l'occipitalgie, les deux points situés sur la ligne courbe inférieure, à mi-chemin de l'insertion du pavillon et du milieu de l'occiput. La « céphalée en casque », lorsqu'elle est complète, a six points douloureux, huit, en y comprenant les points temporaux. Ce sont les deux points sus-orbitaires (auxquels s'adjoignent parfois quelques points des filets frontaux), les deux pariétaux et les deux occipitaux. Ces névralgies craniennes ne s'accompagnent jamais de noyaux cellulitiques *loco dolenti ;* tout au plus observe-t-on de la contracture du sourcil, avec quelque empâtement[1]. Sur le tronc et les membres, au contraire, noyaux, œdème, infiltration sont très fréquents, et il est intéressant de constater que ces altérations du tissu cellulaire occupent les mêmes zones qu'affectionne l'obésité. Névralgie, cellulite, adiposité, triple phénomène dépendant d'un déséquilibre nerveux.

Nous allons passer en revue le traitement des principales

---

1. Nous verrons plus loin que les Suédois, Norström en particulier, sont d'un avis différent.

algies, tantôt en nous conformant, pour la nomenclature et la classification, aux idées admises généralement, tantôt en nous en écartant un peu, pour autant que l'exige la commodité des descriptions et de la pratique.

Algies sciatiques et crurales. — Il faut distinguer les cas de sciatique franche, aiguë, à évolution normale, des algies de la hanche, de la fesse et du membre inférieur qui reproduisent plus ou moins exactement l'aspect de la sciatique.

Sciatique aiguë. — Dans cette forme, se tenir aux prescriptions classiques du traitement par le repos et la chaleur est conforme au vieil adage : *primum non nocere*. Cependant il est sage de ne pas prolonger au delà d'une dizaine de jours, cette période d'expectation, et le massage rendra dès lors des services. L'effleurage, des pressions légères, seront les premières manœuvres à employer. Dans plusieurs cas datant de trois ou quatre semaines, qu'on pouvait encore considérer tout au moins comme des cas subaigus en raison de la difficulté et de la douleur à la marche et aux autres mouvements, j'ai réussi (dans un cas, en 8 à 10 séances), à obtenir une guérison rapide par le pétrissage cutané pratiqué comme suit : le patient étant couché sur le ventre, malaxer, aussi légèrement que possible (les premières séances seront presque un simple frôlement), et une seule fois, la région lombo-fessière, en commençant à deux ou trois travers de doigt au-dessus de la crête iliaque, jusqu'au pli fessier. Continuer ainsi perpendiculairement à l'axe du membre, sauf pour les régions interne et externe de la cuisse, qu'on malaxe mieux parallèlement. Pour la région externe, il vaut mieux se placer du côté opposé. En cas de sciatique double, malaxer la région externe droite et interne gauche, étant assis à gauche, et inversement.

Pour traiter la jambe, à partir du genou, la technique est la même que pour la cuisse.

La séance entière dure environ trois minutes.

Pas d'exercices.

Dans ces formes aiguës, on trouve parfois, au lieu des points classiques de Valleix, une quantité de points douloureux franchement superficiels, de sorte que tout le réseau dermique du petit sciatique, du crural, du fémoro-cutané, semble pris, à l'exclusion des gros troncs profonds. Dans un cas, au contraire, où le malade accusait des douleurs sourdes, profondes, je n'ai pu trouver de points classiques, et seulement quelques rares points cutanés.

Il faut s'abstenir, au début, de toute mobilisation, de tout exercice ; j'ai provoqué une rechute, heureusement de courte durée, chez un malade que la malaxation cutanée avait guéri très rapidement, en pratiquant trop tôt la gymnastique. Petren (d'Upsala) a bien raison de recommander la plus grande douceur dans la mobilisation, et de ne jamais provoquer une douleur vive ; je dirai même qu'il y a des cas, chez des sujets âgés, où il faut rejeter toute espèce de mobilisation.

Sciatique récente. — On peut désigner, sous ce vocable, la sciatique, dite aiguë, mais dont la phase violente est terminée.

On se méfiera toujours de provoquer, par des manœuvres trop énergiques, ou par des exercices intempestifs, une poussée aiguë ou subaiguë.

La technique générale du pétrissage cutané est la même que précédemment, mais les plis faits aux tissus sont plus profonds, la séance plus prolongée. On insistera un peu plus aux points douloureux révélés par l'exploration, surtout s'ils sont le siège de troubles trophiques (noyaux, induration, infiltration, adiposité).

Le traitement se rapproche davantage de celui d'une *cellulite* chronique.

On ne négligera pas les formes de massage dont l'expé-

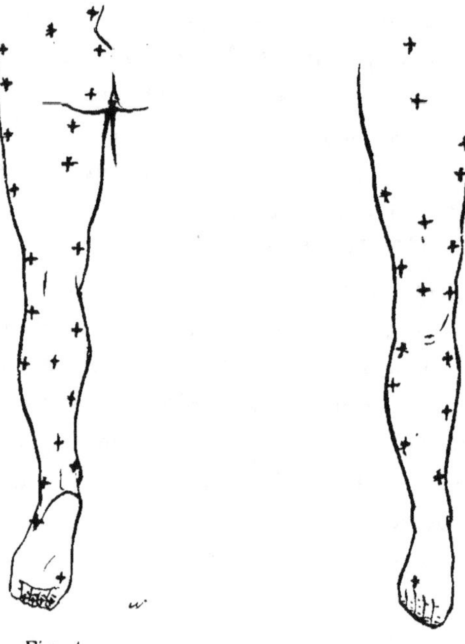

Fig. 1.   Fig. 2.

rience a consacré la valeur : pétrissage des masses musculaires, toujours modéré, dont l'action varie depuis la sédation jusqu'à la stimulation, suivant l'énergie déployée, selon que la paume des mains ou les doigts agissent, et aussi, selon la direction imprimée aux manœuvres. Le massage dirigé vers la racine du membre a toujours un effet plus excitant que celui qui s'éloigne de la racine pour aller vers l'extrémité. Le *roulement musculaire* est le meilleur mode de pétrissage à cet égard.

A cette période, la mobilisation et différents exercices, les
uns passifs, les autres exécutés avec une très légère résistance, sont parfaitement indiqués. Chacun observera les
nuances d'exécution qui lui sembleront convenir au cas particulier.

Sciatique chronique. — Je désignerai sous ce nom, les cas
où l'on observe de l'impotence relative du membre, des
douleurs intermittentes, soit spontanées, soit à l'occasion de
certains mouvements, des troubles trophiques musculaires
et cutanés, avec ou sans un certain degré d'ostéo-arthrite,
d'arthrite simple, ou de péri-arthrite de la hanche. Ces
formes étant justiciables du traitement neuro-dermique et
des exercices gymnastiques, tels qu'ils sont décrits ailleurs,
je ne m'y arrêterai pas plus longtemps.

Dans la pratique kinésique, on rencontre plus souvent ces
cas compliqués et anciens, que les attaques de sciatique
aiguë franche, pour lesquels notre concours est rarement
demandé.

Parmi les algies du membre inférieur, celles des régions
interne et postérieure de la jambe (mollet), méritent une
mention particulière. Ces territoires cutanés sont, chez les
femmes surtout, le siège d'altérations curieuses. Outre les
dilatations variqueuses habituelles, on y observe de véritables cordons noueux, des chapelets de nodosités, des pla-
cards scléreux, des infiltrations lardacées qui en font un
véritable musée de la cellulite. Ces scléroses, avec troubles
thermiques et esthésiques (refroidissement, hyper- et hypo-
esthésie) sont le point de départ des ulcères dits variqueux,
qu'il serait plus exact de nommer cellulitiques. On pose
souvent, en présence de ces dystrophies et même en leur
absence, lorsque la douleur existe isolément, le diagnostic

hypothétique de varices internes. Dans une discussion à la Société de kinésithérapie, je me suis trouvé d'accord avec mon excellent collègue René Mesnard pour mettre en doute l'existence, ou du moins la fréquence de ces varices internes, que nuls bas ou bandes élastiques n'amélioreront jamais, tandis que le massage de la peau guérit ou rend parfaitement tolérables, quelque anciens qu'ils soient, les symptômes de toute nature, inhérents à la cellulite de la jambe. J'ai cependant échoué complètement dans un cas typique, où je me croyais certain de la réussite, sans pouvoir trouver la cause de cet échec. Dans un cas semblable, Stapfer croit à une absence ou à une perte du réflexe dynamogène.

Un mot sur le traitement des ulcères de jambe : détergez la plaie par des pansements humides (j'ai employé avec succès l'eau un peu salée), et continuez à y appliquer jusqu'à guérison, un carré de gaze légèrement humide. Touchez, à intervalles très éloignés, avec le crayon de nitrate d'argent. Mais surtout massez tous les tissus mous de la région interne et postérieure de la jambe, le pourtour lardacé de l'ulcère et terminez chaque séance par des mouvements passifs de la cuisse, de la jambe et du pied.

Tous les rameaux cutanés qui peuvent participer à la névralgie sciatique sont accessibles par les faces postérieures et latérales du membre pelvien, c'est-à-dire en position ventrale du patient, à l'exception toutefois des branches cutanées du rameau crural et des rameaux génitaux du génito-crural et du nerf crural. Pour le traitement des régions innervées par ces filets nerveux (névralgie crurale), la position du patient sera dorsale. Cependant on fera coucher le malade sur le ventre pour la flexion de la jambe sur la cuisse.

Les exercices les plus utiles au traitement des formes

variées des algies du membre inférieur seront appliqués selon la gradation suivante : passifs, à résistance, actifs libres.

Mouvements passifs. — Elévation passive du membre inférieur.

a) *Attitude du malade.* — Couché à plat sur le dos.

b) *Attitude du médecin.* — Debout ou assis selon la hauteur du lit, tourné vers le membre malade et du même côté que ce dernier.

c) *Mouvement.* — Glissant la main droite (s'il s'agit de la jambe gauche) sous le genou du malade, le médecin applique sous le pied sa main gauche placée en pronation, le pouce contre le bord externe du pied, les autres doigts embrassant son bord interne.

1ᵉʳ *temps :* La main droite du médecin soulève l'articulation tibio-fémorale lentement, et à une hauteur d'autant plus grande que le traitement est plus avancé et la douleur moindre. Celle-ci du reste ne s'accuse souvent qu'au début du mouvement suivant.

La main gauche maintient la jambe demi-fléchie.

2ᵉ *temps :* Glisser la main gauche sous le tendon d'Achille et étendre doucement la jambe sur la cuisse, s'arrêter à la première douleur.

3ᵉ *temps :* Replacer les mains dans les mêmes positions qu'au 1ᵉʳ temps et reposer le membre lentement sur le plan du lit.

Notes. — *a)* Cet exercice passif n'est autre chose que la recherche du signe de Lasègue. Exécuté méthodiquement, et en dehors de la période aiguë, il constitue un excellent mouvement de traitement de la sciatique (allongement du nerf :

extension de la surface cutanée postérieure du membre pelvien). De 3 à 5 fois de suite ; *b*) supprimer le 2ᵉ temps au début du traitement, s'il provoque une douleur excessive.

MOUVEMENTS ACTIFS A RÉSISTANCE. — Les exercices suivants combattent surtout les troubles trophiques, musculaires et articulaires qui compliquent la sciatique.

Élévation passive et abaissement actif du membre inférieur en extension avec résistance du médecin au 2ᵉ temps.

a) *Attitude du malade.* — Couché sur le dos.

b) *Attitude du médecin.* — Debout ou assis, selon la hauteur du lit, une main posée sous le talon, l'autre sur le genou.

c) *Mouvement.* — 1ᵉʳ *temps :* Le médecin élève le membre inférieur sans flexion du genou.

2ᵉ *temps.* — Le malade repose la jambe sur le plan du lit, le médecin résiste.

Cet exercice met en action les muscles postérieurs de la cuisse et de la jambe ; par la tension de la peau qu'il provoque, il excite de nombreux rameaux cutanés.

Note. — La résistance du médecin ou du malade sera proportionnée à l'époque du traitement, à l'état et à la force du sujet. Dans aucun cas, elle ne doit dégénérer en une sorte de lutte. A répéter de 3 à 5 fois.

La respiration du sujet sert à rythmer le mouvement, ainsi que les suivants.

Flexion passive et extension active du tronc avec résistance du médecin au 2ᵉ temps. — a) *Attitude du malade.* — Assis sur un tabouret, jambes écartées, mains aux hanches, buste droit.

b) *Attitude du médecin.* — Debout derrière le malade, ses deux mains appuyées sur les omoplates de ce dernier.

c) *Mouvement.* — 1er *temps* : Le médecin fléchit en avant le tronc du patient.

2e *temps* : Le malade relève le tronc ; le médecin résiste.

Cet exercice met en action la musculature lombo-fessière et excite les rameaux cutanés sensibles de cette région dont il étire la peau.

De 3 à 5 fois.

Abduction passive puis adduction active de la jambe avec résistance du médecin. — a) *Attitude du malade.* — Demi couché : jambes rapprochées.

b) *Attitude du médecin.* — Assis en face du malade.

c) *Mouvement* — 1er *temps* : Le médecin saisit entre ses mains le pied du côté de la sciatique et porte le membre inférieur dans l'abduction.

2e *temps* : Le malade ramène la jambe dans sa première position ; le médecin résiste.

Cet exercice fait travailler les muscles de la région interne de la cuisse, couturier, droit interne, adducteurs, pectiné, et excite les nerfs cutanés de la région.

De 3 à 5 fois.

Abduction active avec résistance du médecin, et adduction passive de.la jambe. — a) et b) Les attitudes sont les mêmes que pour le mouvement précédent.

c) *Mouvement.* — 1er *temps* : Le médecin saisit entre ses mains le pied du malade qui porte son membre inférieur en abduction ; le médecin résiste.

2e *temps* : Le médecin ramène la jambe en adduction.

Cet exercice fait travailler les abducteurs fémoraux et excite l'innervation cutanée sensitive de cette région.

Rotation de la jambe en dehors avec résistance du sujet. — a et b. Mêmes attitudes que pour les deux mouvements précédents.

c) *Mouvement.* — 1° *temps* : Le médecin applique la paume de la main contre le bord externe du pied du malade, qui porte la jambe en rotation externe ; le médecin résiste.

2° *temps* : Le médecin ramène le pied dans sa position première.

Cet exercice fait contracter les muscles rotateurs de la cuisse en dehors, jumeaux, pyramidal, obturateur interne et ceux de la région antéro-externe de la jambe. Il tend la peau de cette région, dont la sensibilité est fournie par les rameaux cutanés du sciatique poplité externe.

Élévation du membre inférieur en extension avec résistance du médecin.

a) *Attitude du malade.* — Couché sur le dos.

b) *Attitude du médecin.* — Assis ou debout à côté du lit, une main posée à plat sur le tiers inférieur du tibia.

c) *Mouvement.* — 1er *temps.* — Le malade élève le membre inférieur en extension aussi haut que possible ; le médecin oppose une résistance méthodique.

2° *temps.* — Le médecin glisse une main sous le creux poplité, l'autre sous le talon du membre *redevenu passif*, et modère son retour à la première position.

Cet exercice fait contracter le quadriceps fémoral.

MOUVEMENTS ACTIFS LIBRES. — Ces mouvements sont indiqués dans la troisième période du traitement, lorsqu'il s'agit de rééduquer les centres de coordination ou de synergie fonctionnelle. Ils comprennent :

1° Des mouvements méthodiques décomposés.

2° Des exercices d'application.

1° *Mouvements décomposés :*

Extension et flexion du pied. Rotation des pieds. — Le malade, étendu sur une chaise longue ou sur un matelas, de façon à laisser dépasser les talons, étend lentement le pied, puis le fléchit de même un certain nombre de fois. Il porte ensuite la pointe des orteils en abduction forcée, puis en abaissement, en adduction, en flexion ou élévation et ainsi de

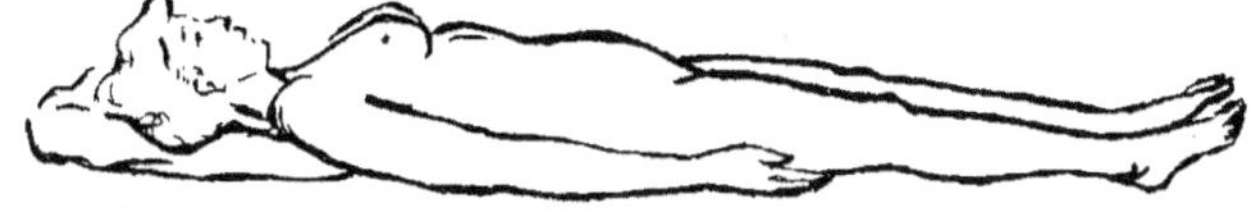

Fig. 3.

suite de façon à faire décrire aux extrémités digitales la base d'un cône dont le sommet serait l'articulation tibio-tarsienne.

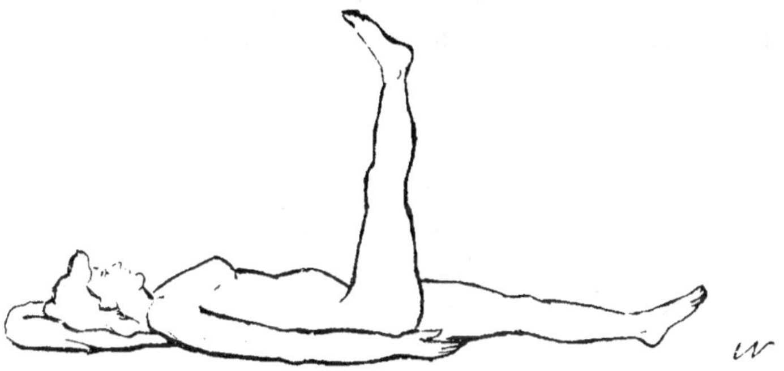

Fig. 4. — (1er temps).

Après quelques tours dans un sens, il recommence la circumduction dans la direction inverse.

Mouvements d'élévation, de flexion, d'extension et d'abaissement du membre inférieur. — Dans la position couchée, le malade élève le membre inférieur verticalement (1er temps). (Fig. 3.)

Il fléchit la jambe sur la cuisse sans modifier la position de celle-ci (2e temps). (Fig. 5.)

Il fléchit la cuisse sur le bassin sans défléchir la jambe (3e temps). (Fig. 6.)

Il reprend la position du 2ᵉ temps.

Il reprend la position du 1ᵉʳ temps.

Il replace le membre inférieur sur le plan horizontal.

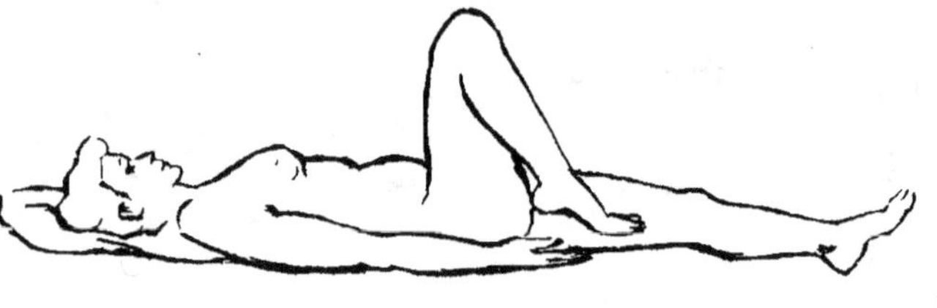

Fig. 5. — (2ᵉ temps).

Mouvements d'abduction, d'adduction, de rotation du membre inférieur. — Ces mouvements s'exécutent de même façon que précédemment, mais en supprimant la résistance du médecin.

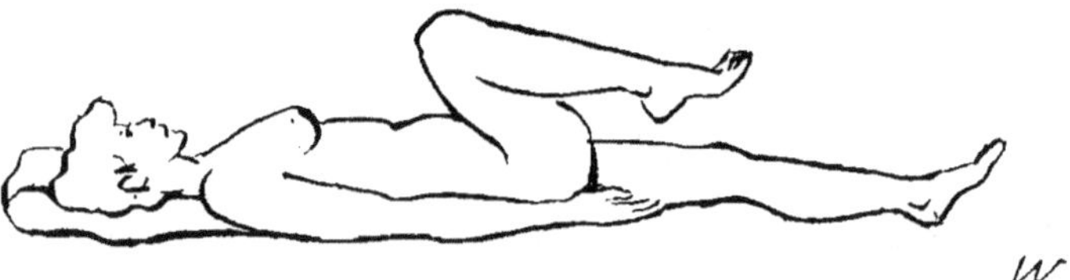

Fig. 6. — (3ᵉ temps).

Mouvements de flexion, d'extension, de rotation et de circumduction du tronc. — Ces mouvements sont identiques à ceux décrits plus haut avec résistance.

On peut imaginer ou trouver dans les traités de gymastique, quantité d'autres mouvements dits d'assouplissement. L'essentiel n'étant pas d'exécuter une grande variété d'exercices, mais les plus élémentaires pour chaque articulation et pour chaque groupe de muscles, ni de les exécuter un grand nombre de fois, mais méthodiquement, ceux que nous avons décrits suffiront amplement à la plupart des cas.

2° *Exercices d'application.* — Parmi ces exercices, les uns, comme la marche, la bicyclette en terrain plat, pourront être recommandés dès la terminaison de la période aiguë. Nous avons vu (Fascicule I) que les anciens recommandaient la marche et même la course dans la sciatique. Il faut éviter, dans le traitement de cette maladie aux formes si diverses, tout ce qui ressemblerait à une formule absolue. Tel mouvement, tel exercice qui fait merveille dans un cas, échoue ailleurs lamentablement quand il n'aggrave pas la situation.

Il convient avant tout de ne pas s'exposer aux rechutes (je ne dis pas aux récidives, dont rien ne met à l'abri), bien que certaines d'entre elles cèdent avec une facilité remarquable dès qu'on fait « machine en arrière », mais la rechute décourage toujours quelque peu le malade et parfois le médecin.

On ne conseillera donc que prudemment le retour aux exercices plus violents, et encore, sous cette réserve que le sujet s'y adonnait avant sa maladie : la course, la danse, l'équitation, l'escrime, l'aviron, les jeux en plein air, convenablement dosés et pratiqués avec modération, achèveront ce que le traitement médical aura commencé.

Algies du trijumeau. — La curabilité de la névralgie de la cinquième paire par la kinésithérapie est subordonnée avant tout à l'étiologie. Il faut éliminer du cadre auquel nous bornerons notre étude, les formes de prosopalgie qui relèvent. soit d'une *lésion de voisinage* (carie dentaire, compression par une tumeur, traumatisme), soit d'une *lésion centrale.* mais on peut y faire entrer la névralgie qui reconnaît pour cause une intoxication générale (syphilis, paludisme, arthritisme), puisque nous savons que ces diathèses ont pour caractère commun de déterminer dans les tissus un processus sclérogène, dont l'action se fait sentir particulièrement, ou en tout cas, d'une façon palpable, dans le tissu conjonctif sous-cutané. Cette distinction très importante est légitime ; elle explique la diversité des résultats obtenus.

La crise d'algie de la cinquième paire s'attaque de préférence aux ramifications des branches *ophtalmique* et du *maxillaire supérieur*. Les causes sont identiques à celles des autres localisations cellulitiques, et il n'y a pas à revenir sur une étiologie suffisamment décrite, pas plus que sur les lésions anatomiques qui consistent habituellement en une névrite interstitielle avec prolifération et sclérose du tissu conjonctif du névrilemme, du périnèvre et de l'endonèvre. La cellulite n'épargne pas le tissu conjonctif périvasculaire, ce qui explique les symptômes vaso-moteurs presque constants dans cette névralgie et leur importance sur laquelle certains auteurs ont cependant trop insisté.

Traitement. — Si vous n'avez qu'une médiocre expérience du massage et surtout de la malaxation cutanée, ne faites pas votre apprentissage sur une algie de la face. Dans aucune autre région peut-être, les crises douloureuses ne retentissent à un degré aussi élevé sur l'état général ; nulle part, elles ne compromettent des fonctions plus essentielles et ne mettent un plus grand obstacle à la vie sociale. Or une main peu exercée déchaîne inévitablement une réaction là où le moindre contact, une faible contraction musculaire, un courant d'air sont redoutés avec terreur par les malades. Cependant il ne faut pas exagérer les risques de l'intervention, car, à la face comme ailleurs, c'est la contraction des muscles qui provoque le plus sûrement et le plus violemment la douleur.

Le sujet sera étendu, si possible, sur une chaise longue ou un lit à hauteur de votre ceinture. Debout derrière lui, vous serez dans la position la plus commode et la moins fatigante

pour vos bras. En tous cas, ne travaillez jamais à bout de
bras, ni le corps penché en avant. Si vous ne pouvez réaliser
ces conditions, placez-vous à côté du lit, à hauteur de la tête
du malade couché tout au bord. Un siège bas, sur lequel le
patient s'assied, le sommet du crâne à la hauteur de votre
épigastre, peut convenir à la rigueur ; mais un débutant a
besoin de voir ses doigts pour éviter les fausses manœuvres.
Il évitera de les promener sur le globe oculaire de son patient.

La technique et l'ordre des manœuvres
seront suivis invariablement, pour des raisons qu'il est aisé de comprendre. Voici la
manière que je crois être la plus pratique.

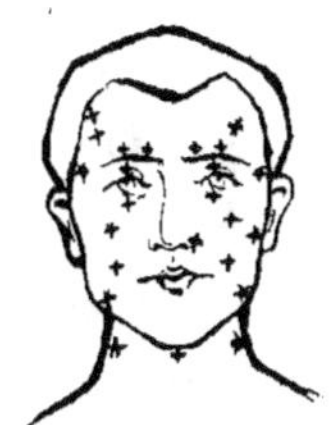

Fig. 7.

Si vous êtes debout derrière votre malade
étendu, glissez vos deux index côte à côte,
sous le rebord orbitaire, que vous saisissez très doucement
entre ces doigts, d'un côté, et les pouces placés au-dessus du
sourcil. Pétrissez avec légèreté les tissus mous intermédiaires, et progressez peu à peu vers la queue du sourcil.

N'insistez pas sur l'émergence des rameaux sus-orbitaires ;
nous savons que leur compression sur le frontal sous-jacent
est douloureuse. Si toutefois les symptômes présents (vertige,
migraine) nécessitent un traitement plus marqué de ces
points, que votre pétrissage se fasse un peu plus énergique
pendant la durée de deux ou trois secondes, de sorte que la
douleur et la nausée disparaissent aussitôt ressenties.

Du sourcil, remontez sans perdre le contact le long des
branches frontales ascendantes jusqu'à la racine des cheveux.
Chemin faisant, les médius et même les annulaires se joignent
aux premiers doigts, et toute la peau du front est rapidement
pétrie de bas en haut.

Descendez alors le long du temporal, toujours malaxant,

sur la région malaire ; si vous êtes adroit, froissez légèrement les paupières supérieures et inférieures, où existent
souvent des points douloureux, et traitez le bouquet sous-
orbitaire. Si vous avez de la difficulté à soulever les tissus
qui tapissent la fosse canine, que votre index (ou le médius)
y exerce une pression vibrante.

Il ne reste plus qu'à pétrir *larga manu*, mais toujours légè-
ment, les tissus qui s'étendent du conduit auditif externe au
trou mentonnier.

On peut, dans le même temps, traiter la peau du cou (en
évitant de comprimer les troncs vasculaires et nerveux de la
région, et d'écraser le larynx) bien que les algies qui peuvent
s'y rencontrer ne ressortissent pas au domaine du trijumeau.

Il est utile de traiter aussi, mais plus rapidement, le côté
sain de la face.

La durée du traitement est de trois à quatre minutes pour
le côté malade, une minute pour l'autre ; ces chiffres sont
naturellement une moyenne. .

Certains se récrieront à la lecture de ces chiffres, et évoque-
ront la suggestion, l'impossibilité d'obtenir un effet curatif
ou même sédatif en si peu de temps ; la médiocre confiance
que peut inspirer au patient une séance aussi courte ; l'avantage qu'auraient, sur des séances quotidiennes et courtes,
des séances plus longues mais plus espacées.

A ces objections, il est facile de répondre :

1° Qu'aucun « mais » théorique ne tient contre la réalité
des faits : or ceux-ci sont en faveur des séances courtes
et répétées.

2° Que le massage cutané étant une excitation, probablement de même nature que la cause pathogène, il faut que son
action soit de courte durée. Du reste, la thérapeutique chimique n'use-t-elle pas de doses quotidiennes et souvent

minimes, et cinq gouttes de digitaline mettent-elles trois minutes pour passer du pharynx jusque dans l'intimité des tissus? Comme à l'instar de la drogue l'agent physique, si courte que soit son application, provoque une réaction de durée variable.

3° Que la confiance du malade se mesure à l'efficacité de la cure, et non à sa durée.

4° Que la réaction salutaire consécutive à des applications courtes fait défaut dans les séances prolongées, où elle est même remplacée par une sensation de malaise, de lassitude ou d'énervement ; de plus, la réaction curative étant, au début, de courte durée, il est indispensable de la renouveler dès qu'elle est épuisée. Plus tard, on peut espacer les séances.

Le nombre total des séances est difficile à indiquer ; il peut varier entre 20 et 90. Plus il est élevé, plus est solide le résultat.

Le cas le plus ancien que j'ai traité par cette technique remonte à deux ans ; le nombre des séances a été de trente. Le résultat s'est parfaitement maintenu depuis cette époque.

Algies intercostales. — Tout le monde est à peu près d'accord, en principe, pour admettre que le tronc des nerfs intercostaux est le plus souvent indemne, et que, dans les algies thoraciques, ce sont les rameaux *perforants antérieurs* et *latéraux* qui sont atteints par le processus névritique. En pratique cependant, on continue à cribler de pointes de feu et de vésicatoires des espaces intercostaux qui n'en peuvent mais, et on néglige de traiter les seuls points douloureux, facilement accessibles, toujours identiques, et dont la topographie immuable n'est soumise qu'aux légères variations individuelles.

Le territoire sensitif des nerfs intercostaux ne comprend

pas seulement les parois thoracique et abdominale, mais en partie, la région axillaire et brachiale interne.

L'origine de ces algies est diverse, mais on peut toujours essayer le traitement manuel, qui donne un soulagement notable souvent même dans les formes chroniques dues à des lésions profondes (tuberculose pleuro-pulmonaire).

Les symptômes et le siège des algies thoraciques se présentent également sous des aspects multiples, en raison des fonctions du thorax et de ses organes.

La variabilité de ces symptômes, qui retentissent souvent sur des régions éloignées, est cause que les patients consultent rarement pour des névralgies intercostales, souvent pour une affection pulmonaire, gastrique, hépatique ou rénale.

Tantôt, ce sont les *troubles cardiaques* qui dominent la scène (forme angoreuse) ; le sujet se plaint de palpitations, d'irrégularités dans les battements du cœur ; les chocs du muscle cardiaque contre la paroi thoracique sont douloureux. A ces sensations pénibles s'ajoute celle d'une constriction qui fait craindre au malade une rupture interne, de sorte qu'il n'ose respirer à fond, de peur de provoquer un accident. Si l'on explore la paroi précordiale, soit en comprimant les tissus mous entre l'index et les plans profonds, soit en les pétrissant entre les doigts, on transforme les malaises plus ou moins vagues ressentis par le patient en une douleur caractéristique et localisée en certains points précis.

D'autres fois, les troubles cardiaques font défaut ou sont relégués au second plan: et les algies revêtent la forme subjective de crampes *rétro-sternales* et *infra-sternales*, à siège fixe ou mobile. Il s'agit là très probablement de véritables *anneaux de contracture*, situés au pylore, à la partie moyenne de l'estomac, au cardia, sur le tube œsophagien, et donnant lieu à une foule de symptômes objectifs (dilatations partielles, éructations, tympanisme, sécrétions) ou subjectifs (brûlures, aigreurs, oppression, pesanteur ou corps étranger). Rien d'impossible à ce qu'une contracture partant du pylore se propage en une sorte d'ondulation antipéristaltique jusqu'à l'orifice supérieur de l'œsophage, produisant ainsi ce phénomène bien connu de « la boule qui remonte »

Lorsque les algies affectent le *type respiratoire*, elles peuvent en imposer pour une inflammation pleuropulmonaire (pleurodynie, pleurésie sèche, pleurite, fluxion ou congestion de l'appareil respiratoire), ou pour une *affection hypothétique des muscles* (myosite, rhumatisme musculaire), *du rein, du foie, de la vésicule biliaire*. Les algies des ramuscules épanouis dans les téguments de la paroi antérieure de l'abdomen et de la région fessière, et qui proviennent des perforants antérieurs et latéraux du dernier nerf intercostal appartiennent anatomiquement, sinon cliniquement, aux douleurs intercostales, mais se rattachent plutôt par leurs symptômes et leur siège, à la sciatique, à la pseudo-appendicite, aux différentes perturbations de la sensibilité abdominale.

L'épigastralgie, avec ses caractères particuliers, et ses symptômes digestifs, mérite une mention spéciale.

Il est hors de doute que les affections gastriques retentissent sur la paroi et y produisent une hyperesthésie que l'on trouve constamment : mais il est non moins certain que les névralgies du revêtement cutané peuvent avoir pour conséquences les troubles digestifs dans leur ensemble le plus complet : symptômes moteurs, sécrétoires et trophiques. Nous en trouvons la preuve la plus évidente dans ce fait que ces symptômes disparaissent sous l'action d'un traitement cutané. Il n'y a là rien qui heurte la raison, puisque nous voyons ailleurs les symptômes articulaires, moteurs et sécrétoires disparaître par des manœuvres qui s'adressent exclusivement aux nerfs de la peau.

Pour explorer et traiter les algies thoraciques, nous procéderons méthodiquement de la façon suivante :

a) *Régions thoracique antérieure et épigastrique.*

b) *Région dorsale ou thoracique postérieure.*

Les algies de la paroi abdominale feront l'objet d'une description spéciale ; celles de la région lombo-fessière ont trouvé place dans l'étude de la sciatique et des algies du membre inférieur.

a) Le thorax antérieur et l'épigastre sont innervés, au point de vue de la sensibilité cutanée, par les *rameaux perforants latéraux* et *antérieurs* des douze nerfs intercostaux (branche antérieure).

Chaque branche antérieure des XII nerfs intercostaux, sauf la première, donne naissance à un *rameau perforant latéral* qui s'en détache à peu près sur là ligne axillaire en se divisant à son tour en *ramuscules externe* et *interne*. La portion terminale de la branche antérieure constitue le *rameau perforant antérieur*, qui se subdiviserait également en *filets externe* et *interne*, d'après Testut.

Ramuscules et filets externes se dirigent vers la partie latérale et postérieure du tronc, dans la peau de laquelle ils épuisent leurs ultimes divisions. Ramuscules et filets internes se dirigent au contraire en avant et vers la ligne médiane du tronc. où ils se terminent de même façon. Ramuscule interne et filet externe de chaque branche marchent donc à la rencontre l'un de l'autre, et s'anastomosent entre eux.

Il ne faut pas oublier, en outre, que la chaîne ganglionnaire du grand sympathique est anastomosée par un ou plusieurs filets avec chacun des nerfs intercostaux.

De plus les perforants latéraux des 2e et 3e paires s'anastomosent avec les accessoires des cutanés internes.

Les points douloureux des algies ne correspondent pas
nécessairement à l'émergence du filet cutané principal, mais
siègent le plus souvent sur ses dernières subdivisions.
C'est pour ce motif que la malaxation cutanée, qui ne laisse

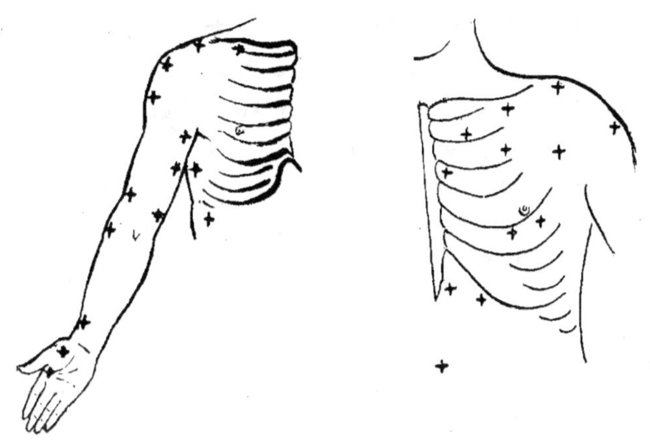

Fig. 8.   Fig. 9.

échapper aucune de ces ramifications, est le plus sûr procédé
de recherche et de traitement de ces points.

Nous avons vu que les perforants latéraux s'étagent sur la
ligne axillaire, ou peu s'en faut.

Partant de l'aisselle, le malade étant dans le décubitus
latéral, les doigts pétriront donc avec légèreté les tissus, en
descendant vers la crête iliaque, et en suivant une ligne
courbe à convexité antérieure. On traitera ainsi toute la
région innervée par les ramuscules internes.

Pour les ramuscules externes, on partira du même point
en se dirigeant en arrière de la ligne axillaire et paralèlle-
ment à elle.

Les perforants antérieurs décrivent à leur émergence une ligne courbe qui, partant de la partie moyenne de la fosse sous-claviculaire, se rapproche peu à peu du sternum jusqu'à la hauteur du mamelon pour s'en écarter de nouveau à partir de ce point.

La division de ces perforants en filets internes et externes est peut-être un peu trop théorique. Il semblerait plutôt, d'après les données de l'exploration et si l'on se reporte aux planches de Hirschfeld, que ces rameaux se divisent après perforation, en un bouquet de deux ou trois filets divergents à la façon des dents d'une fourchette, et à direction supéro et inféro-externe. Quoi qu'il en soit, les points les plus fréquemment douloureux sont les suivants (Fig. 8 et 9) :

Points sous-claviculaires, vers le tiers externe de l'espace sous-claviculaire.

Points para-sternaux, le long du bord du sternum.

Points mammaires, dans la peau de la mamelle.

Points infra-mammaires, immédiatement au-dessous du sein.

Leur traitement consiste en massage et gymnastique.

Massage. — Chez les sujets émaciés, la malaxation cutanée est parfois impossible : on la remplacera par la pression vibrante, analogue au « vibrato » des violonistes ou plutôt des violoncellistes, plus ample. (On sait que pour élever ou abaisser le ton d'une corde, l'artiste appuie son doigt sur des points déterminés de cette corde : Il obtient ainsi le ton juste. Mais pour donner plus d'*expression* à son jeu, il incline le doigt, sans perdre le contact, en deçà et au delà du point « juste », jouant ainsi alternativement ou trop haut ou trop bas en passant par la note juste. L'audition presque simultanée de ces trois notes produit « l'expression ».)

La pression vibrante se rapproche beaucoup du vibrato des musiciens.

En pathologie nerveuse, la pression exacte du point douloureux, prolongée un certain temps, est rapidement insupportable et n'est nullement sédative ; si l'on donne au contraire à cette pression la formé d'un mouvement oscillatoire et vibrant, d'une certaine amplitude, elle s'exerce tout autour du point douloureux, très peu sur le point lui-même, et produit une sédation manifeste.

Cette manœuvre est conforme du reste au principe général du massage des parties douloureuses, qui veut qu'on masse *autour* plutôt que *sur* ces parties.

La pression vibrante trouve encore son application sur la région du cuir chevelu, partout où la peau se détache difficilement des plans profonds, et avec l'effleurage, dans le traitement des algies des cavités vaginale et rectale.

L'épigastre est d'une exploration délicate : bombé chez certains sujets, excavé chez d'autres, tantôt relâché, d'autres fois tendu et impénétrable, il présente en outre, des variétés très différentes quant à la conformation de son revêtement cutané. Ce dernier peut être très adipeux ou au contraire réduit à sa plus simple expression ; de toute façon, la disposition anatomique de son tissu cellulaire en coussinets capitonnés par les intersections aponévrotiques du grand droit de l'abdomen en rend la prise très difficile dans un sens comme dans l'autre.

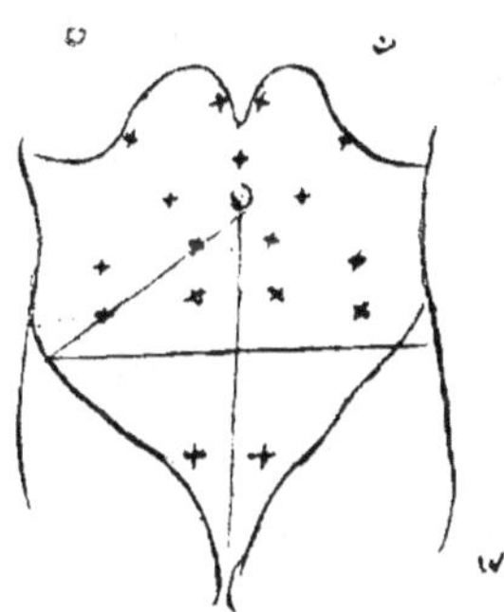

Fig. 10.

A partir de l'appendice xiphoïde, les perforants antérieurs de thoraciques, deviennent abdominaux, et l'on voit apparaitre le long du bord externe des muscles droits, une nouvelle série de filets cutanés ; ce sont les *perforants du rameau abdominal du nerf grand abdomino-génital,* dont l'autre rameau, le *génital,* donne la sensibilité à la peau du pubis et à celle du scrotum et des grandes lèvres.

Le *nerf petit abdomino-génital* a la même distribution.

La plupart des algies épigastriques reconnaissent pour cause la distension de l'estomac par des gaz ou la formation d'une poche gazeuse gastrique ou côlique entre deux strictures ; du moins la disparition soudaine de la douleur coïncidant avec le gargouillement révélateur rend cette hypothèse vraisemblable. Plusieurs manœuvres permettent d'obtenir l'évacuation de ces gaz, c'est-à-dire la résolution de la contracture, soit pylorique ou gastrique, soit côlique, qui s'oppose à leur progression. La simple imposition de la main obtient parfois cet heureux résultat ; mais d'ordinaire il faut y joindre, soit la vibration manuelle, soit une sorte de pétrissage doux et profond, soit encore la malaxation cutanée.

La vibration manuelle se pratique avec la main, posée à plat sur l'épigastre, et animée d'un mouvement rapide de trémulation fine et en quelque sorte invisible.

Pour le pétrissage doux et profond, on place les deux mains à plat, l'une à côté de l'autre, sur les téguments, et l'on enfonce successivement les doigts dans l'épaisseur des tissus, comme lorsqu'on tambourine sur une table ; mais en maintenant toujours les doigts en extension de sorte que toute leur surface palmaire soit en contact avec la peau.

La malaxation cutanée, difficile à pratiquer sur l'épigastre, difficile également à supporter par le patient, se fait aisément au niveau des dernières côtes, où elle donne surtout à gauche au moins d'aussi bons résultats que sur la région médiane.

Il est curieux de voir certaines formes d'oppression et de constriction précordiale, d'origine « gazeuse », cesser brusquement par le pétrissage de la peau des dernières côtes, en même temps que l'oreille perçoit le bruit hydro-pneumatique des gaz s'évadant de leur prison.

Chez les femmes obèses, il se forme dans cette région un bourrelet graisseux, emprisonnant dans son épaisseur plusieurs filets nerveux provenant des perforants moyens, excessivement douloureux à la pression, et simulant parfois une véritable tumeur qui n'est pas sans inquiéter la malade. Le traitement manuel améliore rapidement cet état local.

Le tissu cellulaire pré- et rétro-mammaire acquiert, chez quelques sujets, à la suite des poussées congestives « moliminaires », un volume et une dureté qui en imposent également pour une tumeur du sein. Ces fausses tumeurs se distinguent immédiatement des néoplasmes par leur étendue, par leur sensibilité, diffuse avec prédominance aux points d'élection cutanés, et augmentant à certaines époques du mois génital, par l'absence de tout retentissement ganglionnaire dans l'aisselle, par leur symétrie, et par l'intégrité de la peau qui ne se rétracte jamais.

b) On se basera, pour le traitement des algies dorsales, sur l'innervation cutanée que je vais rappeler sommairement. Les points douloureux les plus fréquents seront signalés ensuite.

En tirant une ligne horizontale qui passe au ras du moignon de l'épaule et sur les vertèbres, on tombe approximativement sur la 7e cervicale ou sur la 1re dorsale. A partir de ce point, les branches cutanées des trois premières paires dorsales émergent en dehors, tout près et un peu au-dessous des apophyses épineuses correspondantes : d'où la dénomination, très inexacte d'ailleurs, de *points vertébraux* donnée

aux points douloureux de cette région. Les branches cutanées des 4ᵉ et 5ᵉ paires s'écartent de la colonne vertébrale,
comme pour suivre l'inclinaison du bord spinal de l'omoplate ; celles des 3 dernières reprennent leur situation première.

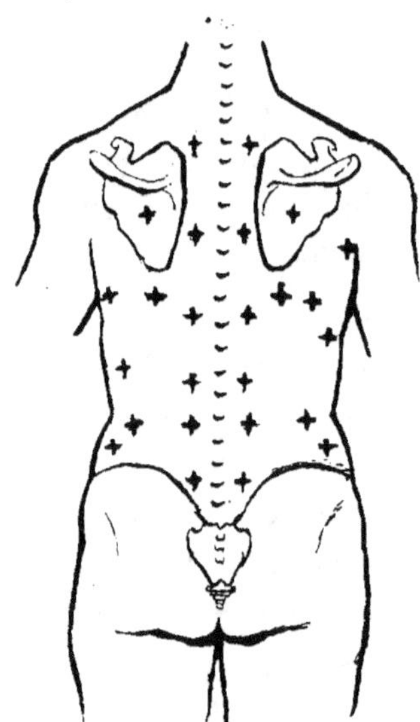

Fig. 11.

Après leur émergence les
nerfs susnommés envoient des
ramifications sur les surfaces
aponévrotiques, puis s'épanouissent dans le tégument.

Il existe sur la surface dorsale un point douloureux dont
la fréquence l'emporte de beaucoup sur celle des autres : Il
se trouve entre l'omoplate et
la colonne vertébrale, à la hauteur de la 3ᵉ ou 4ᵉ vertèbre dorsale, vers le tiers inférieur du
scapulum. D'autres existent,
avec une fréquence ou une
acuité moindre, sur la ligne
axillaire, au-dessous de la pointe de l'omoplate, sur le rebord
du bassin.

Pour masser le dos, on suivra par conséquent, de haut en
bas ou de bas en haut, la gouttière vertébrale. On partira
ensuite de l'angle de l'omoplate pour aboutir à la crête iliaque
en malaxant toute la peau qui recouvre le grand dorsal. Chez
les obèses, on trouvera plusieurs bourrelets ou plis graisseux
sous l'aisselle, à la taille et le long du dos.

On connaît les troubles moteurs, sécrétoires et trophiques
qui accompagnent, en les compliquant parfois singulièrement, les algies thoraco-dorsales. Parmi les derniers, le plus

grave est certainement l'*herpès zoster* ou *zona*, qui présente un ensemble de caractères nettement tranchés au point de constituer une forme morbide spéciale.

On a constaté dans le zona la névrite interstitielle des nerfs de la région malade, et l'inflammation interstitielle des ganglions rachidiens correspondants (Bærensprung).

Les causes du zona sont multiples ; dans certains cas l'infection paraît probable. Le microbe, le froid, les intoxications, les traumatismes provoquent la névrite ou la périnévrite, laquelle donne lieu à l'éruption cutanée (Landouzy). L'éruption, comme les autres troubles trophiques cutanés ou articulaires, peut avoir une origine médullaire (tabes). Parfois le symptôme sensitif (névralgie) manque. Comme les autres névrites, le zona peut se compliquer d'atrophies musculaires, de parésies et de paralysies partielles.

L'éruption se montre d'abord dans le territoire des ramuscules cutanés antérieurs et postérieurs (perforants antérieurs et branches cutanées dorsales).

Le zona thoracique est le plus fréquent ; il siège sur les 3e, 4e, 5e, 6e, ou 7e nerfs intercostaux. On observe également un *zona abdominal* (de la 8e vertèbre dorsale à la 1re lombaire, et du 8e au 12e nerf thoracique).

À la face, le zona occupe habituellement le territoire de l'*ophtalmique*.

Le traitement de l'éruption zostérienne en activité n'est pas du ressort de la kinésithérapie. À la période de déclin, il faut la traiter comme les névralgies consécutives aux cicatrices, c'est-à-dire par le pétrissage, auquel on joindra une gymnastique appopriée, pour combattre les atrophies et paralysies musculaires.

Gymnastique. — L'exercice de choix dans les algies thora-

cique et dorsale est constitué par les *mouvements respiratoires.*

Dans la forme aiguë, on se contentera des mouvements de
respiration passive, qu'on peut faire exécuter de différentes
manières. L'une des plus habituelles est la suivante :

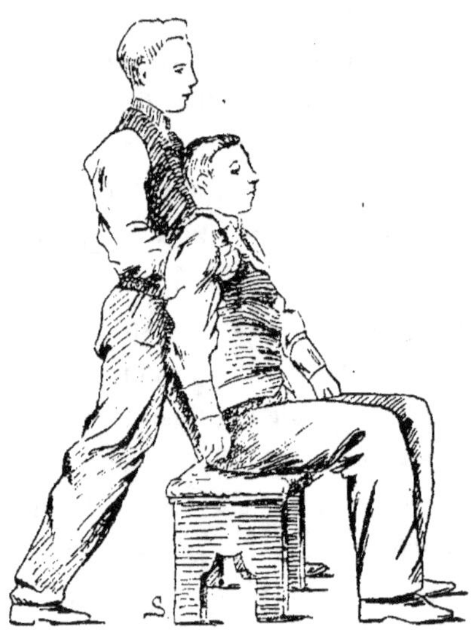

Fig. 12.

Attitude du sujet. — Assis sur un siège sans dossier, les
genoux écartés pour assurer l'équilibre, les bras pendant le
long du corps, le dos appuyé contre la région trochantérienne
du médecin. Passivité absolue.

Attitude du médecin. — Debout de trois-quarts derrière
le malade, de façon à lui donner, par sa hanche droite, un
point d'appui solide. Il passe ses avant-bras par dessus les
épaules du sujet pour placer les mains sous les aisselles de
ce dernier.

1er *Temps.* — Le médecin soulève les épaules du sujet,

sans brusquerie, sans violence, et sans exagération, en les portant légèrement en arrière. Le sujet laisse entrer l'air dans sa poitrine, de préférence par le nez.

2ᵉ Temps, — Le médecin laisse retomber les épaules doucement et sans perdre contact : le sujet laisse ses poumons se vider, son thorax s'affaisser, et ses épaules tomber au maximum.

On répète ce mouvement de trois à six fois de suite.

L'exercice actif de respiration se fait *habituellement* de la façon indiquée au chapitre des mouvements. (Fascicule I).

Les exercices actifs à résistance recommandables ici sont des mouvements de flexion, de torsion et de redressement du tronc (voir au chapitre des mouvements, les exercices 3, 5, 6, 11, 13, 14, 34).

Angines de poitrine. — Au point de vue étiologique et pathogénique, on distingue les angines *organiques* et les *pseudo-angines*.

Les angines organiques constituent un syndrôme dans lequel on observe des signes physiques ou *objectifs* (dilatation du cœur, aortite, eclasie de l'aorte, dégénérescence du myocarde) et *subjectifs* (angoisse, oppression, constriction, douleur).

Les pseudo-angines ne diffèrent des autres que par l'absence des symptômes physiques.

Les signes subjectifs peuvent, par contre, manquer dans les angines organiques.

Pour Huchard, toute crise provoquée par un effort était une crise d'angine coronarienne, c'est-à-dire organique. Cette proposition est trop absolue (Ch. Fiessinger).

D'après le même auteur, les douleurs provoquées par la

pression ne sont pas d'origine coronarienne. Il ne faut pas en conclure que ces douleurs ne se rencontrent pas dans l'angine organique.

La question d'une distinction radicale entre angines vraies et angines fausses, entre celles qui tuent et celles qui ne tuent pas, ne paraît donc pas encore nettement tranchée.

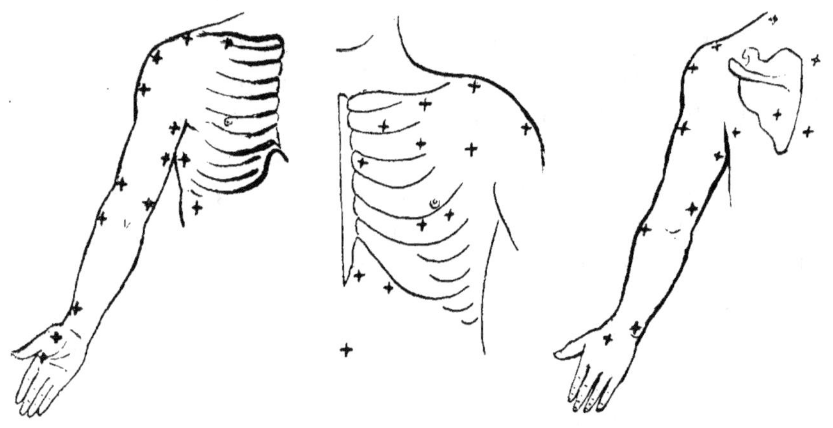

Fig. 13.   Fig. 14.   Fig. 15.

Voici pour ma part ce que j'ai pu observer [1].

La présence ou l'absence de douleurs spontanées ou provoquées n'a été d'aucune utilité pour le diagnostic. Des angines nettement et indiscutablement organiques, avec lésions de l'aorte et du myocarde, étaient, les unes indolores, les autres accompagnées de vives douleurs.

Les angines non-organiques étaient toujours douloureuses.

Les douleurs spontanées ont constamment pu être réveillées par la pression de certains points déterminés, corres-

<hr>

[1] Wetterwald. — *IVe Congrès de Physiothérapie des médecins de langue française*, Paris 1912. — *Société médicale du XVIe arrondissement*, communication du 21 juin 1912. — *La Pratique des Agents physiques*, mai 1912.

pondant aux filets cutanés du plexus cervical, du plexus brachial, des nerfs intercostaux, points dont les figures 13, 14, 15, donnent une topographie aussi exacte que possible.

On trouve souvent, dans toutes les formes douloureuses de l'angine de poitrine, des lésions apparentes de *cellulite*. Parfois la peau et le tissu cellulaire ne paraissent pas modifiés. Dans tous les cas, la douleur justifie l'intervention manuelle, qui m'a toujours donné des résultats au moins palliatifs.

La technique des manœuvres ne diffère pas de celle que j'ai recommandée pour les algies intercostales et scapulobrachiales.

Algies cervicales. — Les algies de la région cervicale couvrent une surface limitée par les bosses occipitales, les apophyses mastoïdes, les bords supérieurs du trapèze et une ligne horizontale allant d'un acromion à l'autre.

Aux algies cervicales sont fréquemment associées des douleurs dans les régions voisines (vertex, front, occiput, dos, bras).

Les muscles nombreux et de directions variées qui s'insèrent aux lignes semi-circulaires supérieure et inférieure (splénius de la tête et **du** cou, grand et petit complexus, digastrique, grand et petit droit de la tête, oblique supérieur et inférieur) donnent une grande mobilité dans tous les sens aux pièces osseuses du squelette cervico-crânien. Il en résulte que les lésions sensitives y déterminent des réflexes de *spasme*, de *contracture*, et de *paralysie* plus graves et plus fréquents qu'ailleurs. Mais d'après la règle générale, les troubles moteurs cèdent dès que la lésion primitive qui siège dans les nerfs sensibles est en voie de disparition, lorsqu'il n'y a pas de propagation névritique aux nerfs moteurs, et de lésion dégénérative des muscles.

Rappelons sommairement l'innervation sensitive cutanée de la région occipito-cervicale.

Les branches postérieures des nerfs rachidiens, par leurs deux premiers groupes (*branches sous-occipitales* et *branches cervicales*), donnent la sensibilité à l'aire cutanée du trapèze et de l'occipital.

Le plexus cervical, par ses *branches superficielles*, innerve la peau des régions sus- et sous-hyoïdiennes, du peaucier, parotidienne, auriculaire, mastoïdienne, occipitale, sus-claviculaire, sus-acromiale.

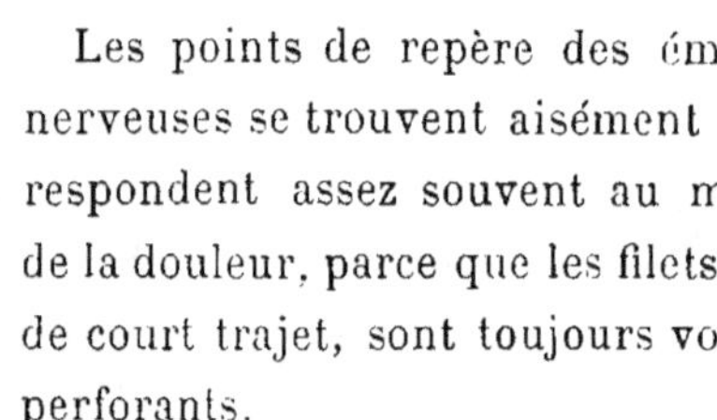

Les points de repère des émergences nerveuses se trouvent aisément : ils correspondent assez souvent au maximum de la douleur, parce que les filets cutanés, de court trajet, sont toujours voisins des perforants.

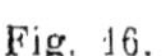

Fig. 16.

En procédant par ordre, on explorera :

1° La région occipitale et mastoïdienne ;

2° La région cervicale postérieure :

3° Les bords supérieurs du trapèze.

Cette recherche peut se faire, le malade étant assis sur un siège bas. Placez-vous à sa gauche ; de la main gauche vous maintiendrez son front (sans lui masquer les yeux) et votre index ou médius droit exercera une pression vibrante sur la partie moyenne de la ligne courbe inférieure, de chaque côté. Avec un peu d'habitude, on tombe du premier coup sur le point douloureux. Il faut éviter de comprimer les tissus comme si l'on voulait entrer dans le crâne : une très légère pression suffit, si l'algie existe. Dans ce cas, elle m'a toujours (ou presque toujours) paru répondre plutôt à l'anastomose du nerf occipital interne (branche postérieure de la deuxième cervicale) avec la branche mastoïdienne du plexus cervical superficiel qu'à l'émergence du nerf occipital lui-même. Le point douloureux le plus fréquent se trouve en effet sur la ligne courbe inférieure, vers son milieu, c'est-à-dire presqu'à égale distance de la crête occipitale externe et de l'insertion du pavillon, plus près cependant de la première. On comprend, du reste, qu'une précision absolue soit difficile à obtenir dans ces indications.

Passez ensuite à l'apophyse mastoïde, et recherchez vers sa partie supérieure le point douloureux qui correspond à la petite mastoïdienne.

De là vous descendrez le long des vertèbres cervicales. Ici le décollement de la peau est plus facile, et partant, les recherches plus aisées. Vous trouverez fréquemment une petite région douloureuse, qui correspond à l'interligne articulaire de l'atlas et de l'axis, et où existe une sorte de plexus formé par les anastomoses des branches postérieures des trois premières vertèbres cervicales (*plexus cervical postérieur*). D'autres *points vertébraux* peuvent exister, tout le long du cervix.

Enfin, suivant le bord du muscle trapèze, on parvient à la région d'épanouissement des filets cutanés issus de la *branche trapézienne du plexus cervical superficiel*. Il suffit, pour s'assurer de l'existence d'une névrite cellulitique à ce niveau, de malaxer légèrement la peau de cette région à l'aide des deux mains, en se plaçant derrière le sujet.

L'ensemble de la zone cervico-trapézienne est un des sièges les plus habituels de la *cellulite à noyaux ou à grains*. Elle a été le premier champ d'expérience des masseurs (gymnastes) suédois, qui avaient observé en cette région les altérations trophiques cutanées dénommées par eux et par les médecins scandinaves « cellulite ». Ils avaient remarqué la coïncidence de ces altérations avec des symptômes sensitifs (migraine, céphalée, rhumatisme musculaire, rhumatisme vertébral) et avaient conclu à une relation de cause à effet entre ces deux ordres de phénomènes. Ainsi que je me suis expliqué à ce sujet, les altérations cutanées visibles (ou plutôt palpables) sont loin d'être constantes, et la douleur peut exister précisément aux mêmes points où s'organisent et se sclérosent des petites masses de tissu cellulaire, sans que les doigts puissent, assez souvent, y déceler la moindre modification *macroscopique*. Il ne s'ensuit pas, loin de là, que tout soit à rejeter dans l'explication suédoise ; au contraire, il conviendrait peut-être de l'étendre, de lui donner une base plus scientifique en admettant qu'avant le stade des altérations grossières, il existe une période latente caractérisée par des modifications interstitielles dans le périnèvre et le tissu cellulaire sous-cutané. Cette périnévrite, déjà signalée par nombre d'observateurs, demanderait peut-être à être recherchée systématiquement dans les différentes manifestations du déséquilibre de la nutrition, et dans les divers organes qui souffrent de cette perturbation. Est-elle la lésion première capable d'amener la dystrophie adipeuse, urique, ou glycosurique, les dermatoses, les troubles sensitifs, moteurs, vaso-moteurs, secrétoires, avec la collaboration d'autres influences réunies assez vaguement jusqu'aujourd'hui sous le titre d'*Étiologie* ; ou plus vraisemblablement, fait-elle partie contemporaine et intégrante d'un vaste syndrôme sensitivo-trophonévrotique, dont un déséquilibre nerveux serait la cause première ?

C'est surtout dans les fibres du trapèze que les Suédois placent, en même temps que la cellulite, leur *myite* ou *myosite*. En réalité, les symptômes (contracture) et altérations (dégénérescence, atrophie) musculaires ne sont pas la cause des douleurs, mais la conséquence du processus névritique,

et au risque de ressasser les mêmes phrases, il faut insister
sur ce fait expérimental, que le massage du muscle ne donne
de résultat que parce qu'on masse en même temps la peau ;
il est vrai, qu'en pratique, la malaxation *en bloc* de tout ce
que les mains peuvent saisir est souvent plus commode, parfois même plus efficace, toujours moins douloureuse. La
malaxation de la peau isolée est indispensable au diagnostic ;
elle est seule applicable en certaines régions.

Les algies de la région antérieure du cou sont loin d'atteindre, en fréquence et en intensité, celles que nous venons
de passer en revue. Pour n'en point omettre cependant,
signalons les points douloureux des régions sus et sous-
hyoïdiennes, et ceux, répondant également au territoire
cutané de la branche cervicale transverse, qu'on trouve le
long d'un rameau de la jugulaire externe et du sterno-cleïdo-
mastoïdien.

En se rapprochant du thorax, on trouve au contraire, un
point acromial et un *point sous-claviculaire* dont la fréquence est extrême. Celui-ci a trouvé place parmi les *algies
thoraciques;* nous reviendrons sur l'autre à propos des
algies scapulo-humérales.

Technique des mouvements : n°ˢ 12, 19, 20, 38 (fascicule I).

Algies scapulo-humérales. — Ces algies, dont le symptôme
fonctionnel le plus sérieux est la limitation des mouvements
du bras, et en particulier celle de l'élévation, sont souvent
confondues bien à tort avec l'arthrite de l'épaule. On connaît
la fréquence de ce syndrome caractérisé par une douleur
sourde du renflement deltoïdien, avec sensation de pesanteur,
impossibilité d'élever le bras au-dessus de l'horizontale. La
douleur, sourde au repos, et que ne soulage aucune position donnée au membre, se transforme à l'occasion de cer-

tains mouvements en une douleur aiguë, que les malades comparent volontiers à un coup de couteau. Elle s'irradie d'ordinaire en arrière, vers le scapulum, en haut, vers l'acromion et la région sus-scapulaire et cervicale. Je crois que le diagnostic différentiel avec l'arthrite peut se faire dans beaucoup de cas par la manœuvre suivante :

Commandez au sujet de lever son bras verticalement ; il

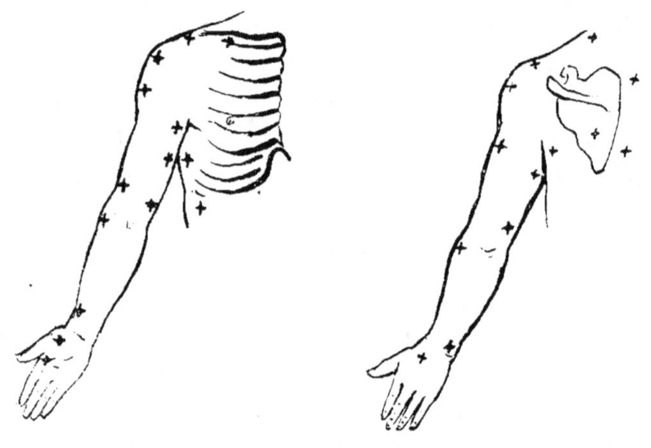

Fig. 17.   Fig. 18.

ne parviendra, au prix de vives douleurs, qu'à une faible hauteur. Demandez-lui alors une passivité absolue, et élevez vous-même son bras lentement. Vous serez souvent étonné de ne trouver dans l'articulation aucune raideur ; le bras se meut sans douleur dans tous les sens et se laisse amener aussi haut que le permet la disposition de la jointure. On en conclut que cette dernière n'est pas atteinte. Parfois cependant, la mobilité du bras ne paraît pas diminuée, mais en y regardant de près, on constate que, dans l'élévation du membre, la distance entre le cou et l'articulation scapulo-humérale

est plus courte du côté malade ; cela tient à ce que, dans ce
mouvement, l'omoplate suit l'ascension du bras et que l'acromion se rapproche du cervix. Il y a comme une soudure,
une ankylose scapulo-humérale, qu'il ne faut pas se hâter de
considérer comme définitive, comme en témoigne l'observation suivante :

Au cours de l'année 1911, une artiste lyrique me fut
adressée par mon collègue le Dr A. Gendron, de Bordeaux,
avec le diagnostic, parfaitement justifié, de cellulite de
l'épaule. Cette dame présentait les symptômes fonctionnels
et subjectifs ci-dessus décrits, et à l'exploration, on trouvait
un cordon de nodosités, s'étendant le long du bord interne
du biceps ; de plus, une infiltration œdémateuse de la peau
qui recouvre le moignon de l'épaule masquait un commencement d'atrophie du deltoïde. L'affection était consécutive
à une atteinte de grippe infectieuse. La malade guérit de ses
douleurs et d'une pseudo-ankylose due vraisemblablement à
une péri-arthrite, peut-être même à une arthrite qu'expliquerait la présence, dans la coulisse bicipitale, d'un prolon-
gement de la séreuse articulaire. Le traitement se composa
de malaxation cutanée, de mouvements passifs et avec résistance de l'articulation scapulo-humérale.

Les femmes présentent en grand nombre une sensibilité à
la pression très grande au gras de l'épaule et du bras, où
s'épanouissent les filets sus-acromiens et sus-claviculaires
du plexus cervical, descendant de l'épaule, et les branches
ascendantes et descendantes du rameau cutané de l'épaule,
fourni par le nerf circonflexe. Cette hyperesthésie, qui paraît
subjectivement diffuse, est augmentée par la tension des téguments (mouvements volontaires) ou par leur pression (exploration) et leur pincement. Le maximum de la douleur correspond aux points neuro-dermiques, émergences des filets

nerveux déjà énumérés, et de ceux provenant du nerf cutané interne et du musculo-cutané.

La recherche des points douloureux du tégument du bras et de l'avant-bras est fertile en découvertes intéressantes ; dans les affections rhumatismales, on en trouve en quantités variables. Les plus constants sont situés au dessus de l'épitrochlée, le long de la région externe de l'avant-bras, au niveau des apophyses styloïdes, sur l'éminence thénar. Dans « les Névralgies », j'ai esquissé un chapitre concernant la coexistence des points douloureux et des crampes professionnelles, et l'amélioration ou la guérison de ces dernières par le traitement neuro-dermique.

Depuis, le Dr Gendron a traité avec succès par ma méthode deux cas de ce genre. Je crois toutefois qu'il serait prématuré de conclure d'une façon trop généralisée et trop exclusive.

Technique des mouvements : nos 21, 22, 23, 33.

Algies abdomino-pariétales. — Panniculite. — Syndrome de Dercum. — Pseudo-appendicite. — Les points douloureux abdominaux sont, depuis quelque temps, l'objet d'études plus approfondies, auxquelles la découverte de Mac Burney a servi d'introduction. Cette question est en effet liée étroitement à celle des appendicites et pseudo-appendicites.

Il y a lieu, probablement, d'établir une distinction entre deux genres d'algies abdominales, les pariétales et les profondes.

Les algies pariétales ou points douloureux de la paroi, ont été l'objet de travaux de la part de Head, Profanter, Cornélius, Küttner à l'étranger ; de Stapfer et de ses élèves en France. Cela ne veut pas dire que d'autres observateurs ne les ont pas signalées, mais seulement qu'ils n'y attachent pas une importance particulière.

Les points profonds se rattacheraient à des lésions intestinales (Mac Burney, Lejars, Lanz, Munro, Clado, Lentzmann),
à une compression ganglionnaire liée à une lésion appendiculaire (Morris), à une hypéresthésie nerveuse ou vasculaire
(Lœper et Esmonet).

Quant aux points pariétaux, les auteurs qui se sont
occupés de leur recherche et de leur signification admettent,
les uns, que ces points sont la répercussion d'une lésion profonde de leur
voisinage, les autres, qu'ils représentent tantôt une lésion neuro-dermique locale, liée à un état diathésique, tantôt un processus conjonctif ou inflammatoire aigu ou chronique des organes abdomino-pelviens.

J'ai exprimé en 1909 cette opinion, que la cellulite cutanée, c'està-dire les modifications du tissu
conjonctif appréciables aux doigts
et se traduisant subjectivement par
des névralgies, étaient probablement
liées à des altérations analogues dans

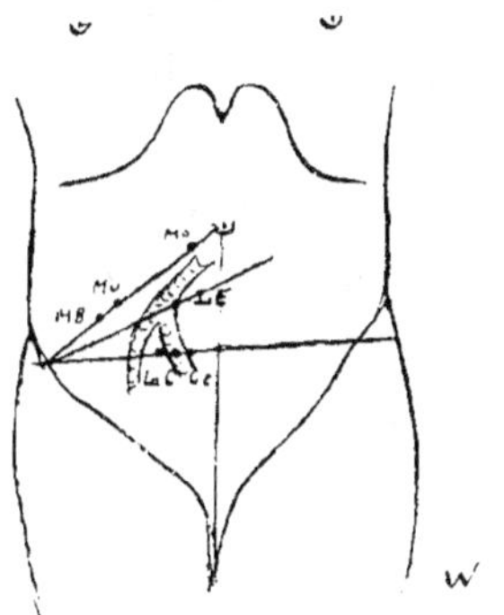

Fig. 19.

Points de Mac-Burney (MB),
Munro (MU), Morris (MO), Lœper-
Esmonet (LE), Lanz (LA), Clado
(C), Lentzmann (LE).
D'après les descriptions et dessins de MM. les prof. LEJARS,
LŒPER et ESMONET.

le tissu conjonctif des glandes, des viscères, des nerfs, lesquelles altérations se manifestent, en physiologie pathologique, par des altérations fonctionnelles (motrices, secrétoires,
vaso-motrices, trophiques) et en clinique, par des symptômes
spéciaux à chaque organe : toux, catarrhe, ictère, spasme,
douleur, etc.). On admet parfaitement qu'une excitation périphérique puisse déterminer ou modifier une fonction physiologique : ces excitations nous arrivent par l'intermédiaire

1. *La présclérose organique* (IIᵉ congrès de physiothérapie des médecins de langue française).

des nerfs sensitifs cutanés. La reversibilité de cette action n'est pas moins constante : une fonction interne, normale ou altérée, retentit sur les nerfs sensibles périphériques, et les anomalies de l'une déterminent des anomalies dans ceux-ci. De passagères, ces altérations deviennent durables et créent ainsi des lésions perceptibles à la vue et au toucher. La dermatologie nous fournit maints exemples à cet égard, et les travaux de L. Jacquet ont mis en plein relief ces phénomènes. Il est donc infiniment probable que des inflammations aiguës, et surtout à répétition, déterminent dans le réseau vasculaire et nerveux du derme, des stases, des constrictions, des dilatations, des spasmes, des scléroses.

Sur ce terrain, toutes les opinions relatives à l'importance des points douloureux profonds et superficiels peuvent s'accorder.

On ne peut nier également qu'une excitation nerveuse périphérique puisse déterminer une excitation semblable en un autre point de la périphérie : le fait est constant. Une douleur provoquée en un point nerveux (Cornélius), la simple excitation de ce point, réveille fréquemment une sensation analogue en une région plus ou moins éloignée des téguments. Ces *actions* cutanées peuvent causer également des *réactions* profondes : le simple frôlement de la paroi abdominale réveille des contractions intestinales (réactions motrice et secrétoire). Qui empêche que ces mêmes actions provoquent, en profondeur, des réactions d'une autre nature ? J'ai tort de dire, d'une autre nature, puisqu'en somme, tout phénomène physiologique ou pathologique peut se ramener à un *mouvement*. J'admets donc parfaitement qu'une excitation nerveuse périphérique peut déterminer une réaction pathologique ou thérapeutique dans l'intimité des tissus.

Ces considérations paraissent un peu étrangères à la question, mais s'y rattachent cependant d'une façon intime.

Et d'abord, elles mettent en valeur la signification diagnostique des points douloureux pariétaux, qu'on a peut-être tort de reléguer au second plan. Il est certain que si l'état des organes intra-abdominaux se reflète jusqu'à un certain point dans la paroi (l'aspect du ventre n'est-il pas un précieux indice dans les affections péritonéales, et n'interroge-t-on pas, pour établir le diagnostic, ses réactions sensibles, motrices, vaso-motrices et secrétoires ?), il est certain, dis-je, que l'hyperesthésie des points anatomiques du tégument trahit le déséquilibre neuro-circulatoire des viscères, ganglions et plexus de la cavité. Ce qu'on appelle point de X, Y, ou Z, n'est pas une chose surajoutée à la peau : c'est une terminaison nerveuse intra-dermique, peu sensible à l'état normal, supra-sensible dans les états pathologiques. Provoquez en ce point une excitation, elle se transmettra en profondeur, en bien ou en mal, selon les cas. La stimulation méthodique de ces points cutanés à l'aide des doigts, instrument à la portée de tous, constitue le traitement manuel neuro-dermique dont les effets varient suivant la manière dont il est conduit.

Cette théorie peut donner la clef de bien des actions thérapeutiques qui semblent, de prime abord, mystérieuses ou charlatanesques. Elle aide à comprendre pourquoi certains guérisseurs, patentés ou non, passent aux yeux de leurs malades pour des thaumaturges.

Comment les points cutanés peuvent-ils accuser la souffrance des organes internes ? Ici l'explication de Head mérite d'être prise en considération. On sait que pour cet auteur, les nerfs de la vie de relation nous transmettent les impressions arrivées au sympathique au moyen des filets nerveux par lesquels ce système est relié aux viscères. Kelling et Weisel sont d'avis que le point de Mac-Burney s'explique de cette façon ; les recherches anatomiques de Keith et Obrasztow aboutissent aux mêmes conclusions (Profanter). On peut donc, inversement, agir sur le sympathique et ses filets viscéraux par l'intermédiaire des nerfs cutanés, et on voit les conséquences thérapeutiques qui découlent de ce fait.

Je suis persuadé, d'ailleurs, que les points dits *profonds* ne sont souvent autre chose que des points superficiels qu'on croit être profonds, et que si, au lieu de déprimer les tissus pour les rechercher, on les soulevait, quelques-uns de ces points apparaîtraient comme étant nettement intra-dermiques. Les nombreuses terminaisons dans la peau du ventre, de l'ombilic à l'arcade crurale, au pubis et jusque dans la peau du scrotum et des grandes lèvres, des perforants latéraux et moyens, des rameaux abdominaux des dernières paires intercostales et de la première lombaire, expliquent que l'on découvre fréquemment de nouveaux points dans la paroi.

La fixité relative de ces localisations nerveuses peut aider à comprendre qu'elles soient constamment en regard de certains organes respectivement sous-jacents, sans qu'on soit autorisé à en inférer qu'il n'y a aucun rapport de cause à effet entre leurs lésions réciproques. Il est, par exemple, très légitime d'admettre que les points iliaques de Lœper et Esmonet correspondent réellement à la bifurcation des branches issues de l'artère primitive, mais il est possible également que ces mêmes points soient aussi les terminaisons cutanées de la 11e ou 12e intercostale, ou de la 1re lombaire. Cette hypothèse n'exclut pas celle d'une relation entre la douleur superficielle et une angialgie, et n'enlève pas la moindre partie de l'intérêt qu'offrent ces études.

On a pu voir, à propos de la panniculite et des recherches que son traitement m'a amené à faire, quel rôle l'école de Stapfer a joué dans cette question des névralgies de la paroi.

Formes cliniques et traitement. — Les algies abdomino-pariétales se présentent sous plusieurs formes cliniques.

Le cas le plus typique est celui d'une malade (dans l'immense majorité des observations, il s'agit d'une femme) qui se plaint de troubles *locaux et généraux*. Très fréquemment, on constate un degré notable d'embonpoint ; parfois le volume du ventre est considérable. Dans deux cas que j'ai traités, il était énorme, et l'abdomen tombait presqu'aux genoux. Les deux sujets avaient été opérés pour appendicite, sans aucune amélioration. Bien au contraire, l'adiposité n'avait fait qu'augmenter, et avec elle, les symptômes de tous ordres. Au palper, ou mieux, à la malaxation de la paroi, on sentait une infiltration diffuse de toute la région péri ou sous-ombicale, au milieu de laquelle se distinguaient deux gros noyaux scléreux à droite et à gauche de l'ombilic, et un autre en forme de croissant, étendu transversalement entre le nombril et le pubis. La plus légère compression de la paroi et surtout celle des noyaux, arrachait des cris aux patientes. Celles-ci se plaignaient en outre de troubles dyspeptiques, de pesanteur, de dysurie, d'affaiblissement, vertiges, tristesse, insomnie. Elles présentaient l'ensemble du syndrome connu sous le nom de maladie de Dercum, c'est-à-dire, une adipose douloureuse avec symptômes psychiques, et qui n'est, à mon avis, qu'une forme particulière et scléreuse de la cellulite. Mais que l'on fasse, chez ces malades, abstraction du tissu hypertrophié dans lequel sont noyées les terminaisons nerveuses intra-dermiques, tous les autres symptômes peuvent exister. Nous nous trouvons alors en face d'un autre type, sis au pôle opposé, caractérisé par un amaigrissement parfois considérable, mais où ne subsistent pas moins les douleurs abdominales, les symptômes digestifs, neuro-circulatoires et psychiques. Entre ces deux extrêmes se placent naturellement une foule d'états intermédiaires.

Il faut savoir, qu'outre le développement de la paroi abdominale, les cellulitiques adipeuses présentent également une

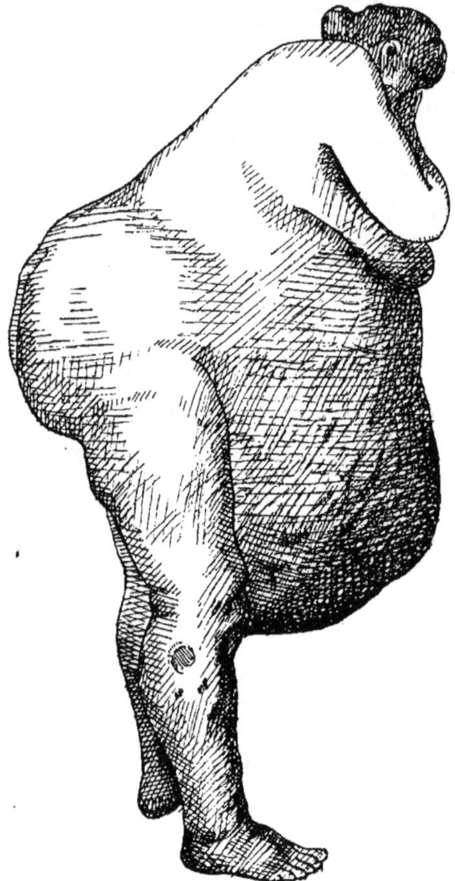

Fig. 20.

hypertrophie considérable du tissu cellulaire des cuisses, du
dos et d'autres régions. Les extrémités seules sont respectées,
tout en étant parsemées de points douloureux, détail que j'ai
été le premier à signaler.

On trouvera dans la littérature médicale, consacrée au syndrome de Dercum, des types souvent très différents les uns des autres. J'ai discuté ailleurs[1] ces observations. Tout récemment, Camus et Benoit ont publié la relation d'un cas qu'il m'a paru intéressant de reproduire, avec l'autorisation des auteurs[2]. (Fig. 20).

Il s'agit d'une femme de quarante-huit ans, en ménopause depuis deux ans. Déjà obèse à trente-huit ans, elle constata l'existence d'une petite tumeur du volume d'une lentille, préombilicale, irréductible, indolore. Stationnaire pendant deux ans, cette tumeur atteignit en deux autres années la grosseur d'une noix, et ses bords devinrent plus perceptibles.

Vers quarante-quatre ans, violentes coliques, le ventre devient procombant, la tumeur grandit rapidement et se diffuse ; la paroi descend jusqu'à la rotule. Périmètre abdominal : 2 mètres. Des masses lipomateuses apparaissent dans la région fessière et à la face postérieure des cuisses. Les téguments abdominaux s'épaississent, s'œdématient, s'infiltrent, se pachydermisent. Troubles trophiques cutanés. Les membres inférieurs présentent les mêmes modifications dermiques.

Poumons et cœur normaux ; matité hépatique : 10 cm; pas trace d'ascite ni de kyste. Pas de symptômes objectifs du côté des organes génitaux. Troubles physiques et psychiques ; fatigue, pesanteur épigastrique et abdominale, dyspnée, affaiblissement musculaire, dénutrition ; tristesse, préoccupation, insomnie.

En résumé, Camus et Benoit concluent à un syndrome de Dercum, caractérisé par une *infiltration graisseuse spéciale*

1. *Les Névralgies* (Vigot frères. Paris 1910).
2. *Journal des Praticiens*, 3 février 1912.

du tissu cellulaire sous-cutané et par des *productions lipo-mateuses* distinctes dans la masse du tissu graisseux.

On essaya du traitement thyroïdien (extrait total : 5 centi-grammes par jour). Le 10e jour de cette thérapeutique, symptômes graves d'intoxication : $T = 39°$ et plus ; $P = 120°$; soif vive ; érythème en ceinture avec plaques ecchymotiques ; asystolie : mort après deux jours.

Le traitement de la paroi cellulitique hypertrophiée consiste à saisir doucement et à faire rouler entre les doigts et les paumes des mains toute la masse des tissus infiltrés, dans laquelle les muscles ne représentent plus qu'un faible contin-gent. Au bout de quelques jours, les noyaux durs sont facilement perceptibles ; il faut alors redoubler de prudence et de légèreté. L'amélioration ne tarde pas à se faire sentir, *d'abord* dans l'état général, car localement le pétrissage, quelque léger qu'il soit, laisse pendant assez longtemps une sensation d'endolorissement que la malade distingue fort bien de ses douleurs précédentes, mais qui ne lui semble pas immédiatement préférable. Ce n'est qu'au bout de quinze à vingt séances, dans les cas de cette gravité, que s'accuse la diminution de volume de la paroi, la régression des douleurs et des symptômes du déséquilibre gastro-intestinal, la restauration du rythme circulatoire intra-abdominal.

Ces cas sont favorables pour les débutants, lorsqu'ils ont fait le diagnostic et que la nature les a doués d'une main légère.

Ils sont dispensés, la plupart du temps, des manœuvres profondes, toujours plus délicates et exigeant plus de pra-tique, et qui sont, au surplus, d'une réalisation aussi bien que d'un effet assurément problématiques dans les circons-tances présentes. On peut affirmer, du reste, que le pétrissage bien exécuté donne des résultats indirects qu'une expérience déjà longue m'a permis de constater.

Bien plus difficiles à traiter sont les types *maigres*. Dans le nombre, on en trouve qui sont à proprement parler squelettiques, et chez lesquels la paroi abdominale semble réduite à la peau doublée d'un vestige de tissu conjonctif recouvrant un fantôme de musculature ; là-dessous les doigts perçoivent les battements aorto-iliaques, un côlon ayant la forme et la consistance d'une corde rigide, et les corps des vertèbres lombaires. Constipation et diarrhée se succèdent habituellement dans cet intestin spasmodique, ptosé ainsi que le restant du contenu abdominal. Passons sur l'état des organes pelviens, rarement indemnes (rétroversion, crises périodiques de métro-salpingites, rectum douloureux). Ici, le pétrissage de la paroi est impossible à pratiquer, du moins au début : autant dire que la paroi n'existe plus. Le traitement sera pratiqué sous deux formes :

Effleurage et vibrations légères sur le trajet du côlon et de l'épigastre, pour calmer l'hypertonie intestinale et stimuler les plexus nerveux ; palpation bi-manuelle et rythmée, à l'aide de la pulpe des doigts, de tout le côlon accessible, principalement du côlon pelvien et du cæcum, et du côlon ascendant. Se rappeler que le côlon, à son entrée dans le bassin, prend une direction oblique de dehors en dedans et de haut en bas : de la main droite aux doigts réunis en pointe, on exercera dans cette région des pressions profondes, quoique légères, entrecoupées de vibrations, et en régressant on suivra le côlon descendant aussi loin que possible, puis on passera à la région cæcale, où les deux mains « côte à côte » feront le même travail.

A ces deux sortes de manipulations, on joindra. s'il y a lieu, le *massage gynécologique*, qui suffit seul, dans beaucoup de cas, à réveiller les réflexes abdominaux et à rythmer la circulation (voir le fascicule II : Gynécologie).

Au bout d'un certain nombre de séances, on sera surpris de constater que la paroi a repris de l'élasticité, du volume : qu'elle se laisse déprimer et soulever. Cet heureux résultat est dû au retour des fonctions digestives : *la digestion fait la paroi.*

Il ne sera pas inutile de joindre aux manœuvres de massage l'exercice de *respiration abdominale active avec résistance,* qui consiste à placer la main sur le ventre du sujet en lui faisant exécuter des inspirations profondes, pendant lesquelles le diaphragme s'abaisse, la paroi se soulève et soulève la main qui sert de résistance. Ne pas appuyer, mais laisser la main et le bras reposer passivement pendant l'expiration sur la paroi en rétraction.

Nombre d'états dyspeptiques, de pseudo-appendicites qui sont souvent des appendicites, typhlites et colites chroniques, peuvent être guéris par la kinésithérapie.

Pour les mouvements gymnastiques, on choisira ceux des jambes et du tronc, qui agissent, d'abord passivement sur la circulation du ventre, puis activement sur la musculature abdominale (voir fascicule I).

Les localisations et formes cliniques ci-dessus décrites de diverses algies suffiront à guider le praticien dans le traitement des autres variétés qui peuvent se présenter à son observation.

CHAPITRE V

ALGIES *(Suite)*

MYALGIES. — ARTHRALGIES

Rhumatisme musculaire, lumbago. — En 1910, j'exprimais déjà cette opinion que « les symptômes décrits sous le nom de *rhumatisme musculaire* sont de tous points identiques à ceux des névralgies cellulitiques », opinion présentée sous une forme plus dubitative dans ma communication au Congrès de Physiothérapie des médecins de Langue française (Paris, 1908). Le présent travail démontre nettement que je n'ai pas changé d'avis, et j'incline de plus en plus à considérer les *myalgies* comme une pure hypothèse. D'autres auteurs ont exprimé une opinion analogue : Rosenthal (de Berlin) dit que le rhumatisme musculaire semble, dans bien des cas, n'être qu'une algie de la peau et des nerfs musculaires.

Prenons un type fréquent, en apparence bien net, de douleurs musculaires : le *lumbago*.

L'algie lombo-sacrée se présente sous un des trois aspects que l'on connaît :

a) A la suite d'un effort violent nécessitant la mise en action du redressement du tronc (soulèvement d'un fardeau). le sujet ressent une douleur qu'il localise assez vaguement à une certaine distance de la colonne vertébrale, dans le muscle sacro-lombaire. La douleur est réveillée, moins par les mouvements d'extension que par une attitude intermédiaire entre l'extension et la flexion. On dirait qu'elle ne surgit qu'à un certain moment du mouvement. L'exploration permet de constater la présence d'un gonflement, d'un ressaut perceptible du doigt : épanchement, ou rétraction de quelques fibres musculaires rompues ? Autrefois on admettait facilement les ruptures musculaires ; on tend actuellement à mettre ces œdèmes, ces petites tumeurs, sur le compte d'extravasations sanguines dues à des déchirures vasculaires. Parfois le doigt explorateur ne sent absolument rien.

b) La douleur subite peut être consécutive à un « coup de froid » : un de mes clients fut atteint d'un lumbago aigu dans un concert où il avait été placé le dos contre une fenêtre mal close. L'exploration découvre alors souvent un œdème diffus de la région.

c) Enfin, la « myalgie » survient chez les rhumatisants, déjà atteints antérieurement d'algies diverses, sans cause qu'on puisse incriminer. Chez les femmes, on trouve comme étiologie une époque moliminaire (congestion annexielle). J'ai cité l'observation d'une dame atteinte de lumbago aigu ayant débuté par des douleurs sourdes dans la région lombo-fessière. On trouvait comme antécédents : une sciatique, une névralgie faciale, des névralgies intercostales, une pseudo-arthrite des genoux, des nodosités rhumatismales, des douleurs abdominales en ceinture.

Toutes ces formes peuvent passer à l'état chronique. Dans la crise aiguë, il faut éviter au début d'explorer à fond la région, et se contenter d'applications chaudes et humides. Au bout de vingt-quatre ou quarante-huit heures, faire une malaxation légère de la peau, comme dans la sciatique aiguë, et recourir aux compresses humides dans l'intervalle des séances.

Le traitement ultérieur ne diffère pas de celui des autres algies : malaxation des tissus mous, mouvements passifs, puis à résistance, et enfin actifs libres, du tronc.

Technique des mouvements : n°s 2, 4, 6, 13, 34. Fascicule I, Ch. IV.

Nous passerons ici en revue le traitement dans les formes non traumatiques des affections chroniques qui atteignent les jointures et leur appareil musculo-conjonctif. Ce groupement exclut les traumatismes des parties molles et du squelette.

Seront également laissées de côté les arthropathies et myopathies d'origine centrale.

Nous aurons donc à envisager le rôle de la kinésithérapie dans les *arthrites chroniques, rhumatismales, goutteuses et infectieuses*, les *périarthrites et peudo-arthrites*.

1° Arthrites chroniques. — On trouve à l'origine des arthrites chroniques :

L'infection ;

Le rhumatisme ;

La goutte.

1° *Arthrites d'origine infectieuse.* — Les fièvres éruptives, les maladies microbiennes, les agents infectieux de la syphilis, de la blennorrhagie, de la tuberculose, peuvent laisser à leur suite des arthropathies mono ou polyarticulaires, à début aigu, subaigu ou chronique, ce dernier présentant des phases alternatives de subacuité et de repos relatif.

Nous prendrons comme type de l'arthrite chronique infectieuse le *rhumatisme tuberculeux*.

« Sous le nom de rhumatisme tuberculeux, il faut entendre une série de manifestations, d'apparence rhumatismale et d'origine tuberculeuse, portant, soit sur les articulations :

rhumatisme tuberculeux articulaire, soit sur d'autres organes : gaines tendineuses, muscles, nerfs, os, viscères, etc. : *rhumatisme tuberculeux abarticulaire* » (Poncet et Maillard).

On sait qu'il faut entendre par *rhumatisme tuberculeux* une affection *sans produits spécifiques*, d'allure clinique et de lésions anatomiques purement congestives, hyperémiques, inflammatoires, analogue à cet égard aux autres rhumatismes ou pseudo-rhumatismes infectieux.

Comme dans les arthrites similaires, l'arthropathie du rhumatisme tuberculeux comprend les formes légères et fugaces de l'*arthralgie*, aussi bien que celles plus sévères de l'*arthrite fibrineuse* à raideurs, à ankyloses, et de la *polyarthrite déformante* avec ses phases aiguës et chroniques.

On sait combien les séreuses réagissent facilement à l'infection : beaucoup de pleurésies, qui guérissent parfaitement et qu'on rencontre souvent chez des individus robustes, non tarés, sont des manifestations d'une agression atténuée du bacille de Koch. Il en est de même de certaines arthrites, et l'on ne voit pas pourquoi son origine et sa nature véritables seraient refusées à la localisation articulaire d'une infection tuberculeuse, tandis qu'on ne fait nulle difficulté de reconnaître sa qualité à un rhumatisme éclos au cours d'une blennorrhagie.

Négligeant l'arthralgie simple, voyons les caractères que nous offre le rhumatisme tuberculeux chronique, d'après les descriptions de Poncet.

Les symptômes cliniques ne se distinguent guère de ceux du rhumatisme chronique ordinaire. Là, comme ici, on observe des *synovites*, des *arthrites ankylosantes* et des *arthrites déformantes*. Cependant la nature bacillaire des *synovites tendineuses chroniques* est prouvée depuis longtemps par la clinique et l'expérimentation, de sorte que, dans les cas douteux, leur existence peut établir l'origine des synovites articulaires concomitantes (Poncet).

Dans les polyarthrites chroniques déformantes, Bérard et Destot ont trouvé chez les porteurs de ces lésions l'un des trois caractères étiologiques suivants, pouvant servir à confirmer le diagnostic :

1° Hérédité bacillaire ;

2° Localisations tuberculeuses pulmonaires ou viscérales :

3° Tumeur blanche d'une grande articulation ayant précédé les polyarthrites.

La radiographie a démontré certaines particularités propres aux arthrites tuberculeuses inflammatoires, consistant en la présence, « dans les têtes des phalanges, d'îlots blanchâtres isolés les uns des autres, et dus à la raréfaction irrégulière du tissu osseux par l'infiltration bacillaire. » (Bérard et Destot.)

Les lésions abarticulaires du rhumatisme tuberculeux se présentent sous la forme clinique de méningopathies, rhumatismes viscéraux, dermatoses, troubles sensoriels, troubles nerveux périphériques. Parmi ces derniers, la sciatique paraît particulièrement fréquente. Dans toutes ces manifestations, il ne s'agit pas, encore une fois, de lésions tuberculeuses banales, à tubercules et à fonte caséeuse, mais de réactions purement inflammatoires.

Poncet rapporte un cas très instructif : il s'agit d'un individu phtisique pulmonaire, âgé de trente-quatre ans, atteint depuis dix-sept mois d'une double pleurésie, et de rhumatisme tuberculeux localisé aux articulations de l'épaule, du coude, des deux poignets, temporo-maxillaires, à la peau, au tissu cellulaire sous-cutané (œdème circonscrit et nodosités).

J'ai soigné un cas analogue : une dame d'une quarantaine

d'années, dont la sœur se mourait d'une phtisie pulmonaire, présentait des polyarthrites multiples, je pourrais dire généralisées. Il y avait en-même temps diminution du murmure vésiculaire et rudesse inspiratoire au sommet gauche. La thyroïde était petite ; atrophie et trémulation de l'orbiculaire des lèvres ; trismus. Épaississement des tissus périarticulaires de la région interne du genou gauche.

Adhérençes bicipitales au coude gauche, maintenant le bras en demi-flexion. L'arthrite occupe aussi bien les grandes articulations de l'épaule, du coude, de la hanche et du genou, que celles des phalanges aux mains et aux pieds ; les articulations intervertébrales sont également prises. La malade marche courbée en deux. Les premières fois qu'elle vint chez moi, elle s'appuyait sur le bras d'un aide, qui devait la soulever du siège où elle attendait son tour. Au début du traitement (massage léger, malaxation de la peau et mobilisation des jointures), elle pesait 44^{kg},550 ; un mois plus tard, 46^{kg},450 ; au bout de deux mois de traitement, 46^{kg},700. Cette malade, qui ne pouvait s'habiller seule, ni se relever, ramassait des objets, mettait ses bas sans aide, passait de la station couchée ventrale à la position à genoux.

Ce traitement fut continué par une cure hydro-minérale à Bourbonne, sous la direction du Dr Gay.

L'immobilisation, indispensable au début dans les formes aiguës, n'est donc pas indiquée dans les polyarthrites chroniques, et je suis heureux de constater que le professeur Poncet recommande les *frictions méthodiques*, le *massage*, des *séances progressives de mobilisation*, combinés avec un emploi sage de l'*hydrothérapie*.

C'est dans ces formes étendues du rhumatisme tuberculeux que sont également indiqués les *bains de soleil*.

Sans vouloir empiéter sur un terrain qui n'est pas de notre

ressort, en signalant le rôle important que peut jouer la kinésithérapie dans l'arthrite fougueuse, qu'il nous soit permis en passant de rendre hommage aux travaux du professeur Amédée Bonnet, de Lyon, justement rappelés et remis à la place qu'ils méritent par le professeur Guermonprez. A. Bonnet donna, le 20 août 1858, dans l'amphitéâtre d'A. Nélaton, la démonstration publique de ce que peuvent faire la mobilisation et le massage dans une tumeur blanche du genou. « L'auditoire était nombreux. On y remarqua Bouvier, Guersant, Ad. Richard, Houel, Duchenne de Boulogne. »

Le traitement manuel des tumeurs blanches a fait l'objet d'une discussion à la Société de Kinésithérapie (16 février 1906). Saquet, de Nantes, y exposa un résumé de sa pratique, comprenant un grand nombre de cas.

Dans la discussion qui suivit sa communication, H. Dagron et R. Mesnard se déclarèrent, de par leurs observations personnelles, partisans du massage et de la mobilisation à la période congestive et inflammatoire, ainsi que dans les tumeurs blanches éteintes, pour combattre l'atrophie musculaire et la raideur consécutives, mais opposés à toute intervention à la période où existe le moindre symptôme de fongosités ou de suppuration. Malengreau (Saint-Ghislain, Belgique) ne partage pas ces craintes : comme Saquet, il estime que le massage de toute arthrite, au début, peut être considéré comme préventif de tumeur blanche ; que des suppurations ultérieures, survenues à la suite de chutes ou de traumatismes de l'articulation primitivement atteinte, ont confirmé le diagnostic. Dans la période d'état aigu, il faut attendre que la fièvre et la grande sensibilité aient disparu, ainsi que la plus grande partie des douleurs spontanées ; mais mieux vaut commencer trop tôt que trop tard[1].

1. *Revue de Cinésie*, avril 1906.

A notre avis, quelque heureux résultats qu'aient obtenu certains opérateurs expérimentés et consciencieux dans la mobilisation des arthrites fongueuses et suppuratives, le moment n'est pas venu de vouloir retourner l'opinion du corps médical à cet égard. Trop de contre-indications s'opposent à la diffusion d'idées qui battent en brèche celles dont nous avons été nourris. Le temps fera la part des notions justes et des exagérations, d'un côté comme de l'autre.

Lorsque la suppuration prend le caractère fistuleux, à écoulement et à pansements interminables ; que le malade se cachectise, que l'ankylose et l'atrophie s'installent, qui oserait reprocher au médecin d'essayer, par des effleurages prudemment exécutés dans le voisinage des plaies, de donner un peu de vitalité à des tissus torpides ; de combattre, par une mobilisation légère, des troubles trophiques et fonctionnels qu'on n'aurait pas dû laisser s'installer ? L'observation suivante montre quels résultats on obtient, même dans ces cas désespérants :

Un jeune homme, à hérédité suspecte (tante coxalgique), s'était, en lugeant, fait une fracture en T de l'extrémité condylienne du fémur. Le chirurgien très habile et très consciencieux qui le soigna fut obligé de le chloroformer à huit ou neuf reprises, dans l'espace de cinq mois, pour ouvrir des phlegmons et extraire des séquestres ; la question d'une amputation fut agitée à maintes reprises, et toujours écartée. Le malade quitta la maison de santé *six mois* après son entrée, et son médecin ordinaire lui continua les soins nécessaires. Il ne pouvait quitter son lit ; la jambe, en extension à peu près complète, était raccourcie de 5 centimètres environ, les fragments ayant basculé en arrière. Ankylose presque complète, comme je le vis plus tard. Cinq ou six trajets fistuleux, correspondant aux incisions de débridement ou aux éliminations spontanées, occupaient le tiers inférieur du fémur, violacés, profonds, baignés de pus, offrant tous les caractères des plaies bacillaires. État général peu satisfaisant : amaigrissement, anorexie, insomnie. C'est dans cet état que je le vis, au mois d'août l'accident avait eu lieu aux alentours du nouvel an). Atrophie musculaire considérable.

Avec l'assentiment du médecin traitant, qui n'était pas toutefois, je dois le dire, sans quelque appréhension au sujet des conséquences de son approbation, j'entrepris des effleurages légers sur les parties saines qui séparaient les plaies, et aussi dans la région fémorale intacte, vers ia racine du membre. Dès les premières séances, amélioration locale ; *après la troisième, les pansements furent supprimés, l'écoulement s'étant tari.* L'état général se ressentit naturellement de ces résultats. Les manœuvres furent continuées pendant quinze jours, avec pétrissage léger des muscles, mouvements passifs dans l'articulation malade (la flexion ne peut dépasser quelques degrés), mouvements actifs à résistance *dans les autres jointures du corps.* Dès le seizième jour, le malade faisait une sortie en voiture, dont il descendait à plusieurs reprises pour faire une centaine de mètres. Cette sortie avait été précédée d'exercices de marche et de station debout, dans la chambre. Le lit avait été quitté à la cinquième séance.

L'hiver suivant le sujet dansait à plusieurs bals, et au retour de la belle saison, courait les montagnes, malgré l'insuffisance du jeu de son articulation et le raccourcissement du membre.

Pour le rhumatisme gonococcique et les autres rhumatismes infectieux dans leurs localisations articulaires, on s'inspirera des considérations précédentes. Chaque praticien est évidemment libre, dans la mesure de sa conscience professionnelle et sa capacité opératoire, de décider du moment où il jugera opportun d'entreprendre un traitement manuel [1]. Personnellement je me range du côté des interventionnistes. Dagron, dont l'opinion verbale est citée plus haut, conseille ailleurs (Massage des membres) de s'abstenir du massage dans les périodes aiguës, mais il redoute avant tout l'ankylose. Entre ses lignes, dictées par les mêmes mobiles dont nous nous inspirons nous-même, il est aisé de deviner la conviction de l'opérateur habile et audacieux, tempérée par la crainte des accidents imputables à des conseils formulés trop ouvertement.

1. *La pratique des agents physiques,* janvier 1911.

En résumé, soyez prudents, timorés même, aussi long-temps que vous ne serez pas sûrs de votre main. La con-fiance et la hardiesse, guidés par le savoir, vous viendront avec l'expérience.

2° *Arthrites d'origine rhumatismale et goutteuse.* — L'arthritisme sous ses aspects multiples, des attaques antérieures de goutte ou de rhumatisme articulaire aigu, sont à l'origine des arthralgies de cette catégorie. Les surfaces osseuses, la *séreuse*, les *ligaments*, les *muscles* peuvent être touchés : la *douleur*, la *limitation des mouvements*, la *raideur* et l'*ankylose*, l'*atrophie musculaire*, accompagnent ou suivent le processus inflammatoire.

Dans les formes subaiguës, se contenter de la *mobilisation* sous sa forme la plus légère : quelques mouvements de flexion et d'extension, à peine marqués, et en soutenant bien le membre ; du *massage* sous forme d'effleurages faits avec la pulpe d'un, de deux ou trois doigts, suivant le lieu, en commençant en *aval* (sens veineux), et *autour* de la jointure ; ne pas négliger les mouvements passifs dans les articulations non atteintes. Si les effleurages ne calment pas la douleur, ne pas s'y obstiner, mais les remplacer par des enveloppements humides avec imperméable, pratique qu'on associera, du reste, très utilement à l'effleurage même, supporté et efficace. Je me suis toujours très bien trouvé de cette hydrothérapie, qui favorise le dégonflement, l'analgésie et la détente musculaire.

Dans les formes chroniques, ce sont surtout les séquelles de l'arthrite qu'on aura à traiter. Nous les avons énumérées plus haut. Ici se pose une question importante : *faut-il rompre les adhérences et comment ?*

A la première question, on peut répondre qu'en arthropathie comme en gynécologie, mieux vaudrait ne pas laisser les adhérences se former, que d'être ensuite obligé de les briser. Mais quand le mal est fait, philosopher ne vaut. Certainement il faut essayer de rendre à une jointure raidie ou ankylosée le maximum de sa fonction, *à condition qu'elle ait encore ses muscles* (Dagron). Rien ne servirait évidemment de mobiliser des leviers qui n'auraient plus leurs moteurs ; le cas est fréquent aux doigts, à la suite de suppurations destructives (phlegmons, panaris). Mais dans les grandes et moyennes articulations, ne vous hâtez pas de condamner un muscle sur sa mine ; le massage, et surtout l'*exercice actif avec résistance*, font parfois des miracles.

Comment rompre les adhérences ? Norström et Berne sont partisans de la rupture en une fois, si possible, sans chloroforme. Cette pratique est constamment suivie d'une réaction inflammatoire plus ou moins violente, que le massage calme toujours, mais qui alarme le malade et son entourage. Mieux vaut, chez un sujet timoré et dans certains milieux, procéder avec douceur et progressivement. Même dans ce cas, chaque manœuvre qui dépasse la limite de la douleur vive est suivie d'un endolorissement et d'un léger gonflement, dont les effleurages et les enveloppements humides triomphent aisément.

Les indications et les symptômes varient un peu selon les régions. À l'épaule c'est l'abduction ou élévation du bras qui est surtout diminuée. Dans l'arthrite vraie ankylosante, les mouvements passifs d'abduction se heurtent à une résistance qui n'existe à aucun degré dans la *pseudo-arthrite* ou *cellulite du deltoïde*. Contre les productions osseuses, rien à faire en dehors d'une intervention chirurgicale ; les proliférations et hypertrophies de nature fibreuse sont justiciables de la rupture brusque ou progressive.

L'atrophie musculaire scapulo-humérale porte principalement sur le deltoïde, dont la disparition partielle laisse en saillie l'articulation acromio-claviculaire et le rebord de la cavité glénoïde.

A la main, on observe une affection bizarre, siégeant à la face palmaire et connue sous le nom de *rétraction de l'aponévrose* (maladie de Dupuytren). Cette affection, de la classe des rhumatismes fibreux, est quelquefois directement héréditaire. Dans les cas récents, nul doute que le massage et la mobilisation passive et active ne puissent enrayer cette affection. Un officier, dont le père avait présenté cette infirmité, en observa sur lui-même les premiers symptômes dès l'àge de dix-sept ans. Tant qu'il fit de la gymnastique au lycée et à l'école militaire, elle ne progressa pas ; mais sitôt qu'il fut pourvu d'un grade, il cessa les exercices, et la maladie suivit son cours.

La hanche est par excellence l'articulation à tumeurs blanches (coxalgie) (voir fascicule : orthopédie) mais, on y observe également des arthrites inflammatoires, rhumatismales et goutteuses, laissant à leur suite des ankyloses qu'il faut combattre. A noter l'arthrite puerpérale, dont le pronostic est assez sombre au point de vue de la marche. On peut faire disparaître, comme je l'ai observé, les douleurs spontanées, mais les autres symptômes n'ont aucune tendance à la régression.

Au genou, on observe très fréquemment des périarthrites et des pseudo-arthrites, auxquelles nous consacrerons quelques lignes. En même temps, nous reviendrons sur le symptôme douleur, déjà mentionné au chapitre des algies.

Technique des mouvements : n⁰ˢ 16, 21, 22, 23, 33, 24, 25, 33, 26, 27, etc.

II. **Périarthrites et pseudo-arthrites**. — La *périarthrite* est un processus sclérogène des tissus périarticulaires, consécutif au traumatisme, à la grippe, aux crises rhumatismales et goutteuses. Tous les auteurs ont constaté sa prédilection pour l'épaule. Toute inflammation de la séreuse articulaire laisse après elle des épaississements, des indurations qui se localisent sur les bourses, les synoviales, les gaines tendineuses, le tissu cellulaire interstitiel : de là des raideurs, de la gêne dans les mouvements, de l'atrophie des muscles envahis et détruits par la prolifération conjonctive. La douleur a pour cause la compression des nerfs atteints de névrite interstitielle.

La périarthrite est le triomphe du pétrissage des parties molles. Ne perdez pas votre temps à des effleurages et pressions analgésiques, dont Dagron lui-même constate l'inutilité en pareil cas. Mais pétrissage ne signifie pas nécessairement brutalité. Voici le modus faciendi pour l'articulation scapulo-humérale :

Asseyez votre malade sur un tabouret, à côté d'une table sur laquelle il posera le bras en extension horizontale. Celui-ci en entier, le cou, l'épaule, l'omoplate doivent être à découvert. Placé derrière le sujet, prenez entre les doigts et les pouces le corps charnu du deltoïde, et, le faisant rouler entre les pulpes de vos phalanges, manœuvrez de telle sorte que les pouces allant à la rencontre des autres doigts, vous ne teniez plus finalement que la peau et le tissu cellulaire. Vous constaterez alors que le froissement de ces parties. indolore partout ailleurs, provoque une vive douleur *en certains points isolés*. Ceci est la démonstration :

1º Qu'il n'y a *pas de douleurs vagues,* mais qu'elles correspondent à des *points déterminés*, occupant une situation fixe :

2º Que ces points sont *cutanés*.

La peau du deltoïde présente en général trois points principaux, situés, l'un à sa partie antérieure, l'autre vers sa limite postérieure, à trois ou quatre travers de doigt au-dessous de l'extrémité scapulaire de la clavicule ; le troisième au-dessus du rebord de la cavité glénoïde.

Le pétrissage a donné des succès à tous ceux qui l'ont pratiqué, même sans connaître l'existence des points cutanés. Norström attribue la douleur à une inflammation du muscle (myosite) ; Berne à l'inflammation des gaines tendineuses et des bourses séreuses. Dagron se contente de sauvegarder la fonction de l'articulation par quelques séances de mobilisation répétées de temps à autre, sans croire à la possibilité d'une cure radicale. Celle-ci est cependant de règle si l'on recherche et traite les points douloureux péri-articulaires.

Après le pétrissage des parties molles, qui comprendra celui des muscles, et n'excédera pas quelques minutes, on fera des exercices progressifs de mobilisation passive, suivis d'un effleurage calmant. Plus tard, mouvements à résistance et exercices actifs libres.

Jusqu'à quel point la *cellulite* est-elle confondue avec la périarthrite ? Il est difficile de répondre à cette question. Ce qui est certain, c'est qu'on voit disparaître souvent avec une rapidité étonnante les symptômes fonctionnels les plus accusés ; les fonctions articulaires se retrouvent à la suite du pétrissage de la peau. Berne cite un cas qu'il intitule *périarthrite en plaque* du genou, qu'on reconnaîtra aisément pour une induration cellulitique de la région, et dont je pourrais rapporter quantité d'exemples typiques. Voici le cas de Berne :

« J'ai eu l'occasion d'observer, chez plusieurs de mes malades une singulière variété de périarthrite à laquelle, faute de trouver une désignation plus précise, je propose de donner le nom de *péri-*

arthrite en plaque. Je n'ai constaté cette affection qu'au genou, le plus souvent à la partie interne de cette articulation, et ici avec les caractères suivants : il s'agit d'une sorte de *plaque indurée*, siégeant au-devant du tendon de la longue portion du grand adducteur, s'étendant en avant jusqu'à 2 ou 3 centimètres de la rotule, recouvrant en partie l'attache supérieure du ligament latéral interne. Cette plaque sous-cutanée n'est nullement adhérente aux parties profondes ; elle fait exclusivement partie du tissu cellulaire et semble constituée par l'épaississement même de ce tissu. La peau est légèrement déprimée çà et là, chez certains sujets, et revêt un aspect spécial, *comme framboisé ;* mais la coloration du tégument est normale.

La plaque présente une étendue verticale de 6 à 8 centimètres, et transversale de 1 ou 5 centimètres en moyenne. A son niveau, l'articulation paraît déformée ; une sorte de renflement s'observe en effet et contraste avec la dépression normale du côté sain. Légèrement douloureuse lorsque la température devient humide, la *péri-arthrite en plaque* ne s'accompagne ni de raideur articulaire véritable, ni de contracture musculaire. Les malades, d'ordinaire en puissance de diathèse rhumatismale, se plaignent d'éprouver de la gêne, mais non de l'impotence fonctionnelle ; ils consultent, disent-ils, parce qu'ils craignent « quelque tumeur blanche ou quelque autre tumeur ». Après examen, il est facile de les rassurer, car on reconnaît aisément que l'articulation proprement dite est tout à fait indemne. Il est aisé également d'établir une distinction entre cette variété de douleur articulaire et l'arthro-névralgie : dans cette dernière affection, en effet, le simple contact du tégument suffit à exaspérer la douleur, les muscles péri-articulaires sont fréquemment contracturés. Ici, rien de semblable ; au point de vue du processus, la *péri-arthrite en plaque* du genou diffère de la péri-arthrite scapulo-humérale en ce qu'elle ne se localise pas exclusivement dans les bourses séreuses. Dans la variété dont il s'agit, toute la lésion semble avoir pour siège unique le tissu cellulaire sous-cutané, *sans qu'il y ait rétraction,* ce qui distingue cette affection de la sclérodermie. Je dois ajouter que le massage appliqué au traitement de cet épaississement du tissu cellulaire donne d'excellents et rapides résultats.

Berne a fort bien observé le siège de cette pseudo-arthrite, très fréquente en effet au genou, et qui occupe la partie interne de cette région. Pas plus que lui, je ne l'ai trouvée dans le tissu cutané des autres jointures, mais elle est excessivement répandue ailleurs, au ventre, le long et à la partie inféro-interne du tibia, à la nuque. Elle est absolument l'analogue, chez les femmes, de la tumeur cervicale si répandue chez les hommes obèses. Mais Berne n'a pas su trouver les points douloureux à la pression.

L'observation CVII du livre de Norström (*Traité du massage*) est non moins intéressante ; elle l'est davantage, puisque le diagnostic resta en suspens jusqu'à ce qu'une incision exploratrice eût fait reconnaître la véritable nature de l'affection. Nous pensons être utile à nos lecteurs en la résumant :

Titre textuel : *Affection de la partie inférieure de la cuisse prise pour une tumeur crue de mauvaise nature. — Incision et ablation partielle : on a affaire à une myosite chronique. — Massage. — Guérison.*

Résumé: D..., quarante-huit ans, non syphilitique, rhumatisant. Développement, *en quatre semaines*, au niveau de la moitié inférieure de la cuisse, aussi bien dans le droit antérieur que dans le vaste interne et le vaste externe, d'une *tuméfaction très douloureuse au toucher* entourant le fémur comme un manchon. La flexion du genou devient impossible. Diagnostic : *périostite.* Glace, iodure, pommade iodurée ; pas de résultat. Le professeur Trendelenburg propose une incision exploratrice, pour savoir s'il s'agit d'un *abcès osseux*, d'une *ostéo-myélite* avec *périostite* ou d'une *tumeur.* Le 21 juin, opération. Etat actuel : tumeur molle, pâteuse, douloureuse à la pression, semblant faire corps avec l'os. *Peau épaisse, dure, œdémateuse, infiltrée.* Pas d'épanchement articulaire. Incision parallèle à l'axe du membre, au-dessus de la rotule, intéressant la peau et le tissu cellulaire ; ces tissus *crient sous le bistouri. Le muscle présente l'aspect de la dégénérescence graisseuse.* Pas de lésion osseuse ni périostique. L'examen histologique ne put avoir lieu.

Norström revit le malade au commencement d'août (six semaines après). Plaie guérie. Les courants électriques induits et constants démontrèrent la *conservation de la contractilité musculaire. La substance contractile n'est pas altérée.* On essaya du massage ; au bout de sept semaines et demie, la tumeur avait disparu, le genou avait recouvré tous ses mouvements.

Sans vouloir discuter sur l'existence d'une myosite (?) qui disparaîtrait sans laisser de trace, avec conservation de la contractilité musculaire et récupération totale du fonctionnement de l'articulation, remarquons seulement que la *forme scléreuse de la cellulite peut en imposer pour une tumeur*, que *le massage fait disparaître ces pseudo-tumeurs* et permet d'obtenir la *restitutio ad integrum*.

Les chirurgiens ont appelé notre attention, depuis peu de temps, sur une espèce de tumeurs se développant dans les viscères ou les membres, et dont l'histoire offre beaucoup de points de similitude avec celle des faits rapportés par Berne et Norström. D'apparence clinique (et même physiologique) sarcomateuses, ces productions sont en réalité de nature fibreuse. Mériel en rapporte un exemple récent[1]; Picqué, Poncet, Tuffier, Morestin, Sébileau, Delbet, Arrou, Routier, Savariaud, ont eu des cas analogues. Faut-il voir dans ces tumeurs une variété de nodosités cellulitiques ?

Douleurs, impotence fonctionnelle, symptômes nerveux et viscéraux, peuvent exister en l'absence de toute induration ou infiltration cellulitique, mais toujours on trouve un ou plusieurs points douloureux caractéristiques, dont la disparition coïncide avec la guérison. De même que ces pseudo-tumeurs et ces infiltrations en plaque ou en nappe simulent une péri-arthrite, une tumeur; les algies périphériques, même réduites au seul *point douloureux*, peuvent reproduire le tableau symptomatique d'une affection des organes sous-jacents. Tant que cette vérité n'aura pas triomphé de l'indifférence médicale, les malades continueront à pâtir d'innom-

1. *Gazette des Hôpitaux*, 22 février 1911. (Les tumeurs inflammatoires simulant le sarcome.)

brables erreurs de diagnostic. On comprend que les enseignes
« massage suédois, gymnastique suédoise » dont se sont
affublées en notre pays tant de louches officines aient fini par
impatienter les meilleurs esprits. Tout massage n'est pas
nécessairement supérieur parce que suédois. Il n'en est
pas moins vrai qu'en nous apprenant l'existence et la curabilité, par le pétrissage, de certaines formes de cellulite,
les Suédois ont droit à notre reconnaissance. La leur mar-
chander serait peu élégant.

CHAPITRE VI

NÉVROSES

Les « névroses » sont, dans le domaine des troubles psychiques et moteurs, ce que sont les « névralgies sine materia », dans celui de la sensibilité à la douleur. C'est dire que leur nombre tend à diminuer à mesure que nos moyens d'investigation et leur interprétation se précisent. Peut-être la thérapeutique aura-t-elle également sa part dans ce progrès, en faisant d'abord rentrer dans le cadre des maladies « physiques » toutes celles que peut guérir un traitement « physique » ; puis, en appelant l'attention des anatomo-pathologistes sur certaines lésions que l'observation clinique quotidienne permet de dépister ou seulement de soupçonner.

Il est difficile, pour ne pas dire impossible, de faire œuvre didactique dans un chapitre de la pathologie où les cas se présentent sous des formes si ondoyantes, sans bases anatomiques solides. Toute notre ambition se bornera à quelques conseils dont l'expérience des anciens et des modernes a démontré la valeur, en y ajoutant des observations personnelles encore bien restreintes.

Chorée. — Rien n'est plus démonstratif de l'instabilité des progrès réalisés dans la thérapeutique que l'étude de la chorée.

Différenciée par Sydenham des affections spasmodiques

similaires, au xviie siècle, la chorée subit l'expérience de toutes les médications. On essaya contre elle et on essaie encore tour à tour les antispasmodiques, les stimulants, les toniques, les purgatifs, la saignée, les antithermiques, les hypnotiques, l'hydrothérapie, l'électricité, le massage et la gymnastique. Tous ces traitements ont leurs succès... et leurs échecs. Cette diversité de moyens a pour cause l'incertitude qui règne encore sur la nature de la maladie. Est-elle une névrose? Est-elle une infection?

Etant donné que le groupe des névroses tend à s'amoindrir de plus en plus par suite des progrès de l'anatomie pathologique et de la bactériologie, il est fort vraisemblable que la théorie de l'infection est celle de l'avenir. Mais quand on aura trouvé le *coccus* spécifique de la chorée, on n'aura peut-être pas avancé beaucoup dans la voie du traitement. Du reste, les lésions histologiques (encore à découvrir) sont vraisemblablement de si minime importance, comme le prouve la courte durée et la bénignité relative de l'affection, que le traitement symptomatique gardera encore longtemps sa valeur.

Nous pouvons provisoirement ranger la chorée parmi les maladies par altération de la nutrition, altération causée vraisemblablement par un agent traumatique (émotion, surmenage, infection, froid), d'allure aiguë ou subaiguë, caractérisée *peut-être* par une congestion du tissu conjonctif des centres nerveux (moelle et cerveau). Diverses considérations rendent admissible une hypothèse de cette nature touchant la lésion anatomique :

1° L'association si fréquente de la chorée avec d'autres maladies dont les lésions portent essentiellement sur le tissu conjonctif (endocardite, rhumatisme).

2° La *restitutio ad integrum* qui termine habituellement la chorée, et qui serait incompatible avec une altération différant d'une simple congestion.

3° La grande fréquence des névralgies réparties sur les trajets anatomiques des nerfs, c'est-à-dire sur leurs terminaisons cutanées.

4° L'efficacité, au point de vue de la rapidité, de la constance, et de la durée de la guérison, des traitements basés sur la restauration de la nutrition générale.

Nous faisions allusion plus haut à l'instabilité de la thérapeutique, toute nouveauté reléguant aussitôt dans les oubliettes du passé les progrès réalisés antérieurement, fussent-ils les plus démonstratifs du monde.

En 1854, le *Moniteur des Hôpitaux* (n° 91, 1er août) publiait un extrait du rapport à l'Académie de médecine, par le Dr Blache, médecin de l'hôpital des Enfants, sur une nouvelle méthode de *traitement de la chorée par le massage et la gymnastique*. De ce rapport nous croyons utile de donner les passages suivants[1] :

« Deux indications nous semblent surtout dominer la thérapeutique de la danse de Saint-Guy. Il faut :

1° Rendre à la volonté son empire sur les contractions musculaires, ou, autrement dit, régulariser les mouvements.

2° Refaire en quelque sorte la constitution des enfants choréiques.

La première de ces indications est d'une extrême simplicité. Quant à la seconde, on ne la saisit pas aussi bien, faute d'avoir réfléchi sur la constitution la plus habituelle des jeunes choréiques, dont la grande majorité est manifestement atteinte d'anémie ou de chloro-anémie. »

Passant en revue les diverses médications opposées à la chorée, Blache continue ainsi :

1. Extrait de l'ouvrage de N. Laisné : *Du massage, des frictions et manipulations appliquées à la guérison de quelques maladies* (Paris, 1868).

« Qu'en faut-il conclure ? C'est que la chorée... guérit souvent dans un temps donné, quel que soit le traitement mis en usage.

Mais il n'y a pas lieu néanmoins de renoncer à trouver un moyen d'abréger autant que possible la durée de cette pénible affection, tout en fortifiant la santé générale.

Dans le mois de juillet 1847, l'administration des hôpitaux autorisa M. Napoléon Laisné, professeur de gymnastique, à venir à l'hôpital des enfants soumettre quelques-uns des malades aux exercices de la gymnastique, méthodiquement appliquée, et fit les premières dépenses nécessaires à la réalisation de cette décision, qui avait été provoquée par les demandes des médecins de cet établissement.

Le 11 novembre 1847, les médecins et chirurgien de l'hôpital des Enfants adressèrent au conseil général des hôpitaux une note, dans laquelle se trouve la description des exercices, le nombre des enfants qui y furent soumis, et les résultats avantageux déjà obtenus..... En 1849 un nouveau rapport constatait la guérison prompte et radicale d'un certain nombre de chorées dues à l'emploi exclusif de la gymnastique. A la fin de la même année, l'Académie de médecine elle-même couronnait un mémoire de M. le Dr Sée sur la danse de Saint-Guy, dans lequel l'efficacité de la gymnastique est mise en parallèle à son avantage, avec celle des bains sulfureux. Enfin plusieurs articles de journaux (dont un, entre autres, dû à M. le Dr Becquerel (1851) et relatif à un cas fort curieux de chorée chronique), sont venus rendre témoignage en faveur de ce moyen, vraiment efficace, sur lequel nous allons maintenant donner notre propre jugement.

Cent huit cas de chorée ont été soumis au traitement de la gymnastique. Sur ce nombre, cent étaient de première attaque, huit seulement en récidive ; observation fort importante et qui a été trop négligée par les auteurs, lorsqu'ils ont eu à juger la valeur d'un agent thérapeutique.

Les enfants mis en traitement étaient tous (sauf dans quelques cas où la chorée était chronique) au début de l'affection et fortement pris. On peut cependant les diviser en deux catégories, d'après l'intensité de la maladie : trente-quatre cas d'intensité moyenne ; soixante-quatorze où l'agitation était aussi violente que possible. Les trente-quatre cas de la première classe ont tous guéri sans exception, dans une moyenne de *vingt-six jours* et de *dix-huit séances*. Sur les soixante-quatorze cas plus graves, soixante-huit ont également guéri en cinquante-cinq jours et trente et une séances. Restent donc, sur le total de cent huit, six cas qui peuvent être considérés comme des insuccès, quoiqu'il s'agisse de chorées chroniques dont la guérison a fini par être obtenue mais en *cent vingt-deux jours* seulement et soixante-treize séances.

Tel est le résumé des faits observés. Il faut maintenant entrer dans les détails, et montrer par quelle série d'exercices doit passer un choréique.

Après avoir fixé le petit malade dans son lit, en le maintenant dans l'immobilité pendant quelques minutes, Laisné commence des massages, à pleines mains et longtemps répétés, sur les membres supérieurs et inférieurs et sur le pourtour de la poitrine. Au massage succèdent des frictions énergiques sur les mêmes parties. Des manœuvres semblables sont ensuite pratiquées à la partie postérieure du tronc, et principalement à la nuque et sur les masses musculaires des gouttières vertébrales. Une séance de cette nature dure environ une heure, et on la répète pendant trois ou quatre jours de suite.

Chaque fois on constate un amendement dans le désordre des contractions... Les jours suivants, sans interrompre complètement le massage, on commence par faire exécuter des mouvements très réguliers et parfaitement rythmés. Ainsi, supposons les bras étendus en supination le long du tronc, l'opérateur saisit les poignets, plie l'avant-bras, porte celui-ci directement en avant et en haut, puis replace l'avant-bras dans l'extension. Arrivées au bout de cette course, les mains se trouvent élevées parallèlement au-dessus de la tête : de là, elles sont ramenées à leur point de départ, toujours suivant une mesure à trois temps bien accentuée.

Cette manœuvre est exécutée un grand nombre de fois avec beaucoup de régularité. Les extrémités inférieures sont soumises à leur tour à des mouvements analogues. La jambe est pliée rapidement sur la cuisse, celle-ci sur le bassin, puis l'une et l'autre sont placées dans l'extension, suivant une mesure à deux temps. »

Stimulation de la nutrition par le massage, rééducation (le mot n'était pas encore à la mode) du mouvement volontaire par la gymnastique, d'abord passive, puis active *avec accompagnement de l'opérateur* (ce qui constitue une ébauche de mouvement à résistance), et enfin développement de la santé générale et achèvement de la cure par les exercices libres : telle est la progression suivie et notée par Blache.

Laisné joignait à ses exercices, faits en commun par ses élèves répartis en groupes, le chant à deux ou trois temps très accentués, comme l'avait pratiqué son maître Amoros. Nous avons fait à sa place (fascicule I) l'historique critique de cette méthode, qu'on voit reparaître de nos jours, mais avec des modifications dans le but et la technique (système Dalcroz).

Sous l'influence des exercices, l'amélioration suit une marche progressive pendant les dix premiers jours, subit un temps d'arrêt, pour reprendre ensuite si l'on a soin d'encourager les enfants.

Blache n'a pas observé de récidive depuis le début de l'application de cette méthode (1847) jusqu'au moment où parut son rapport à l'Académie (1854) : fait intéressant, si l'on songe que « Sydenham fixait le retour de la chorée à l'automne de la saison qui suivait la guérison ».

Il est possible que cette rechute à époque fixe soit amenée par le refroidissement de la température : Stapfer a guéri une jeune fille atteinte de contracture hystérique d'un membre inférieur, simulant une coxalgie, en provoquant la menstruation. Or cette contracture guérissait régulièrement et spontanément en été pour revenir en automne.

Blache conclut dans son rapport en faveur de la gymnastique dans le traitement de la chorée. Cette méthode, dit-il, est supérieure aux autres médications dans lesquelles on est trop souvent arrêté par les contre-indications. Les bains sulfureux lui ont donné presque autant de succès, mais ceux dus à la gymnastique sont plus durables, et la sédation se montre dès les premiers jours. De plus la constitution des enfants est favorablement modifiée.

En 1855, Bouvier, médecin de l'hôpital des Enfants, membre de l'Académie de médecine, fit un nouveau rapport à la savante assemblée sur le traitement gymnastique de la chorée. Il cite 22 cas favorablement traités, et conclut, comme Blache, que « dans la plupart des cas, la gymnastique ne le cède en efficacité à aucun des autres modes du traitement de la chorée, et qu'elle n'a point les inconvénients attachés à plusieurs d'entre eux ».

Parrot (*Gazette des hôpitaux*, n°7, 19 janvier 1858) rapporte deux cas de *chorée rebelle* guéris par les exercices gymnastiques. L'un d'eux se compliquait d'épilepsie (deux attaques nettement caractérisées). Toute la médication antichoréique fut mise en œuvre pour les deux malades, et cela vainement, jusqu'au jour où l'on essaya le massage et les mouvements méthodiques.

Blache fils décrivit à son tour (*Gazette hebdomadaire de médecine et de chirurgie*, n° 48, 25 novembre 1864) trois cas de *chorée grave* guéris par la méthode de Laisné.

De toutes ces références, on peut conclure qu'il fut une époque, entre 1847 et 1864, où le massage et la gymnastique appliqués prudemment, consciencieusement, et méthodiquement, guérissaient la chorée dans ses formes légères, moyennes et graves. D'où vient que cette médication soit tombée dans le discrédit, à tel point que l'on ne trouve, dans les *Traités* modernes, que des appréciations aussi peu chaleureuses que possible ? Triboulet [1] lui consacre une ligne et demi :

« La gymnastique doit être réduite à *quelques pratiques de gymnastique passive, bannissant, avant tout, l'effort.* »

1. In *Traité de Médecine* de Brouardel et Gilbert, t. X. p. 400, 1902.

E. Huet[1] est plus explicite (huit lignes), plus affirmatif, sans pourtant s'appesantir davantage sur les phases successives du traitement.

Le motif de ces variations « thermométriques » du jugement médical n'est pas malaisé à découvrir.

Entre 1847 et 1864, pas de théorie infectieuse : les méthodes physiques sont en faveur, *et sont appliquées par des hommes compétents*. En 1894, on commence à parler (en note) d'une étiologie infectieuse de la chorée : la gymnastique est encore mentionnée honorablement. En 1902, la théorie de l'infection prend corps. Triboulet qui lui avait déjà consacré sa thèse[2], y revient plus tard dans le traité mentionné plus haut : la gymnastique est en complète défaveur. Depuis l'ère pastorienne, le laboratoire attire les chercheurs, et les exercices physiques, qui avaient brillé d'un si vif éclat avec Clias, Amoros, Laisné, sont complètement rayés du cadre de la thérapeutique. Je veux dire qu'ils occupent à peu près la place d'où la Renaissance les tira (voir fasc. I).

On commence à s'apercevoir que le microbe responsable peut être efficacement combattu, dans les effets qui lui sont imputables, par la lutte indirecte consistant à fortifier le terrain. De l'offensive, qui a donné trop souvent des mécomptes, on est revenu pour maintes affections à la défensive.

La chorée présente à considérer :

1° Les troubles du mouvement ;

2° Les troubles de la sensibilité ;

3° Les troubles de l'intellect.

Nous ne nous arrêterons pas sur les désordres du mouve-

1. In *Manuel de Médecine* de Debove et Achard, t. IV, p. 436, 1894.
2. H. Triboulet. *Du rôle possible de l'infection dans la pathogénie de la chorée*, 1893.

ment, bien connus et dont nous donnons plus loin le traitement gymnastique.

Les troubles sensitifs présentent ceci de particulier, que
leur importance, on pourrait presque dire leur existence, a
été contestée par la majorité des observateurs. Voici par
exemple ce qu'on lit dans le travail de Huet [1] :

« Les troubles de la sensibilité sont *inconstants* et *variables ;* ils peuvent être sous la dépendance directe de la chorée,
mais se rattachent dans d'autres cas à son association avec
l'hystérie ; on a signalé l'existence de points douloureux à
la pression, principalement le long de la colonne vertébrale
(Triboulet), et sur le trajet de certains nerfs, ou de l'hyperesthésie de la région ovarienne (Marie)... On a noté encore des
douleurs vagues dans la continuité des membres, ou au voisinage des articulations, parfois aussi de la céphalalgie. »

Cependant, un an avant (1893), H. Triboulet consacrait un
chapitre de sa thèse à la *douleur provoquée des nerfs,* et
s'attachait à en démontrer le caractère constant. « Signalée à
plusieurs reprises, la douleur provoquée n'est pas connue en
chorée. » Cet auteur établit sans peine :

1° a) *Que la douleur provoquée, névrodynie facile à mettre
en évidence, est un fait constant en chorée ; b) qu'elle intéresse les nerfs périphériques, et aussi les points d'émergence
des paires rachidiennes ; 2° que cette douleur est proportionnelle en intensité à l'activité de la convulsion.*

H. Triboulet a très bien vu et noté qu' « à l'état normal,
chez tout le monde, il existe des points excitables, à la pression desquels le sujet trahit une impression désagréable ; si
l'on insiste, le patient s'agite, mais il réagit d'une façon
quelconque, ainsi qu'après le chatouillement, par exemple.

1. *Loc. cit.*

Ce que nous prétendons désigner est tout autre, et prend une allure tellement identique, toujours si conforme à certaines lois de physiologie, qu'il est impossible de n'en être pas frappé, et qu'on comprend l'interprétation qu'on a voulu donner du phénomène dans le sens de la théorie réflexe. »

Ainsi l'auteur énumère des points douloureux au creux poplité, au trochanter, au plexus sacré, dans le territoire du crural, du plexus brachial, des nerfs intercostaux. Triboulet père, cité par lui, mentionne « un cas des plus remarquables où, dans une chorée intense de la face, on trouvait très manifestement douloureux les divers points de la névralgie dite faciale ».

H. Triboulet signale encore deux points iliaques, deux hypochondriaques, et il se demande avec beaucoup de sens critique, s'il s'agit de points pariétaux ou viscéraux, plus circonspect en cela que les auteurs qui ont été immédiatement tentés de mettre l'étiquette « ovarie » sur ces points iliaques, qu'on observe aussi bien chez les garçons.

Quant à la localisation anatomique de ces points, l'opinion des auteurs varie. Celle de Stiebel (1837) attribue la douleur à une compression par le canal rachidien de la moelle et des racines gonflées par le processus d'irritation et devenues trop à l'étroit dans leur prison. Cette interprétation repose sur une erreur de localisation. Comme déjà H. Triboulet le fait remarquer, et comme je l'indique également dans mon tableau [1], les points douloureux de la région vertébrale se trouvent, non pas sur les apophyses épineuses, encore moins sur le corps des vertèbres mais à plusieurs centimètres de la colonne et en dehors d'elle. Guérin, Elischer, J. Roberts, Triboulet citent des faits qui « tendent à démontrer que le pro-

---

1. Wetterwald. *Topographie des Névralgies* (Maloine).

cessus ne reste point localisé à l'axe cérébro-spinal ; qu'il se propage des cellules nerveuses aux fibres périphériques ».

Ces points douloureux ne diffèrent absolument pas des névralgies vulgaires, qu'on peut mettre en évidence par le pincement de la peau. Leur distribution, leurs caractères, permettent de les confondre en une seule et même entité morbide. On peut donc en conclure *a priori* que ces névralgies choréiques sont des points cutanés. Ce qui le démontrerait encore, s'il était nécessaire, c'est que, comme pour d'autres névralgies, la pression la plus légère, celle qui ne modifie même pas la tension de la peau, le simple frôlement, peuvent les mettre en évidence et les exaspérer.

Nous aurons occasion, à propos d'autres affections rangées parmi les névroses, de parler des troubles mentaux.

Passons maintenant au traitement.

Le traitement kinésique de la chorée comprend trois phases :

1° Massage ;

2° Mouvements passifs, puis actifs à résistance.

3° Mouvements actifs libres.

Massage. — Étant donné : *a*) que la douleur provoquée est un *fait constant* dans la chorée :

b) qu'elle intéresse les *nerfs périphériques* et aussi les *points d'émergence des paires rachidiennes ;*

c) que cette douleur est *proportionnelle en intensité à l'activité de la convulsion;* qu'il est démontré qu'elle est forte, légère, très intense, suivant que le mouvement choréique est lui-même véhément ou minime ; qu'elle est unilatérale dans l'hémichorée (Triboulet) :

d) ces douleurs sont en tous points *identiques à celles des névralgies,* lesquelles présentent leur maximum d'intensité et leur localisation la plus précise en certains points anatomiques déterminés, et cèdent le plus rapidement et le plus sûrement au traitement manuel neuro-dermique ; le traitement de ces points pourra être associé aux autres formes du massage, et aura une influence notable sur la marche de l'affection. N. Laisné faisait des manœuvres qui duraient près d'une heure : le massage de tous les points cutanés, en aussi grand nombre soient-ils, n'excède pas quinze à vingt minutes. On peut faire suivre chaque manœuvre locale d'un effleurage, qui calme rapidement la douleur provoquée.

Mouvements passifs. — Les mouvements passifs de flexion et d'extension des membres indiqués par Laisné, lui ont donné d'excellents résultats. On placera donc le sujet dans la position dorsale allongée, et l'on pratiquera la gymnastique passive selon sa méthode :

a) Les bras étant étendus en supination le long du corps, fléchir l'avant-bras sur le bras (1ᵉʳ temps), porter le bras (avant-bras fléchi) latéralement à la tête (2ᵉ temps), mettre l'avant-bras en extension sans modifier la position du bras (3ᵉ temps).

b) Refaire les mêmes mouvements en sens inverse : flexion de l'avant-bras sur le bras, abaissement du bras (fléchi) le long du thorax, extension du bras (en 3 temps).

La flexion et l'extension du membre inférieur se feront en 2 temps :

a) Flexion de la jambe sur la cuisse (1ᵉʳ temps) ;

b) Flexion de la cuisse sur le bassin (2ᵉ temps).

Le rapport de Blache ne détermine pas le nombre de ces mouvements : on pourra en fixer approximativement la répétition à quinze ou vingt par séance, pour chaque membre.

Mouvements à résistance. — Dès les premiers symptômes de l'amélioration (diminution de l'agitation musculaire, retour du sommeil), on remplacera partie des mouvements provoqués par des exercices à résistance. Autrement dit, après un certain nombre de séances consacrées aux flexions et extensions passives des membres supérieurs, le sujet, si jeune et peu intelligent qu'on le suppose, aura une tendance instinctive à accomplir seul ces mouvements. On commencera par respecter cette *synergie*, puis on opposera une minime résistance, qu'on augmentera par la suite. Plus tard on pourra remplacer ces exercices décomposés par le *mouvement d'extension passive et de flexion active des membres supérieurs*, qui est en même temps un exercice d'inspiration passive et d'expiration active (voir fascicule I).

Pour les jambes, la manœuvre passive se transformera par le même procédé en *flexion passive et extension active du membre inférieur* (ibid).

Exercices actifs libres. — « Au bout de huit à dix jours de ces exercices passifs, que nous venons de décrire, l'amélioration est déjà plus marquée ; l'enfant que nous avons supposé dans un état extrême... peut parler d'une manière intelligible ; il commence à manger seul, et parcourt, tant bien que mal, une partie de la salle. Dès lors, on le fait descendre au gymnase, où il prend part aux exercices, sous la surveillance du maître ou d'un élève moniteur.

« Ces exercices sont gradués et ont pour but la production régulière et souple des mouvements physiologiques du tronc et des membres, mouvements dans lesquels l'attention et la volonté sont mises en éveil et à contribution, au moins autant que les forces physiques. Un grand nombre de manœuvres se font en commun » (Blache).

Le massage et la gymnastique passive ne sont pas tombés complètement dans l'oubli, depuis les tentatives si intéressantes de Blache et de Laisné. Chéron, Fedorow, les recommandent dans leurs publications sur le traitement de la chorée.

Le lecteur trouvera dans les ouvrages spéciaux consacrés à la gymnastique orthopédique et pédagogique la description méthodique des mouvements d'ensemble, qu'on pourra également appliquer en partie au traitement d'un sujet isolé. Nous donnerons toutefois dans un chapitre spécial quelques tableaux d'exercices journaliers convenant à la cure des maladies de la nutrition.

Neurasthénie. — La neurasthénie est un syndrome exprimant un déséquilibre chronique, plus ou moins accentué, du système nerveux cérébro-spinal et sympathique, sous l'influence de causes nombreuses parmi lesquelles l'*hérédité* et le *surmenage* comptent parmi les plus importantes. Selon que le terrain sur lequel elle évolue est déjà plus ou moins affaibli par des tares névropathiques congénitales, ou qu'au contraire le neurasthénique est « son propre ancêtre », la névrose se rapproche davantage du groupe des « vésanies » ou constitue une forme plus bénigne des « petites névroses ». Dans les cas intermédiaires, la neurasthénie se rattache à la classe des « grandes névroses », avec l'hystérie, l'épilepsie, la chorée, la maladie de Parkinson. Comme ces dernières, elle présente des *stigmates* dont les uns lui sont communs avec elles, tandis que certains d'entre eux caractérisent plus particulièrement chacun de ces syndromes.

Tandis que dans la chorée c'est le désordre musculaire qui est le symptôme caractéristique, la neurasthénie est une névrose à *douleurs* et à *fatigue musculaire*. On y observe, en outre, des *troubles viscéraux* dont le plus constant est une dyspepsie gastro-intestinale. Le déséquilibre fonctionnel est à l'origine de ces états gastro-intestinaux sans lésions organiques graves, de même qu'il provoque l'impuissance génitale, les troubles vaso-moteurs, le vertige, le tremblement, l'état cérébral.

Nous allons passer en revue les plus importants et les plus fréquents de ces symptômes, en nous attachant à en préciser les caractères.

Algies. — Dans la neurasthénie, toutes les algies se donnent rendez-vous : aussi faut-il systématiquement les dépister et les traiter en bloc, non pas au premier examen, mais au bout de quelques jours, sous peine de voir s'éterniser un état cyclique marqué par une série alternative d'améliorations et de rechutes. Et même par cette méthode, il faut s'attendre à voir se succéder, d'une façon assez imprévue, les périodes meilleures et pires, mais une certaine expérience du traitement me permet d'affirmer que le succès est au bout, s'il ne s'agit pas de ces cas qui confinent aux vésanies de par une hérédité trop lourdement chargée, et sous certaines conditions sans lesquelles aucune cure n'est possible (modifications dans le régime, les occupations, les habitudes).

La *céphalée* et la *rachialgie* sont notées parmi les symptômes capitaux de la neurasthénie : elles sont, en effet, de toutes les algies, les plus violentes et les plus tenaces, de par une lésion probable des centres cérébro-spinaux (congestion ?) qui se répercute (selon les idées de Head, dont l'expérience fait constater la justesse) sur les zones cutanées correspondant aux segments médullaires et cérébraux atteints. Nous verrons que les algies du crâne et du rachis ne sont pas isolées. Voici en quoi elles consistent.

La céphalée affecte le plus souvent la forme en « calotte » : si on demande au patient de préciser le siège du mal, il indique le sommet de la tête et la nuque, quelquefois le front et les yeux. Ses cheveux (quand il en a), sont endoloris et la manœuvre du peigne est intolérable. A ces algies se joignent une sensation de vide, de brouillard, de vertige. L'expression de douleur en casque est connue. Le cimier du casque figure assez bien, au niveau de ses trois courbures, les trois zones qui sont invariablement les centres d'où la douleur s'irradie au loin.

Ces trois zones sont l'*orbito-frontale*, la *vertico-parié-*

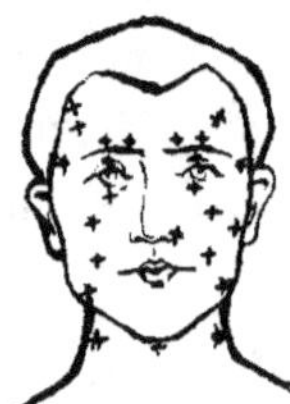

Fig. 21.

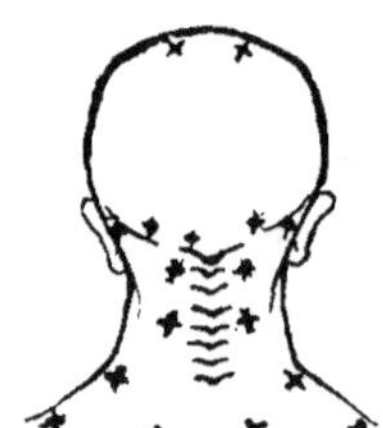

Fig. 22.

tale, l'*occipito-cervicale*. Chacune comprend *deux points* douloureux, symétriquement placés de chaque côté du cimier idéal, ou du plan sagittal qui passe par le milieu du crâne.

Le point orbito-frontal est situé, à droite et à gauche, dans la peau du sourcil, au-dessus de l'émergence du nerf sus-orbitaire.

La douleur s'irradie sur les yeux et la région orbito-frontale.

Le point vertico-pariétal se trouve sur le pariétal, à trois travers de doigt environ du sommet de la suture lambdoïde.

La douleur s'irradie sur le sommet et les côtés du crâne.

Le point occipito-cervical est sur la ligne courbe inférieure de l'occipital (voir algies occipito-cervicales).

La douleur s'irradie sur l'occiput et le sommet du cervix [1].

Ramener la sensibilité normale dans ces points douloureux, c'est faire disparaître tout le cortège des symptômes qui affectent cette région. A côté de ces points principaux, on peut en rencontrer d'autres, accessoires.

D'après ce qui précède, on peut s'assurer que la céphalée des neurasthéniques relève des mêmes causes que les autres algies du crâne.

La rachialgie correspond à deux zones particulièrement douloureuses : la *cervico-dorsale* et la *lombo-sacrée*. Entre ces deux « pôles » de la douleur s'étagent une série de points qu'on peut diviser en trois groupes : *trapézien, omo-vertébral, axillaire.*

La région cervico-dorsale comprend une ligne de points qui s'échelonnent de la ligne courbe inférieure (occiput) aux premières vertèbres dorsales. Ils ont été décrits plus haut : rappelons seulement que ces points, dénommés vertébraux, n'ont aucun rapport avec les vertèbres.

La région trapézienne a son centre sur les faisceaux supérieurs du trapèze, à une distance moyenne du rachis et de l'articulation acromio-claviculaire. Il existe à cet endroit un point cutané très fréquemment douloureux, dépendant du plexus cervical superficiel, branche trapézienne.

Le point le plus important de la zone omo-vertébrale est entre le rachis et l'omoplate, presqu'à la hauteur de l'angle inférieur de cet os et de la VIe dorsale. C'est un des points qu'il faut rechercher et traiter chez les malades qui se plaignent de leur dos (voir même fascicule. *Algies intercostales*. p. 87. et fig. 11. p. 96).

---

1. Ces points, leur localisation. leur innervation sont figurés dans la *Topographie des Névralgies* (Maloine).

Dans la région axillaire, je signalerai spécialement un point facile à trouver, en saisissant entre les doigts le pli cutané, fréquemment envahi par la graisse, qui limite cette région en arrière.

La région lombo-sacrée est une des plus riches en algies (lumbago, sciatique), souvent symptomatiques d'une affection pelvienne, d'une cellulite des organes profonds (côlon, rectum, utérus). Une série de points marque le niveau de la crête iliaque ; deux, symétriques, correspondent à la première vertèbre sacrée. Plus bas, on aborde la région fessière.

Le traitement est celui que nous avons appliqué pour les algies de cette région.

Il n'est pas une région du corps où le neurasthénique ne puisse souffrir ; si la céphalée et la rachialgie ont mérité une mention spéciale des auteurs, c'est par leur fréquence et leur voisinage immédiat de l'axe cérébro-spinal.

De l'étude que j'ai consacrée aux algies dans cette affection (voir « les Névralgies » p. 104), j'ai pu tirer les deux conclusions suivantes :

1° Les névralgies des neurasthéniques sont de même nature que celles que j'ai décrites sous le nom de névralgies cellulitiques.

2° L'asthénie neuro-musculaire de ces sujets n'offre aucun caractère permettant de la différencier de l'asthénie consécutive aux névralgies cellulitiques.

Asthénie musculaire. — La lassitude accusée par les neurasthéniques est un signe qui leur est commun avec un grand nombre de ralentis. Elle n'est pas due à une atrophie musculaire ; Maurice de Fleury n'admet pas non plus qu'elle soit d'origine toxique. Bien des sujets qui présentent ce symptôme sont capables, à l'occasion, d'un gros effort de leurs muscles. La faiblesse des neurasthéniques se manifeste à propos des actes les plus ordinaires de la vie, de ceux qui exigent, semble-t-il, la moindre dépense d'énergie. Étendre la main vers un plat pour se servir est pour eux un grand travail, après lequel ils semblent épuisés. Cette fatigue est surtout manifeste au réveil ; les sujets avouent volontiers qu'ils ne se sentent jamais plus dispos qu'à l'heure où ils devraient se coucher. Aussi sont-ils des « lève-tard » et des « couche-tard ». Il est vraisemblable que ces « ralentis de la circulation » le sont au maximum après le repos de la nuit, tandis que l'activité relative qu'ils déploient dans la journée favorise tant soit peu le cours des humeurs, la sécrétion des glandes, l'innervation de tous les organes. Cette fatigue musculaire est aussi une fatigue cérébrale ; les neurasthéniques sont incapables d'exécuter un travail intellectuel le matin, tandis que leurs facultés sont mieux en train dans la soirée. Cette apathie coïncide, comme j'ai pu m'en assurer maintes fois, avec une sensibilité et un aspect spéciaux de la peau, qui est pâle, refroidie, « horripilée » au saut du lit, plus chaude et plus colorée dans la suite.

Le traitement manuel neuro-dermique, pratiqué le matin, fait disparaître ou diminuer les symptômes pénibles et donne aux patients une sensation de légèreté et d'aptitude au travail, une stimulation et une gaieté qui les transforment pour un temps. Cette amélioration devient à la longue durable.

Il faut donc placer vraisemblablement dans le domaine de la sensibilité cutanée, la cause de l'asthénie musculaire des névropathes.

Insomnie. — L'insomnie s'explique facilement : « revêtus d'une couche de tissu cellulaire qui comprime et irrite sur toute la périphérie les émergences et les terminaisons des plus fins ramuscules de leurs nerfs sensitifs ; leurs centres et grand sympathique subissant perpétuellement cette excitation et y réagissant par des phénomènes moteurs..., les neurasthéniques dorment mal. Le contraire serait vraiment bien étonnant. » Le moindre pli de leurs draps, une attitude un peu prolongée, meurtrissent leurs chairs et les mettent dans un état d'agitation et d'énervement peu favorable au sommeil. Le sybarite que le pli d'une feuille de rose empêchait de dormir était un cellulitique. Ce qui démontre l'action réflexe de l'innervation cutanée sur les centres, c'est que la thérapeutique qui a pour objectif, voulu ou non, le système nerveux périphérique, triomphe aisément et rapidement de cette insomnie. Dans le massage de la peau, ce symptôme disparaît d'ordinaire après dix ou quinze séances.

Vertige. — L'état vertigineux est à distinguer du symptôme « angoisse » avec lequel il est cependant fréquemment associé. Cornélius (de Berlin) rattache le vertige à la névralgie sus-orbitaire. J'ai vérifié souvent l'exactitude de cette assertion, entre autres cas chez une malade neurasthénique au dernier point, ayant des vertiges continuels, et qui présenta longtemps une névralgie rebelle du sourcil droit. L'état vertigineux croissait ou décroissait avec l'algie locale.

Il faut admettre que, pour le vertige, l'état gastrique entre en ligne de compte, la dilatation en particulier. Peut-on attribuer à la position de l'estomac la sensation de vertige qu'éprouvent des sujets lorsqu'ils se couchent d'un côté, et qui disparaît dans la position inverse ? La dilatation gastrique est un phénomène si banal qu'il semble bien difficile d'en faire la cause du vertige : nombreux sont en tout cas les dilatés qui n'ont jamais éprouvé de symptôme cérébral.

Troubles dyspeptiques. — En l'absence d'une lésion organique de la muqueuse des voies digestives, il est impossible
de ne pas être frappé de ce fait, que chez un grand nombre de
nerveux, les anomalies de sécrétion, les modifications de
l'activité digestive et jusqu'à la forme de l'estomac et la
situation du côlon, subissent des variations déconcertantes.
Chez beaucoup, il est vrai, ces troubles sont stables et ces
malades sont fidèles à leur « hypopepsie » ou à leur « ptose ».
Néanmoins, les faits du premier genre ont ébranlé la foi de
bien des médecins dans les résultats pratiques que peuvent
donner l'étude du chimisme gastrique, les repas d'épreuve
répétés, les modificateurs de la qualité ou de la quantité des
sécrétions. Ne semble-t-il pas qu'on a trop longtemps considéré les voies digestives comme une éprouvette à réactifs ?
Les modifications de l'énergie nerveuse, qualitatives et quantitatives, qui sont à l'origine de ces troubles chimiques et
mécaniques, sont-elles influencées par le bicarbonate de
soude, l'acide phosphorique, les régimes alimentaires ?
L'ulcère de l'estomac ne ressemble-t-il pas comme un frère à
ces ulcérations torpides du col utérin ou des jambes, sur lesquelles on s'acharne à grand renfort de nitrate d'argent et
de pansements variés, et qui guérissent un beau jour, lorsqu'au lieu de les soigner, on s'adresse à la circulation du
membre ou à celle du ventre ? « Walko a signalé cette relation entre le système nerveux sympathique (qui renferme,
comme on sait, des filets moteurs, vaso-moteurs, sécrétoires,
sensibles et réflexes) et les anomalies de sécrétions de
l'estomac et de l'intestin (atonie, insuffisance, troubles de la
sécrétion, ulcérations). De même Strebl a attiré l'attention
sur les troubles consécutifs à la participation du sympathique,
entre autres les hémorrhagies et ulcérations de la muqueuse
de l'estomac, du duodénum et de la partie supérieure de

l'intestin grêle, les dilatations vasculaires, l'hyperémie des organes abdominaux, l'hypertrophie du foie, l'occlusion passagère du canal cholédoque, peut-être même, à titre transitoire, la glycosurie, le diabète, l'albuminurie, l'acétonurie.

Je crois pouvoir exprimer ici cette opinion personnelle, que les progrès à venir dans cette branche de la médecine ouvriront plus tard des horizons tout nouveaux sur bien des phénomènes morbides que l'on envisagera dès lors comme des conséquences et non comme de affections autonomes d'organes particuliers, comme nous avons l'habitude de les considérer et traiter actuellement, et que la connaissance des véritables causes de bien des maladies ouvrira à la thérapeutique des voies nouvelles... » (Profanter, trad. Wetterwald.)

Bouveret et Jürgensen imputent à des lésions des nerfs et des centres nerveux du sympathique abdominal les formes sévères de la dyspepsie neurasthénique. « Jürgensen, cité par Ewald, dit qu'il a dans 41 cas trouvé une dégénérescence complète des plexus de Meissner et d'Auerbach, ainsi qu'une dégénérescence de la couche musculaire des muqueuses gastrique et intestinale » (Bourcart). Le rôle primordial du sympathique dans les affections gastro-intestinales commence à être reconnu et étudié. On parle actuellement de « dyspepsies nerveuses », expression qui eût fait sourire il y a une dizaine d'années, en dépit des importants travaux de Leven père. Mais la thérapeutique n'a pas encore eu le temps de suivre le mouvement doctrinal. Quand sera-t-on convaincu que la nature a mis à la portée de nos doigts et des autres agents physiques un réseau nerveux accessible, dont les excitations se transmettent fidèlement au sympatique et aux centres cérébro-spinaux, à telles enseignes que ces excitations veulent êtrs dosées comme n'importe quel médicament, sous peine de rester en deçà du but, ou de le dépasser ?

Il est déjà démontré qu'il existe une sécrétion digestive réflexe par excitation sensorielle gustative (Brown-Séquard), visuelle (Bidder et Schmidt), psychique (Pauwlow); Schiff a confirmé ces observations et constaté que la vue, l'odorat et le goût produisent les mêmes effets réflexes (Albahary, *Le mécanisme nerveux dans les processus nutritifs*). Certains troubles de sécrétion gastro-intestinale sont sous la dépendance évidente d'un traumatisme psychique ou physique ; il était rationnel d'admettre que si l'on substituait au choc brutal l'action méthodique d'une excitation dosée, on obtiendrait des effets moto-sécrétoires thérapeutiques. J'ai mis ces idées maintes fois en pratique, en substituant au massage profond de simples excitations cutanées, et les résultats ont répondu à mon attente. Il serait intéressant de reprendre, au point de vue digestif, les expériences que Stapfer a faites pour vérifier les conclusions de Goltz sur la circulation abdominale.

Etat moral. — L'état psychique des neurasthéniques marche de pair avec leur dépression physique et en subit le contre-coup. Dès que les troubles somatiques viennent à s'amender, le caractère se ressent de cette transformation. Les traitements les plus persuasifs ne valent pas, à cet égard, une bonne cure physique.

Traitement. — Comme pour les autres maladies à nutrition ralentie ou déséquilibrée, il faut adapter à la neurasthénie un traitement d'abord curatif ou au moins palliatif, et veiller ensuite à la prophylaxie qui mettra le patient à l'abri de nouvelles rechutes.

Traitement général reconstituant, dans lequel la kinésithérapie occupe une place importante, avec médications spéciales pour chaque malade et pour les symptômes prédominants, telle est la ligne de conduite à suivre.

Les principes généraux du traitement nous sont déjà connus : hygiène générale, suppression des causes, exercice quotidien.

Au point de vue spécial, il faudra tenir compte de la situation sociale du malade, des nécessités de la vie, du temps et des ressources dont il dispose. S'il n'est pas limité à ce dernier égard, une cure de régime, de physiothérapie et d'isolement dans un établissement choisi peut être indiquée. À défaut de la cure d'isolement, du reste non indispensable, on peut réaliser les mêmes desiderata chez soi [1].

Au traitement général se joindra celui des troubles de la sensibilité, de l'état gastro-intestinal, des symptômes psychiques, par les méthodes sur lesquelles le lecteur trouvera, dans les différentes parties de cet ouvrage, les principes essentiels.

Hystérie. — Sans entrer dans la discussion, qui reste ouverte, sur la nature et le substratum anatomique de l'hystérie, nous nous attacherons surtout à présenter un tableau aussi précis que possible des avantages que donne le maniement de la kinésithérapie à celui qui en connaît à fond le mécanisme et la technique. Il reste bien entendu que les méthodes qui ont fait leurs preuves dans le traitement de l'hystérie, en particulier l'isolement, l'hydrothérapie, l'électrothérapie ne perdront absolument rien à cette exposition. Bien au contraire, nous estimons qu'elles font partie, au même titre que les exercices physiques, d'un ensemble de moyens qu'il faut réunir, si on le peut, quitte à se passer de

____

1. *L'usage chez soi des bains d'air, de lumière et de soleil* (Dr Montenuis. Paris.)

l'un ou de l'autre, suivant les nécessités. L'isolement arme
le médecin d'une autorité dont le besoin et l'efficacité se font
sentir à tout instant, surtout au début d'une cure ; il met le
sujet à l'abri des causes les plus fréquentes d'entretien de sa
névrose. L'hydrothérapie bien appliquée est un admirable
instrument de stimulation de la sensibilité périphérique,
sans laquelle il n'y a pas de cure de l'hystérie (Sollier). Nous
allons voir que les exercices physiques et les excitations
méthodiques des nerfs périphériques concourent au même
résultat. L'électricité rend également des services, sous certaines formes, et contre certains symptômes. Que l'hystérie
soit un état cérébral essentiel, caractérisé par des idées fixes,
de la distraction, de l'inconscience, du dédoublement de la
personnalité, tous phénomènes psychiques dont l'ensemble
détermine les symptômes observés dans les domaines sensi-
tivo-sensoriel, moteur, organique, comme le veulent les partisans de la théorie psychologique (P. Janet, Möbin, Strüm-
pell), ou qu'elle soit un syndrome d'ordre physiologique,
présentant à la fois des désordres psychiques et somatiques,
les uns et les autres étant la conséquence d'un *phénomène
d'arrêt*, comme le prétend Sollier (dont les idées, appuyées
sur une expérimentation personnelle, semblent en grande
partie justifiées par la pratique autant qu'elles sont sédui-
santes en théorie) ; toujours est-il que des *moyens physiques*,
à l'exclusion de toute suggestion et de toute médication
interne, peuvent guérir l'hystérie et la guérissent effective-
ment. Nous n'avons à décrire ici que ceux qui sont du domaine
de la kinésithérapie.

Les auteurs scandinaves débutent par des manœuvres de
massage et des *exercices passifs*.

Le massage pratiqué par eux consiste en *effleurage* du dos
et des membres, en *vibrations ponctuées* sur la région sto-

macale, en *tapotement* de la région lombaire et du dos, en *pressions* du bas-ventre au-dessus du pubis (Hartelius).

Plus tard, on continue les *mouvements passifs*, en y joignant ceux *à résistance*, des *exercices respiratoires passifs*, des mouvements de *torsion* et de *redressement du tronc*, d'abord passifs, puis *actifs*, et le *massage du ventre* (ibid.).

Voici l'action physiologique et le but thérapeutique de ces manipulations, qu'on trouvera décrites d'autre part :

Massage. — L'*effleurage* a une action sédative sur le système nerveux, par action directe sur les terminaisons nerveuses cutanées. Sollier en déconseille l'emploi ; il lui reproche de provoquer « de l'énervement, surtout s'il y a de l'hyperesthésie », ou, dans d'autres cas, d'agir « à la manière des effluves magnétiques ». Il le rejette également dans les contractures et les spasmes. Cette opinion est un peu excessive.

Les *vibrations ponctuées*, c'est-à-dire exercées sur un seul point, à l'aide d'un ou de deux doigts (en réalité sur une zone limitée), déterminent la détente d'une contracture (spasme du pylore), ou la tonification d'un organe inerte. C'est une question de doigté et de pratique.

Le *tapotement* se fait ici avec le dos des doigts fléchis mollement ; une extrême souplesse du poignet est nécessaire pour ne pas transformer le tapotement en coup de poing. Excitant et congestionnant de la région tapotée.

Les *pressions*, exercées sur le bas-ventre, ont comme but une action frénatrice des zones hystérogènes (?)

Le *foulage et massage général* du ventre combattent la constipation, l'atonie et la dyspepsie intestinales.

Gymnastique. — L'action générale des mouvements passifs et à résistance nous est connue (voir fascicule 1).

Sollier n'admet pas que le massage, sous n'importe quelle forme, produise de bons effets dans le traitement de l'hystérie. Nous verrons dans un instant s'il est possible d'interjeter appel de cette condamnation.

Mais autant il repousse le massage, autant l'auteur de *L'Hystérie et son traitement* est un partisan résolu de la gymnastique manuelle. Il est inutile, du reste, de chercher dans les traités classiques une ligne de *conduite* pour un traitement méthodique de la névrose. Comme toujours, après la nomenclature des divers médicaments essayés un peu au hasard des théories ou des idées préconçues, les agents physiques sont vaguement indiqués. Sollier a une *méthode*, dont il a peut-être trouvé les éléments chez Récamier et chez Mitchell, plutôt chez le premier, car l'auteur américain avait surtout pour dessein d'obvier, par le massage et la mobilisation, aux inconvénients inhérents à son système de repos et de gavage.

Outre l'*isolement*, l'*hydrothérapie*, et certaines formes de l'*électrothérapie*, le distingué neurologiste emploie systématiquement la *kinésithérapie*, à l'exclusion du massage, sous trois formes :

a) *Mouvements passifs forcés*, qu'il qualifie, on ne sait pourquoi, de « mécanothérapie », dont il emprunte le principe à la méthode de Ling, mais en y apportant (dit-il) certaines modifications. Ces dernières consistent, je suppose (car je les ai vainement cherchées ailleurs), dans des manœuvres de *torsion* imprimées aux jointures pour y provoquer une certaine douleur qui aide au réveil de la sensibilité. Entre ses mains de praticien exercé, ces « torsions » peuvent concourir au but cherché ; mieux vaut ne pas les ériger en système qui conduirait facilement à des abus. Pratiquées par un débutant, dans un certain milieu, et sur des sujets aussi impressionnables que les hystériques, elles évoqueraient trop aisément certains souvenirs. Les flexions et extensions forcées sont au contraire d'un usage courant dans la méthode suédoise, à condition d'y attacher le sens de mouvements accomplis jusqu'à leur dernière limite. Ces exercices réveillent la sensibilité des régions articulaires, et en « continuant par des mouvements des muscles qui s'insèrent au voisinage de l'articulation, on voit la sensibilité de la peau qui les recouvre reparaître à son tour ainsi que la sensibilité musculaire ».

b) *Mouvements à résistance*. — C'est la vieille gymnastique d'opposition, qui fut de tous les temps et de toutes les époques, mais que Ling érigea en méthode thérapeutique. Comme les mouvements passifs et à un degré plus élevé, ces mouvements provoquent une circulation et une innervation plus actives, ce qui explique, aussi bien que la douleur, le retour de la sensibilité.

Comme nombre d'auteurs, Sollier fait observer que la résistance peut être graduée dans le cours même du mouvement, en gymnastique manuelle, ce qui est impossible dans la mécanothérapie. J'ai fait ressortir les avantages et les inconvénients de la machine à ce point de vue, dans une autre partie de cet ouvrage.

c) *Gymnastique viscérale*. — Ce que Sollier appelle l'excitation ou le réveil de la sensibilité est qualifié actuellement d'un terme plus à la mode : la *rééducation*. Cette thérapeutique porte sur les grandes fonctions de la *respiration* et de la *digestion*, les manœuvres précédentes agissant plutôt sur la *circulation* et l'*innervation*.

C'est par l'alimentation qu'on restaure la fonction digestive, de même qu'on rééduque le muscle par le mouvement. Mais alimentation ne signifie pas gavage. Le sujet doit s'habituer à manger *de tout* et *tout* ce qu'on lui présente. Aux « exercices » d'alimentation, faits sous la surveillance du médecin et au début par lui-même, on joint la rééducation de la paroi, par des mouvements de compression avec résistance du sujet. Je pratique habituellement cette manœuvre sous une forme inverse de celle-ci, c'est-à-dire que le malade soulève sa paroi, ou plutôt la laisse se soulever pendant une inspiration profonde, en même temps que ma main, posée à plat sur différentes régions de l'abdomen, constitue un poids surajouté qui remplace l'effort des muscles antagonistes.

En résumé, le but cherché par Sollier est de *réveiller la sensibilité viscérale, musculaire, cutanée et cérébrale,* au moyen d'exercices restaurateurs des fonctions. Les divers organes se trouvant en état d'anesthésie, le retour de la sensibilité ne peut s'effectuer qu'en passant par l'état intermédiaire « douleur ». Un membre engourdi récupère sa sensibilité après une période transitoire caractérisée par des agacements, du fourmillement, des élancements plus ou moins désagréables ; de même pour l'organisme de l'hystérique. La sensibilité retrouvée, le malade retrouvera également sa personnalité ; avec l'anesthésie disparaitront les perversions des sensations, du mouvement, de l'aperception, de la mémoire, de la volonté et du fonctionnement des divers organes.

On conçoit que toute discussion sur la théorie de l'hystérie serait ici hors de propos. En pratique, la méthode qui vient d'être exposée, et qui repose en grande partie sur l'application de principes qui nous sont familiers, et dont nous poursuivons de toutes nos forces la diffusion, ne peut avoir que notre approbation pleine et entière, sous quelques réserves de détail.

Faut-il se priver des ressources du massage ? Nous avons

exposé, à côté des motifs sur lesquels on s'appuie pour l'exclure du traitement de l'hystérie, la pratique suédoise, qui en admet l'emploi. Nous pensons que l'école scandinave est dans le vrai, et les raisons qui militent en faveur de cette opinion méritent qu'on s'y arrête :

Les mouvements passifs forcés (et je puis en parler en connaissance de cause, car je les emploie systématiquement pour le traitement de presque toutes les maladies de la nutrition) agissent évidemment sur les articulations ; mais à part certains individus souffrant d'arthropathies récentes ou anciennes, la plus ou moins grande difficulté qu'on éprouve à fléchir ou à étendre une jointure n'a pas pour cause unique la mobilité normale ou insuffisante de l'articulation. La preuve en est que si l'on demande au patient d'indiquer le siège de la douleur que lui occasionne le mouvement, il indiquera quelquefois le genou ou le coude, plus souvent la face antérieure ou postérieure de la cuisse ou du bras. Il est évident, en effet, que dans tout mouvement de flexion ou d'extension, la peau est plus ou moins tiraillée, allongée sur une face du membre ou sur l'autre. Si cette peau est infiltrée de *cellulite,* sa distension aura pour effet de comprimer les filets nerveux aux points où ils aboutissent dans un tissu conjonctif épaissi, scléreux ou œdématié. C'est précisément dans le but d'assouplir le tégument, de mobiliser le tissu cellulaire et les pelotons graisseux qui emprisonnent les terminaisons nerveuses, qu'il est bon de pratiquer systématiquement les mouvements passifs des quatre membres, du tronc et de la tête chez les cellulitiques, sauf indication contraire. En même temps qu'on réveille la sensibilité articulaire, on excitera à un degré au moins égal la sensibilité neuro-dermique.

Ceci étant admis, il sera moins malaisé de plaider la cause

de les faire disparaître, et par le massage, et par la gymnastique. Sollier ne semble pas attacher une grande importance à la distinction entre l'hypertonie des muscles antagonistes et l'hypotonie des fléchisseurs, que d'autres auteurs signalent soigneusement et dont ils tiennent compte pour le traitement (Friedlaender, Kouindjy). Cette distinction paraît cependant justifiée en théorie.

Pour les symptômes spéciaux du domaine de la sensibilité, je puis affirmer la constance remarquable et la rapidité des effets produits par la méthode que j'emploie depuis six ans. Non seulement elle triomphe d'algies rebelles, mais le plus souvent aussi des *myopathies* qui en dérivent, des *arthralgies* dont elles prennent parfois le masque, des symptômes profonds dont elles sont la « projection cutanée ». Mais dans ce dernier cas, il ne faut pas négliger le traitement direct, s'il est possible (rectum, vagin).

Certaines expressions doivent disparaître de la nomenclature pathologique, ou recevoir une interprétation plus conforme à la réalité des faits. Telles sont *sein douloureux* et *rectum hystérique*. La mastodynie n'a pas pour siège la glande mammaire, mais les terminaison des intercostaux. Certaines mamelles sont infiltrées, épaissies et sclérosées ; le tissu conjonctif est cellulitique, la glande elle-même est atrophiée. Le rectum « hystérique » ne guérit pas par la suggestion : il faut y mettre le doigt ! (voir le fascicule II : Gynécologie).

J'en dirai autant de la *sacrodynie*, tantôt essentielle, c'est-à-dire locale, tantôt liée à un état congestif ou inflammatoire des organes abdomino-pelviens. Le toucher rectal et vaginal, la palpation profonde de l'abdomen donneront toute précision au diagnostic.

Les *fonctions sensorielles* sont fréquemment troublées

par l'existence des troubles sensitifs ou trophiques de la surface muqueuse ou cutanée. L'exploration tiendra compte de ce fait.

Sollier a indiqué les moyens de vaincre certains *spasmes* pharyngiens, œsophagiens, laryngés, les insuffisances respiratoires, les hyperesthésies de cette région.

La fameuse « *boule hystérique* » est d'une fréquence extrême, chez de simples névropathes. Elle consiste vraisemblablement en une contracture ondulatoire du tube digestif, qui débute parfois dans la région moyenne de l'estomac, et remonte jusqu'à la partie supérieure de l'œsophage. On emploiera avec succès les vibrations manuelles sur la région épigastrique, le traitement des points douloureux intercostaux et thoraciques antérieurs, en même temps que le traitement général.

Épilepsie. — Ce chapitre sera surtout d'anatomie pathologique : il pourra servir aux praticiens dans leurs recherches cliniques et thérapeutiques.

L'épilepsie-symptôme est sous la dépendance d'états morbides très divers ; sous le nom d'*épilepsie essentielle*, on admet une *névrose* (?), évoluant pour son propre compte.

Les recherches histologiques ont-elles pu établir une distinction entre celle-ci et celle-là ? Existe-t-il des lésions cérébro-spinales propres à l'épilepsie, pouvant expliquer les symptômes et la marche de cette affection ?

Les premières constatations sont dues à Chaslin (1889). Cet auteur trouva des altérations diversement réparties sur la surface cérébrale, avec de grandes régions indemnes. Ces lésions existaient principalement sur les olives et la corne d'Ammon, et consistent en une *prolifération des faisceaux de la névroglie*.

Cependant dans la thèse de Buchholz (1885), il est déjà question d'une *pullulation des cellules névrogliques* avec lésions secondaires des autres éléments de la substance corticale.

Bleuler (1898) constate fréquemment une *induration spéciale de la substance corticale* à laquelle correspond microscopiquement une *augmentation qualitative et quantitative de la névroglie.*

Les découvertes d'Alzheimer (1898) diffèrent peu de celles de Chaslin dont les méthodes de recherches étaient pourtant moins perfectionnées.

Voici ses conclusions :

1° *Diminution de la substance nerveuse* de l'écorce.

2° *Hypertrophie de la névroglie*, suivant le mode de développement normal de cette substance, avec ratatinement des noyaux et adipose des corps cellulaires.

3° Destruction d'une quantité appréciable de cellules ganglionnaires.

4° Pas de modifications nettes dans les vaisseaux.

5° Les lésions s'étendent à toute l'écorce ; la corne d'Ammon ne semble pas plus atteinte que le reste.

Weber (1901) a tiré plus récemment les conclusions suivantes de ses recherches histologiques *relativement à l'étiologie de l'épilepsie :*

1° Les épilepsies *précoces* (héréditaires ou acquises dans la jeunesse) présentent une altération diffuse de l'écorce cérébrale, consistant principalement en la formation d'un feutrage, d'une *panne de gliose sous-piale*, dont la structure est analogue à celle de l'écorce (Chaslin, Alzheimer, Buchholz...) ; *un épaississement moyen, conjonctif, des parois vasculaires* avec *destruction des éléments nerveux.*

2° *L'abondance* de ces altérations est *proportionnelle à l'ancienneté de la maladie.*

3° Les lésions des épilepsies *symptomatiques précoces* ne diffèrent pas de celles des autres épilepsies précoces. L'hystéro-épilepsie se rattache à cet égard, dans la plupart des cas, à l'épilepsie vraie.

4° Dans les épilepsies *tardives,* souvent même lorsque le cerveau paraît intact au premier abord, on trouve des lésions graves de l'écorce : prolifération de la névroglie, altérations grossières des vaisseaux et de la structure normale de l'écorce. *Le degré de ces lésions est d'autant plus élevé que le processus est plus ancien.*

5° Pour que des symptômes épileptiformes dépendant d'une lésion cérébrale localisée puissent être considérés comm *épilepsie vraie,* il faut que les recherches anatomiques démontrent une altération plus ou moins développée de *toute l'écorce cérébrale.*

Les altérations histologiques offrent-elles quelque rapport avec la marche clinique de l'épilepsie ? Oui, dit Weber, dont on lira avec intérêt les conclusions qui se rapportent à cette question :

1° *Les altérations récentes du système vasculaire ou des cellules* (hémorragies, œdèmes...) *appartiennent à tous les stades de l'épilepsie,* et expliquent en partie les symptômes d'excitation et de paralysie observés à ces diverses périodes dans le domaine des organes moteurs, respiratoires et vaso-moteurs.

2° Les proliférations névrogliques sous forme de *cellules en araignées* de tout âge, *les formations cellulaires des parois vasculaires* se rencontrent lorsque *des attaques répétées* d'épilepsie sont survenues plus ou moins longtemps avant la mort.

3° Une *hypertrophie considérable de la névroglie,* surtout sous forme de faisceaux régulièrement disposés : un *épais-*

sissement conjonctif des parois vasculaires et une *diminution de nombreux éléments nerveux* est l'expression anatomique d'un processus morbide épileptique *de longue durée*
aboutissant progressivement à la *démence.*

4° *L'association diffuse de toutes ces lésions* du type
paralytique peut se rencontrer également dans *les épilepsies
à marche rapide et progressive,* dans lesquelles on ne trouve
pas une altération plus grossière, aiguë, de l'écorce cérébrale.

Contrairement à l'opinion de Chaslin, les auteurs cités
croient que les lésions nerveuses précèdent les altérations du
tissu conjonctif.

Ce dernier est-il comparable en structure et en fonction au
tissu conjonctif général?

Il existe, dans les centres, deux sortes de tissu conjonctif :
la *névroglie* d'origine ectodermique, que sa structure comme
son origine rapprochent étroitement des éléments nerveux
nobles ; le *tissu conjonctif ordinaire,* d'origine mésoder-
mique, qu'on rencontre autour des vaisseaux.

Nous venons de voir que les altérations portent surtout sur
la névroglie, ce qui s'expliquerait assez facilement, si l'on
admet avec Alzheimer et Weber, que les cellules nerveuses
sont les premières atteintes.

Ces altérations (gliose), sont-elles de même nature que
celles qu'on rencontre dans la névrite interstitielle (cellulite)?
Chaslin (opinion verbale) pense que ces lésions ne sont pas
comparables, parce que les deux tissus sont d'origine, de
nature et de localisation différentes. S'il était démontré (cliniquement) cependant qu'on peut agir sur la gliose avec le
même succès que sur la cellulite, au moyen d'excitations et
de manœuvres périphériques, quel que soit du reste le mode
d'action de ces dernières (mécanique ou réflexe), il n'y aurait

peut-être pas lieu d'attacher une importance pratique à cette distinction, d'autant plus que l'on trouve dans les centres du tissu conjonctif (péri-vasculaire) du type ordinaire, que l'évolution eutrophique de ce tissu aurait une répercussion sur la circulation cérébrale, circulation dont les troubles ne sont pas sans influence héréditaire ou acquise sur le développement de l'épilepsie.

Théoriquement, si l'on voulait au moyen du massage, enrayer la marche de la névrose dont il s'agit, il faudrait malaxer les tissus extérieurs du crâne et de la nuque, de façon à stimuler l'innervation et la circulation intra-craniennes. Encore n'est-ce pas sur le résultat de quelques cas isolés qu'on pourrait tabler pour conclure à l'action favorable de cette thérapeutique, car on sait combien est déconcertante l'évolution clinique de l'épilepsie [1]. Certains sujets présentent deux ou trois attaques, une seule même, dans le cours de leur existence; il est facile, dans ce cas, d'attribuer à la médication un succès dont l'honneur ne lui revient à aucun titre. Mais ces tentatives sont très légitimes.

La kinésithérapie pourrait intervenir d'une façon moins hypothétique dans certains *équivalents* de l'épilepsie (moteurs. sensitifs, vaso-moteurs, viscéraux, sensoriels), rattachés plus ou moins légitimement à la névrose comitiale. Outre son action symptomatique dans ces cas, il serait intéressant de voir jusqu'à quel point les résultats pourraient influencer favorablement la marche de la maladie elle-même.

1. Le Dr Tschudnowski, de Paris, a rapporté à la Société de Kinésithérapie deux cas d'épilepsie essentielle traités efficacement par les mouvements gymnastiques et le massage des épaules, de la nuque, du crâne et du cou (*La Pratique des Agents physiques*, mai 1911, 6, rue Antoine-Dubois, Paris). D'autre part, le Dr Hartenberg a présenté à la Société de Psychiatrie deux cas traités et guéris (depuis deux ans et un an) par la galvanisation cervicale. On sait que notre collègue préconise également cette méthode contre la céphalée dite musculaire. (Voir la Table des auteurs.)

Maladie de Parkinson. — La maladie de Parkinson est encore rangée parmi les névroses, bien que de tous côtés les chercheurs aient signalé des lésions des cellules des cornes antérieures, des altérations dans la moelle, dans les nerfs périphériques, la protubérance, etc.; mais la diversité même de ces lésions est cause qu'on ne saurait en faire état pour une base anatomo-pathologique.

Le traitement se ressent naturellement de cette incertitude fondamentale; il est jusqu'à présent purement palliatif des deux grands symptômes parkinsoniens, la *rigidité muscu-laire* et le *tremblement*. Ce dernier est vraisemblablement sous la dépendance de l'autre. C'est par conséquent la rigi-dité des muscles qu'il faut essayer d'améliorer, d'autant plus que le tremblement peut, jusqu'à un certain point, être inhibé par les malades.

La rigidité musculaire parkinsonienne est caractérisée par l'*hypertonie musculaire, prédominante dans les muscles fléchisseurs*. Elle a pour conséquence, outre les modifications dans l'expression de la face et dans l'attitude de la station assise, des *troubles de la marche*.

Deux indications se présentent donc :

1º Combattre l'hypertonie musculaire ;

2º Rééduquer les mouvements, et particulièrement ceux de la marche.

La première de ces indications est réalisée, au moins en partie, par les mouvements passifs et la gymnastique active.

Les mouvements passifs sont reposants pour le sujet, dont la musculature est toujours en défense. Les malades cher-chent d'eux-mêmes des attitudes qui les détendent. Ces exercices peuvent sans inconvénient être appliqués plusieurs fois par jour de la façon suivante : le sujet étant couché dans son lit, on soulève un membre inférieur jusqu'à une certaine hauteur, puis on le laisse retomber. La même manœuvre est pratiquée pour les membres supérieurs, le sujet étant assis. On apprend ainsi au parkinsonien à relâcher son tonus musculaire, mais il faut se garder de lutter contre la contracture, ce qui ne ferait que l'aggraver en élevant la tonicité.

Friedländer (de Wiesbaden) a observé plusieurs améliorations consécutives au traitement gymnastique. Aux mouvements passifs ci-dessus décrits (qu'il appelle *mouvements de chute*), seuls employés au début pour tâter le malade et rééduquer sa passivité, il associe bientôt la *gymnastique active*, qui consiste dans le cas présent en *flexion passive* suivie *d'extension active*. L'emploi des exercices actifs est basé sur ce principe, que les malades peuvent inhiber jusqu'à un certain point leur tremblement et leur rigidité, d'une part au moyen de mouvements actifs, d'autre part en concentrant leur attention. L'exercice peut augmenter cette capacité. « La gymnastique active des extenseurs est indiquée, parce qu'elle combat la rigidité musculaire et les anomalies de maintien créées par elle, en favorisant une sorte d'inhibition corticale réflexe agissant sur les fléchisseurs étendus passivement. » En outre, la contraction active des extenseurs tend à favoriser une contraction de leurs antagonistes les fléchisseurs (Sherrington, Hering, Mann), les faisceaux excitateurs des agonistes naissant au même point de l'écorce cérébrale que les modérateurs des antagonistes, et suivant le même parcours.

L'extension active doit se faire avec une légère résistance. Répéter les exercices plusieurs fois par jour, mais ne pas les faire exécuter plus de quatre ou cinq fois dans la même séance. Il importe avant tout de ne pas fatiguer les malades.

Le massage (effleurage et pétrissage doux) est indiqué en

outre à plusieurs titres : comme sédatif, pour combattre les
douleurs rhumatoïdes dont se plaignent certains sujets, et
pour augmenter la tonicité musculaire dans les groupes en
hypotonie.

La rééducation des mouvements, des attitudes et de la
marche est basée sur les mêmes principes *généraux* que
dans les autres affections où elle est indiquée : séances
courtes, progressives, fréquentes ; débuter par l'éducation
des attitudes, puis faire exécuter les mouvements usuels, en
commençant par les plus simples ; que le malade se sente
toujours assuré de ne pas tomber ; lui rendre sa confiance en
lui-même (consulter le fascicule : Rééducation motrice).

Crampes professionnelles. — Les crampes professionnelles
participent à la fois des *névroses*, des *algies* et des *myopathies*, ce qui rend leur classification malaisée. Le terme qui
leur convient le mieux est celui de *dyskinésie*, et cette affection n'est pas plus spéciale aux écrivains, pianistes ou violonistes que la claudication intermittente n'est l'apanage exclusif
des champions pédestres ou des facteurs ruraux. C'est en effet
une dyskinésie, une difficulté des mouvements spéciaux qui
nécessitent l'intervention des groupes musculaires directement ou indirectement appelés à l'exécution d'un acte déterminé.

Mais cette dyskinésie ne revêt pas exclusivement la forme
de *spasme*, de *contracture* ; elle consiste souvent en une
impotence, une sorte de *paralysie*. De plus, elle ne survient
pas toujours progressivement, sous forme d'accès de plus en
plus fréquents constituant à la longue une infirmité permanente. Une fatigue, une préoccupation, d'autres causes plus
obscures la font éclore subitement, sans que le travail pro-
fessionnel ait été plus considérable que d'habitude. Elle est

accompagnée de *tremblements* dans le membre supérieur ; la *douleur* spontanée peut faire défaut.

Névrose par ses caractères étiologiques, *algie* par ses symptômes subjectifs, *myopathie* par sa localisation, la « crampe des écrivains », pour la qualifier d'une de ses étiquettes, appartient aussi à la classe des *affections cellulitiques*, par les points douloureux que l'exploration des téguments du membre supérieur permet de dépister.

Le Suédois Gottlieb est le seul auteur qui parle de *cellulite chronique diffuse,* et son compatriote Norström rapporte, parmi les siennes propres, une observation de malade guéri par ce praticien. Je partage absolument leur façon de voir au point de vue de l'étiologie et du traitement, c'est-à-dire que la crampe des écrivains implique souvent l'existence de foyers cellulitiques disséminés dans la main, le bras, le thorax et l'épaule ; que le traitement de ces foyers peut amener, mais pas toujours, la guérison de l'infirmité. Mon opinion ne diffère de la leur que sur un détail : en l'absence de nodosités « myopathiques », ils concluent à l'absence de cellulite. Or je n'ai trouvé dans les deux cas que j'ai traités l'an dernier par la méthode de pétrissage cutané, aucune trace apparente d'infiltration ou d'induration. Le siège habituel de ces nodosités n'en était pas moins douloureux ; l'un des malades guérit. Il avait été sujet, en apprenant à jouer d'un instrument à cordes, à des crampes douloureuses qu'il localisa d'abord dans les muscles de l'éminence thénar et dans la région palmaire et l'articulation trapézo-métacarpienne. Une pression exercée à ce niveau provoquait en effet une douleur sourde, que le pincement de la peau sus-jacente transformait en une sensation pénible, comparable à une piqûre. Dans la suite, il fut atteint, au cours d'un voyage fatigant, de crampe des écrivains.

Sans nous attarder davantage à la discussion théorique, et constatant que les autres traitements ne donnent que des échecs ou des résultats incomplets ou inconstants, nous recommandons la kinésithérapie dans les crampes professionnelles sous les formes suivantes :

1° Exploration du tégument (main, bras, épaule, thorax).

2° Pétrissage des parties molles, et plus spécialement des points douloureux sis dans la peau, qu'il y ait, ou non, des indurations.

3° Mouvements passifs des doigts, du poignet, de l'avant-bras, et du bras. Plus tard, mouvements à résistance.

4° Repos de la fonction, jusqu'à ce que les points douloureux aient à peu près disparu.

5° Traitement général des autres foyers de cellulite répartis en dehors des régions ci-dessus indiquées.

6° Recherche et suppression si possible, des causes morales ou physiques étiologiques.

Tics convulsifs. — N'ayant aucune observation personnelle ou autre de *tics* traités par la kinésithérapie, je ne saurais rien écrire de bien utile à cet égard aux praticiens.

Norström cite un cas de névrite du facial avec tic convulsif guéri par lui : il s'agissait évidemment d'un trouble spasmodique consécutif à la névrite, et disparaissant avec la cause.

Je relate également (voir : Organes des sens) un cas *personnel* de kératite compliqué de blépharospasme guéri en huit séances par le massage de la joue. Mais ce ne sont pas là des cas typiques de tics convulsifs, apparaissant dans la première enfance et marchant progressivement vers l'aggravation. Il serait intéressant de chercher si ces spasmes sont dus à une irritation des nerfs périphériques par névrite interstitielle (cellulite), auquel cas le traitement neuro-dermique aurait évidemment de grandes chances d'aboutir à un succès.

Le massage a été employé par les oculistes dans le tic palpébral (voir : Organes des sens).

Migraine. — La distinction de la migraine vraie des autres algies des régions orbito-temporales et vertico-occipito-cervicales est peut-être question de pure théorie. Au point de vue pratique, elle n'a aucune importance. Les traités de nos maîtres s'étendent volontiers sur l'historique et la symptomatologie, mais le chapitre du traitement n'est guère encourageant. La kinésithérapie compte de nombreux succès à son actif.

D'abord, quelle définition donne-t-on de la *migraine vraie ?* C'est une affection à crises relevant vraisemblablement de la diathèse arthritique, caractérisée par un syndrome comprenant toutes les formes réactionnelles nerveuses, mais où prédominent l'algie cranio-faciale et les symptômes dyspeptiques.

Comme beaucoup de définitions, celle-ci n'est pas parfaite : elle ne mentionne pas la cause, la pathogénie, et le substratum anatomique de la migraine, toutes questions non encore résolues.

Les ouvrages classiques ou autres renferment des assertions dont on peut vérifier ou infirmer l'exactitude par l'expérience que donne un examen et un traitement quotidiens. Voici quelques exemples :

« Chaque accès est séparé de celui qui le précède et de celui qui le suit par un intervalle de santé parfaite. » Pas toujours.

« On hésiterait à appeler migraines des crises douloureuses trop rapprochées et se répétant avec une pareille régularité. Les accès les plus rapprochés, selon Lasègue, sont hebdomadaires. »

J'ai observé un cas de migraine revenant trois fois par semaine, un autre quatre fois par semaine et dont un accès dura dix-huit jours.

« Les points de Valleix n'existent pas. » Erreur, ils existent dans la migraine comme dans les autres algies.

« On a noté une *douleur cervicale* attribuée par Dubois-Reymond à la sensibilité des ganglions sympathiques. »

Norström, Hartenberg ont également trouvé les ganglions du sympathique cervical tuméfiés et douloureux.

« La douleur peut manquer. » Quelque bizarre que semble au premier abord cette assertion, il m'a été donné de la vérifier dans un cas, où les seuls symptômes existant se trouvaient être le scotome, l'amblyopie, des vertiges et des nausées.

« Lasègue se refuse à tout rapprochement entre la migraine, l'asthme et l'épilepsie. » Une de mes malades avait une sœur épileptique : était-ce coïncidence pure ?

« Si, malgré un examen approfondi, on ne trouve rien (entendez : pas de noyaux d'induration) dans le front, dans le cuir chevelu, dans les muscles de la nuque ou dans l'épaisseur du bord externe du trapèze, il est inutile de faire du massage ; on va au-devant d'un insuccès. » Ce dernier aphorisme est de Norström.

J'ai traité un nombre de névralgies, qui sans être comparable à celui de mon distingué confrère, dont la pratique est beaucoup plus longue, est cependant suffisant pour me permettre de discuter cette assertion. Aux observations contraires à sa thèse il ne manquera pas d'objecter que si mes malades ont guéri, c'est qu'ils avaient des nodosités que je n'ai pas su découvrir. Je pourrais lui répondre qu'on peut, par un pétrissage énergique, créer des nodosités là où il n'en existait point. Le reproche a été fait. Mais sur ce terrain la discussion perdrait son caractère scientifique et courtois, mieux vaut faire observer que la découverte des noyaux serait extraordinairement facile chez certains sujets tellement émaciés que la moindre irrégularité de leur peau ou de leurs muscles serait perceptible aux doigts les moins exercés. Ce qui est vrai (et la remarque a été faite par Cornélius, de Berlin), c'est que souvent le doigt posé sur un point douloureux y détermine instantanément une petite saillie, à tel point que, lorsque ce phénomène existe, on est certain de trouver là un point douloureux avant d'en être prévenu par le malade. Mais cette saillie n'est pas autre chose qu'une *contracture musculaire localisée et circonscrite,* qui disparaît au bout de peu d'instants, à moins qu'on ne s'acharne à la pétrir énergiquement, auquel cas elle persiste sous forme d'un œdème traumatique. Je ne suis pas suspect en la matière, ayant assez bataillé pour faire admettre la cellulite nodulaire, et éprouvant à l'égard de Norström, que je n'ai jamais vu, une estime justifiée par son habileté et son savoir. Mais en conscience, je crois que les muscles sont bien innocents de toutes les tumeurs qu'on y découvre trop facilement, et qu'il faut chercher dans le tissu *cellulaire* les noyaux *cellulitiques.* S'ils n'y sont pas, cela empêche-t-il qu'il y ait des altérations microscopiques, des phénomènes de neuro-constriction et de neuro-dilatation, suffisants pour expliquer les troubles de la sensibilité et autres ?

Passons aux faits. Je citerai deux observations de migraineuses traitées manuellement, non pas tant pour faire apprécier une méthode particulière que pour montrer les phases du traitement, ses difficultés, sa durée variable et ses terminaisons différentes, suivant les cas.

Succès rapide, brillant, mais qui ne durera pas, à mon avis, dans un cas ; amélioration lente, progressive, continue, dans l'autre. Ne peut-on expliquer par le caractère des sujets ces résultats si différents ? L'un, vraie girouette, ne tient nul compte des bons conseils ; les impressions psychiques glissent sur son cerveau et ne laissent pas de traces. En serait-il de même des impressions tactiles ? L'autre, sérieux, parvenu par un travail acharné à une aisance qu'il a payée de sa santé, réagit lentement aux excitations nerveuses périphériques ; mais il en garde la trace et sa guérison, même si elle ne doit pas être complète, persistera.

Observation I. — Mlle X..., quarante ans, *rhinite hypertrophique spasmodique* et *migraine*.

L'une et l'autre existent depuis au moins vingt-cinq ans et n'ont fait qu'augmenter par suite du surmenage physique et intellectuel de la malade, sage-femme et herboriste, ayant une clientèle très étendue. Depuis l'âge de seize ans, elle a gaspillé ses forces, travaillant la nuit pour préparer ses examens et vaquant le jour à son commerce. La santé se maintient bonne en apparence jusque vers la fin de l'année 1910. A cette époque, des troubles psychiques viennent se joindre à une grande fatigue ; insomnie, anorexie, diarrhée, asthénie corporelle et cérébrale, amnésie, céphalalgie. Craignant de perdre sa clientèle, Mme X..., décidée du reste à vendre son commerce et à quitter sa profession, me demande de la soigner pour la mettre au moins en état, dit-elle, de liquider avantageusement ses affaires.

Mère bronchitique albuminurique (morte quelques mois plus tard d'urémie) ; une sœur sujette à des crises comitiales.

L'état actuel est le suivant :

Tube digestif : météorisme, dilatation gastrique, spasme et contraction, dilatation et parésie segmentaires du côlon ; habituellement diarrhée.

Organes génitaux : en bon état ; règles normales, précédées d'une crise migraineuse.

Musculature et squelette : faibles ; poids corporel : 45 kilogrammes ; thorax peu développé : un peu de rachitisme.

Circulation : organes en bon état ; arythmie cardiaque intermittente, de cause gastrique, diaphragmatique et névropathique.

Système nerveux central et périphérique : diminution marquée de la coordination des idées, de la mémoire (ne peut plus faire une addition) ; insomnies fréquentes ; se réveille *tous les matins* avec une céphalée qui augmente dans la journée (céphalée en casque) ; algies précordiales, épigastriques et dorsales. Crises migraineuses, accompagnées de vomissements, de nausées et de vertiges, ayant été *quotidiennes* à une certaine époque, revenant actuellement deux ou trois fois la semaine ; crises de rhino-conjonctivite spasmodique (8 à 10 mouchoirs par jour), provoquées par des causes multiples, les unes inconnues, les autres connues et redoutées (odeurs), entretenues peut-être par la profession (herboriste). La marche amène de la fatigue au bout de quelques minutes, surtout par grand vent. Influence barométrique très marquée sur l'état général et local. Lecture, écriture et travail cérébral quelconque devenus impossibles.

Début du traitement : décembre 1910. Je prévois environ *un an* de soins, avec intervalles de repos.

La première période s'étend de décembre 1910 à avril 1911 et se compose exclusivement de *malaxation de la peau*, avec *quelques mouvements passifs* (flexion et extension de la jambe, respiration passive). Dans la malaxation cutanée sont compris la recherche et le traitement des points douloureux de la face (sus-orbitaires, palpébraux supérieurs et inférieurs, sous-orbitaires, malaires), du crâne (vertex, occiput), du rachis (points para-vertébraux), du thorax (sous-claviculaires, parasternaux, intercostaux, sous-mammaires), de l'épigastre, des jambes. Dans la position couchée ventrale, la flexion de la jambe sur la cuisse détermine de fortes douleurs dans la face antérieure de la cuisse (névralgies crurales). La malaxation du thorax et des flancs provoque un chatouillement très pénible qui ne disparaîtra qu'au bout de quatre mois !

En avril, les crises de rhinite et de migraine se sont beaucoup espacées, mais une grippe d'abord (janvier), puis un deuil (février) ont provoqué des rechutes passagères et retardé l'amélioration. La malade dort des nuits entières : elle est en état de liquider avantageusement sa maison. Les algies du tronc et des jambes sont en voie de disparition ; celles du crâne et de la face subissent encore des exacerbations périodiques. La flatulence, le météorisme persistent, quoique diminués ; la diarrhée a fait place à la constipation. Départ pour les vacances : cinq mois d'absence.

En octobre, reprise du traitement. Les crises de migraine et de rhinite ont été très espacées pendant l'été, de quinze en quinze jours environ. La marche était encore pénible ; l'appétit est meilleur. Continuation du massage ; mouvements à résistance ; gymnastique viscérale.

En février 1912, l'état est bien meilleur : une seule crise depuis le nouvel an ; la constipation a disparu. Pas de coryza depuis deux mois. Persiste un endolorissement de la peau du crâne que je ne traite plus depuis une crise très douloureuse survenue après un massage général et trop énergique de la tête. La malade a retrouvé sa gaieté, son entrain, lit, écrit et travaille. Je n'ai à aucun moment constaté de modifications appréciables dans le tégument, à l'exception d'une induration occupant toute la région sourcilière droite, plus marquée les jours de migraine, disparue avec les crises.

Cessation du traitement en avril. En mai, la malade part pour la campagne, dans un état de santé parfait.

OBSERVATION II. — Mme Y..., dont j'ai guéri la fille d'une diarrhée nerveuse datant de vingt ans, est atteinte de migraine depuis sa première enfance. Toute petite, elle se plaignait déjà de « bobo à tête ». Âgée de quarante-huit ans. Sa céphalée présente nettement le caractère migraineux, avec dyspepsie, vertiges, vomissements. La mère de Y... a souffert toute sa vie de névralgies ; le père, mort de congestion cérébrale, était névralgique et rhumatisant : sœur migraineuse ; fils acnéique ; fille nerveuse.

La crise débute par une vaso-constriction généralisée (glacée des pieds à la tête), une lourdeur sur les yeux, une douleur sourde à la nuque, remontant vers le vertex ; puis surviennent des nausées, des vomissements. Ces derniers persistent quelquefois pendant six à huit heures. L'accès commence à cinq heures du matin, dure vingt-quatre heures. L'intestin fonctionne habituellement bien. Il existe pourtant une certaine parésie. Vers la fin de la crise, le *casque s'ouvre*, le vertex devient indolore, la nuque et les yeux restent endoloris, même pendant l'intervalle des accès. Contrairement aux opinions classiques (Brissaud), les crises chez cette malade augmentent avec l'âge : au début, une crise par mois ; actuellement, *quatre par semaine*. Ménopause.

Chez cette malade, beaucoup plus *nerveuse exubérante* que la précédente, moins intelligente aussi, plus superficielle, le succès a été aussi rapide que brillant. Commencé en février 1911, cessé en avril, il n'a compris que 33 séances. La première a fait disparaître les douleurs qui n'ont reparu que onze jours après, très modérées. Après la treizième, Y... va au théâtre, se couche à une heure et demie et n'as pas de douleurs le lendemain. Celles-ci reviennent aux règles de mars et disparaissent avec elles. Malgré mes instances, la malade cesse de venir, se jugeant guérie. J'ai appris depuis qu'il y avait eu de fortes crises en janvier 1912 (théâtre, visites, confiseries), mais que l'amélioration se maintenait, quoique moins complète qu'au début. Hygiène alimentaire détestable ; tachyphagie familiale, qu'on peut incriminer dans la migraine maternelle, la diarrhée de la fille et l'acné du fils.

CHAPITRE VII

MALADIES DES ORGANES SENSORIELS

Maladies des yeux. — Le massage en oculistique remonte à la plus haute antiquité. A l'époque d'Hésiode, le *lèchement des paupières* était de pratique courante dans les temples d'Esculape ; il s'est même perpétué en Grèce jusqu'à nos jours. Pratiqué autrefois par des chiens, le massage lingual est fait actuellement par des enfants choisis de préférence dans la famille du malade[1]. Les anciens connaissaient trois formes de massage :

1° Le massage de l'œil au moyen des paupières ;

2° Le massage des paupières ;

3° Le raclage de la conjonctive.

Ces trois modes de traitement sont encore usités, le dernier sous le nom de *massage traumatique* (Dʳ Jocqus).

Le massage des yeux se fait *avec* ou *sans* médicaments. Le premier est employé contre le *blépharospasme* (Abadie, Jocqus), *l'embolie de l'artère centrale de la rétine*, et pour hâter la *maturation de la cataracte*.

Pour le massage médicamenteux, on se sert de poudres et de pommades variées. Il a donné de nombreux succès, alors que le médicament seul avait échoué. Les indications sont :

---

1. Nous empruntons ces détails, et d'autres encore, à la thèse du Dʳ Gieure, faite dans le service de M. le Dʳ Jocqus (*Du massage oculaire*, Paris, 1896).

la *conjonctivite* et la *kérato-conjonctivite phlycténulaire,* le *catarrhe printanier,* les *ulcères de la cornée,* la *conjonctivite croupale, diphtérique* (Darier, Jocqus, Grandclément, Pagenstecher, Klein, Baldinger, Withehead, Dantziger, Costomiris, Parenteau, etc.).

La technique consiste à introduire la poudre ou la pommade entre les paupières, et à exercer de légères frictions, de une à cinq minutes de durée moyenne.

Le massage traumatique est dirigé contre les conjonctivites folliculaires et les granulations ; il peut être précédé ou non d'un brossage préliminaire.

Voici à titre d'indication, la relation d'un cas de kératite récidivante, qu'après échec du massage général destiné à remonter l'état du sujet, j'eus l'idée de traiter par la malaxation légère des tissus de la joue, du côté malade.

En janvier 1909, le Dr Beauvois m'envoya une jeune fille de quinze ans, atteinte de kératite récidivante, avec photophobie, larmoiement et occlusion de la paupière de l'œil droit. La malade ne pouvait ouvrir l'œil depuis trois mois. L'affection locale avait amené progressivement, par suite des contractures secondaires, de l'asymétrie faciale, l'inclinaison de la tête sur l'épaule droite, l'élévation de cette épaule, la voussure du dos et une déviation du rachis.

Je fis, pendant un mois, un traitement correctif des attitudes vicieuses, de la gymnastique respiratoire et du massage abdominal et général. Résultat très appréciable au point de vue général, nul pour l'affection oculaire.

Laissant alors de côté la thérapeutique suivie d'abord, et me souvenant des effets manifestement favorables obtenus dans le coryza spasmodique par le massage facial (Jacquet), je pratiquai la malaxation des tissus superficiels du visage, du côté de la lésion oculaire, et telle que je l'emploie dans les névralgies faciales, sans toucher aux paupières ni au globe oculaire.

L'expérience chez ma malade fut concluante, comme l'indique l'observation rédigée par M. le Dr Beauvois :

Mlle B. D..., âgée de quinze ans, a eu de nombreuses poussées de kératite sur les deux yeux, depuis cinq ou six ans. Je l'ai soignée en 1904 à la Clinique Galezowski. Ces poussées de kératite disséminée avaient laissé des taies centrales et paracentrales diminuant considérablement la vision. Elle est revenue me consulter en novembre 1908 pour une rechute de l'œil droit. Je constate à cette date une kératite intense caractérisée par une perte de substance cornéenne avec vaisseaux sanguins nombreux, conjonctivite et photophobie. Cette poussée sembla céder à l'atropine et aux compresses chaudes, puis récidiva. Après un mois de traitement, la malade ne pouvait pas encore ouvrir l'œil et l'adjonction au traitement local de frictions mercurielles, puis d'arsenic, n'avait donné aucun résultat appréciable.

C'est alors que je l'adressai au Dr Wetterwald afin de tenter une cure générale. Le massage général pratiqué pendant plusieurs semaines ne semblait apporter aucune amélioration (17 février 1909). Quand je revis la malade (1er mars), son œil était complètement guéri, la cornée cicatrisée. La photophobie avait disparu, et cet œil, qui était resté fermé depuis trois mois bientôt, était parfaitement ouvert.

J'appris que, sous l'influence de quelques massages locaux, ces phénomènes s'étaient produits rapidement, ne laissant ainsi aucun doute sur la cause de la guérison.

Ces résultats ont été obtenus en huit séances ayant duré chacune de cinq à dix minutes.

L'interprétation que j'ai donnée de cette cure peut se résumer ainsi : l'excitation des filets cutanés de la joue (nerf maxillaire supérieur) s'est transmise par voie réflexe aux nerfs ciliaires (nerf ophtalmique) activant ainsi la nutrition dans leur territoire.

On peut comparer cette action à celle résultant de l'élongation des nerfs pour le traitement des troubles trophiques (méthode de Chipault). Les meilleurs résultats sont obtenus quand on excite le nerf, ni trop près, ni trop loin de la plaie.

Plusieurs malades de tout âge, que je traitais pour des névralgies du crâne, m'ont dit avoir éprouvé de bons effets du traitement au point de vue de l'*accommodation*. Cette amélioration d'une fonction musculaire par le massage de nerfs sensitifs est comparable à la disparition de la fatigue dans les mouvements du bras et de l'épaule à la suite de la malaxation de la peau de ces régions.

Il y aurait lieu peut-être d'utiliser, plus qu'on ne le fait, la gymnastique locale pour le traitement des affections oculaires, suivant en cela l'exemple des Chinois (méthode du Kong-Fou). J'ignore si les oculistes en font un usage fréquent en dehors du traitement du strabisme.

Maladies du nez. — L'action réflexe provenant de l'excitation des nerfs de la joue (maxillaire supérieur) retentit à la fois sur les filets du frontal, du nasal et du lacrymal, et sur les nerfs ciliaires, tous issus de la branche ophtalmique. Ceci nous explique les effets trophiques du massage cutané dans les plaies de l'œil, et ses effets vaso-moteurs et sécrétoires dans les congestions des muqueuses nasale et conjonctive (coryza spasmodique).

L'acte physiologique de respiration joue un rôle important dans la fonction de l'appareil muqueux et glandulaire du nez (voir le fascicule : Maladies respiratoires).

Maladies de l'oreille. — Les otologistes emploient fréquemment la gymnastique et le massage sous forme de *douche d'air*. On trouvera dans leurs ouvrages spéciaux les indications et les modes de ce traitement.

Il faut signaler, à côté de ce procédé classique, une

méthode de *gymnastique auriculaire* qui paraît très rationnelle. Elle a été imaginée et décrite par M. Fernet, de l'Académie de médecine, et consiste essentiellement en une mobilisation active de la peau du crâne et des pavillons des oreilles. Les effets de cette gymnastique, qui exige un véritable entraînement et constitue une éducation de certains mouvements que les animaux possèdent à un haut degré, se font sentir jusque dans l'oreille moyenne et probablement aussi sur les terminaisons nerveuses intra-labyrinthiques. M. Fernet a constaté sur lui-même une amélioration très notable de la fonction auditive à la suite de ces exercices méthodiquement pratiqués[1].

1. *Semaine médicale*, 15, mars 1911.

TABLE DES AUTEURS

A

Abrams A. — *Spondylotherapy*. Philopolis Press, S. Francisco, 3ᵈ edition 1912.

Achard (prof.) et **E. Feuillié**. — *Sur la résistance leucocytaire*. Société de Biologie, 28 déc. 1907.

Albahary. — *Le mécanisme nerveux dans le processus nutritif*, Paris, 1911. Maloine.

Alzheimer. — *Ein Beitrag zur pathol. Anatomie der Epilepsie*. (Contribution à l'anatomie pathol. de l'Epilepsie). Monatsschrift f. Psychiatrie u. Neurologie. Berlin 1898, Bd IV, 345-369.

B

Babinski. — *Ma conception de l'Hystérie*. Société de l'Internat, 28 juin 1906.

Babonneix. — *La Chorée, maladie organique*. Répertoire de méd. internat. octobre 1911.

Bécus G. — *L'éducation physique des arthritiques*. La pratique des Agents physiques, mai 1910.

Bendix. — *Zeitschrift f. Klin. Medizin* 1894. Bd XXV, 303.

Benoît et **Camus**. — *Sur un cas de maladie de Dercum*. J. des Praticiens, 3 fév. 1912.

Bérard et **Destot**. — *Polyarthrite tuberculeuse déformante*. Congrès de chir. Paris 1897.

Von Bergmann. — *Le trait. diét. et physioth. de l'obésité*. IIIᵉ Congrès intern. de physioth. Paris 1910.

Berne. — *Le massage*. Paris 1905.

Blache. — *Du traitement de la chorée par la gymnastique* (in Du massage, par N. Laisné) voir Laisné, et Acad. de médecine, avril 1855.

Bleuler. — *Die Gliose bei Epilepsie*. — Münch. Med. Woch. 42 Iahrg, n° 33, 1895.

Bonnet A. — *Traité des articulations*, 1845. — *Thérapeutique des Maladies articulaires*, 1853.

Bouchard (prof.). — *Maladies par ralentissement de la nutrition. — Pathologie générale.*

Bouchardat. — *Annales de thérap.*, 1865, XXV.

Bourcart. — *Trait. de l'append. aiguë et chr. par le massage vibr. manuel.* Arch. gén. de Kinésith. (anc. Revue de Cinésie). mai 1909.

Bourcart et Widé. — *Traité de gymnastique médicale suédoise.* Genève 1898, H. Kündig ; Paris, Félix Alcan.

Brissaud (prof.). — *Traité de médecine Brouardel et Gilbert.* Paris 1902, Baillière.

Buchholz. — *Ueber die chron. Paranoia bei epilept. Individuen.* Thèse, Leipzig 1885.

Bum. — *Wiener med. Presse* 1893, XXXIV, n° 1.

<h2 style="text-align:center">C</h2>

Camus et Benoit. — Voir Benoît.

Castaigne et Rathery. — *Le diabète, la goutte, l'obésité.* Paris 1912, Poinat.

Cautru. — *IIe Congrès de Physioth.* Rome 1907.

Cazalis. — *Contribution à la pathogénie de l'arthritisme.* Paris 1895, Doin.

Chaslin. — *Comptes rendus de la Sté de Biologie*, Série 9, 1, 1889. Arch. de méd. expérim, 1891, 3.

Chéron. — *Pathogénie et traitement de la chorée.* Gaz. des Hôp. 1896, n° 150.

Cornelius. — *Nervenpunkte.* — *Die Nervenpunktlehre*, Leipzig 1909. G. Thieme.

Coste. — *L'Éducation physique en France.* Paris et Limoges, Charles-Lavauzelle.

Cyriax. — *The Elements of Kellgren's manual treatment.* London 1903.

<h2 style="text-align:center">D</h2>

Dagron. — *Massage des membres.* Paris 1905, Steinheil.

Dally N. — *Notice sur la Cinésie.* Paris, Germer Baillière, 1861. *Cinésiologie.* Paris, Germer Baillière, 1857.

Dally E. — *Plan d'une thérapeutique par le mouvement fonctionnel.* Thèse de Paris 1859.

Dausset. — *La cure de rajeunissement de Wetterwald*. La Pratique des agents physiques, n° 11, novembre 1910.

Dercum (prof.). — *Adipose douloureuse*. Philadelphie 1888. Pour la bibliographie du Syndrôme de Dercum, consulter *Les Névralgies* de Wetterwald, chez Vigot.

Deschamps. — *Traitement de la panniculite abdominale et des névralgies cellulitiques.* IIᵉ Congrès de Physioth. des Médecins de langue française. Paris 1909.

Destot et **Bérard**. — Voir BÉRARD.

E

Ekgren. — *Der Albumengehalt der Nephritiker unter dem Einfluss der massage*. Deut. med. Woch, 1902, XXVIII, 27 feb.

Eulenburg A. — *Bewegungstherapie bei Gehirn u. Ruckenmarcks krankheiten. Gymnastique dans les maladies du cerveau et de la moelle*. Deut. med. Ztg. 1897, XVIII, n°ˢ 36 et 37.

F

Famenne. — *Le travail manuel agent de thérap. phys.* IIIᵉ Congrès intern. de Physioth. Paris 1910.

Fedorow. — *Massage bei Chorea*. Therapeutische Wochenschrift, 1897, n° 28.

Fége A. — *Massothérapie de l'arthrite blennorrhagique*. (Thèse de Paris, 1910, Steinheil).

Fenard H. — *L'Adipose douloureuse*, maladie de Dercum. Thèse de Paris 1911.

Fernet Ch. — *De la Gymnastique auriculaire*. Semaine médicale, 15 mars 1911.

Feuillié. — *Leucopathies*. Paris, Steinheil, 1909.

Fick. — Voir HARTELIUS.

Fiessinger Ch. *La cure de réduction des liquides*. IIIᵉ Congrès intern. de Physiothérapie, Paris 1910.

Friedländer. — *Zeitschr. für physik.* etc., 1907, XI. 468.

G

Garrod Arch. — *Traité du rhumatisme*, 1891.

Gautrelet E. et **H. de Lalaubie**. — *Les troubles généraux de la circulation chez les arthritiques*. Revue des maladies de la nutrition, février 1909.

Gendron A. — *Contributions à l'étude des cellulites.* Gaz hebd. des sc. méd. de Bordeaux, 5 nov. 1911, 28 août 1910.

Georgii. — *Kinésithérapie ou traitement des maladies par le mouvement selon la méthode de Ling,* Paris 1847.

Gieure. — *Du massage oculaire.* Thèse de Paris, 1896.

Grandmaison (de). — *Traité de l'arthritisme,* 1908.

Guermonprez (prof.). — *Gymnastique respiratoire.* Paris 1907, Rousset. — *Etudes sur le traitement des fractures,* Paris, 1906, ibid.

H

Hanot. — cité par Richardière, *in Arthritisme.* Traité de Brouardel, Gilbert et Girode.

Haranchipy. — *Société de kinésithérapie,* 14 févr. 1910. La Pratique des agents physiques, n° 2. Voir aussi HEITZ.

Hartelius. — *Traitement des maladies par la gymnastique suédoise.* Société d'éditions scientifiques, 1899.

Hartenberg V. — *Un nouveau traitement de l'épilepsie par la galvanisation cervicale.* Société médicale du IXe arr., 9 février.— *Les céphalées musculaires.* Presse méd., n° 13, 14 fév. 1912.

Hasebroek. — *Ueber die Behandlung der Angina Pectoris.* Trait. de l'angine de poitrine, Deut. Arch. f. Klin. Medizin, B.d 86.

Head. — Brain, 16, I, 1893, et 24, 345, 1901.

Heckel. — *Grandes et petites obésités.* Paris 1911.

Heitz et **Haranchipy.** — *Gymnastique de résistance et estimation de la fonction circulatoire.* IIe Congrès intern. de Physioth., Paris 1910.

Hirschberg Rub. — *Influence du massage sur la digestion stomacale et sur la diurèse* (Hôp. Cochin, compte rendus des travaux du lab. de thérap. 1889, 194-196). *Massage de l'abdomen* (Bull. gén. de thérap. 1887, CXIII, 241-255).

Hoffa. — *Gymnastik und Massage als Heilmittel.* Berlin 1904 — *Technik der massage.* Stuttgart 1907.

Hogner R. — *On Cellulitis or Pannicultis adiposa.* Medic. Times and Reg., 25 avril 1896.

Huchard. — *Traité des maladies du cœur et des vaisseaux.*

Hutinel (prof.). — *L'obésité chez l'enfant.* J., des Praticiens 2 sept. 1911.

J

Jacquet Luc. et **Jourdanet.** — *Migraine par excitation fonctionnelle.* Revue de Médecine, 10 avril 1909.

Janowski (prof.). — *De la névralgie intercostale.* L'œuvre médico-chirurgical, n° 62, 3 février 1911, Paris, Masson.

Jaworski. — *Un nouveau traitement du tabes.* Paris 1910, Maloine.

Jocqus. — Clinique opht., sept. 1895. — Revue d'hyg. thérap., déc. 1891.

K

Kaisin. — *Essai critique sur la gymnastique suédoise.* Bruxelles 1906.

Keller. — *Einfluss der massage auf dem Stoffvechsel der gesunder Menschen.* (Influence du m. sur la nutrition de l'homme sain.) Correspondenzbl. f. schweiz. Aerzte 1889, XIX, 393-397.

Kellgreen. — *The technic of Ling's system.* London 1890.

Kleen. — *Ueber den Einfluss mechan. Muskel-und Hautreizung auf der arter. Blutdruck. Influence des excitations mécaniques des muscles et de la peau sur la pression artérielle.* Nord. med. Arch. 1888, XX, 10 ; Skand. Arch. f. Phys. 1899, I,

Kouindjy. — Ier Congrès de physiothérapie, Liége 1904. — IIe Congrès int. de physioth., Rome 1907. — *La mécanothérapie comme agent thérapeutique.* Soc. de kinésith. (comptes rendus des séances, 1904). — *Le trait. massothérap. des arthrites tuberculeuses.* Rev. de Cinésie, mai 1906.

L

Labbé Marcel. — *Traitement diététique et physioth. de l'obésité.* IIIe Congrès int. de physioth., Paris 1907.

Lagrange Fernand. — *La médication par l'exercice,* 1904. — *Physiologie des exercices du corps.* — *De l'exercice chez les adultes.* — *Le traitement des affections du cœur par l'exercice et le mouvement.* Félix Alcan.

Laignel-Lavastine. — *Clinique des maladies mentales* (Leçon faite à la), 1912.

Laisné Nap. — *Du massage.* Paris 1868. Masson et fils.

Lancereaux. — *Traité de l'herpétisme.*

Laquerrière et Delherm. — *Exercice électriquement provoqué.* IIIe Congrès intern. de physioth., Paris 1910.

Laurent Em. *Précis d'éducation physique moderne.* Paris 1906, Vigot fr.

Lavielle L. — *L'Arthritisme et son hygiène alimentaire.* Bordeaux 1910.

Lécorché. — *Traitement du diabète sucré.* Paris, Rueff et Cie.

Le Faguays. — *Des états névropathiques du grand sympathique*. Iᵉʳ Congrès de Physiothérapie des médecins de langue française, Paris 1908.

Le Marinel. — *De l'action du massage sur la sécrétion urinaire*. J. de méd. chirurg. et pharmacologie, 1890, XC.

Lejars. — *Les points douloureux appendiculaires*. Sem. méd., 11 mars 1908.

Le Noir. — *L'obésité et son traitement*. Paris 1909, Baillière.

Letulle. — *Gazette médicale*, 1885.

Leven Man. — *Estomac et cerveau*. 1884.

Leven G. — *L'obésité et son traitement*. Paris 1906, Baillière.

Lévy Fern. — *Causes et signes des névralgies faciales*. Gaz. des Hôp., juill. 1906.

Ling. — Voir GEORGII ; LAGRANGE ; ROTHSTEIN ; STAPFER ; WETTER-WALD, etc.

Lobstein. — *Traité d'Anatomie pathologique*. Paris 1833, t. II.

Lœper et Esmonet. — *Points douloureux de l'artère iliaque droite et faux points appendiculaires*. Bull. méd., 28 mai 1910. — *Les algies sympathiques et l'hyperesthésie abd*. Presse méd., 27 avril 1910.

M

Mailland et Poncet. — Voir PONCET.

Malengreau. — *Traitement des arthrites tuberculeuses par le massage et la mobilisation*. Revue de Cinésie. avril 1906.

Massy. — *J. de méd. de Bordeaux* 1892, XXII.

Mauban. — *L'arthritisme*. Paris 1911, in coll. : Les actualités médicales, Baillière.

Méry. — Voir BABONNEIX.

Mesnard R. — *Rhumat. art. chr. progressif traité par le massage et les mouvements*. Comptes rendus de la Soc. de Kinésith., 1900. — *Traitem. des tumeurs blanches par le massage et la mobilisation*. Rev. de Cinésie, mars 1905.

Mitchell W. — *Graisse et sang*. Philadelphie 1907.

Monteuuis. — *Les Abdominales méconnues*. Baillière. — *L'Usage chez soi des bains d'air, de lumière et de soleil*. Paris 1911, Maloine.

De Munter. — *Traitement des névralgies du membre inférieur*. Arch. g. de kinésith. et de physioth., mars 1910. *Le domaine de la kinésith*. Liège méd., 1908, 5 janv.

N

Naegeli Otto. — *Behandlung u. Heilung von Nervenleiden und Nervenschmerzen durch Handgriffe*. Iéna 1899.

Natier. — *Surdité et gymnastique respir.* Soc. de méd. de Paris, 12 juin 1908.

Norström. — *Traité théorique et pratique du massage*. Paris 1891.

O

Oertel. — *Ueber die diat. mech Behandlung der Kreislaufstörungen.* — *Trait. mécano-diététique de la circul.* Therap. Monatsschr 1887; I. *Ueber Massage des Herzens.* — *Massage du cœur.* Munch. med. Woch. 1889 ; XXXVI, nᵒˢ 37, 38,39.

P

Parrot. — *Gazette des Hôp.*, nᵒ 7, 19 janv. 1858.

Pascault L. — *Alimentation et Hygiène de l'arthritique*, Paris 1905, S. végét. de France.

Petrèn (prof.). — *Trait. de la sciatique et du morbus coxæ senilis.* Congrès int. de physioth., Paris 1910.

Philostrate. — *Sur la gymnastique*, trad. Mynas. Paris 1858.

Pitres. — *Névralgies*, etc. (in Traité de Brouardel et Gilbert).

Poncet. — *Rhumatisme tuberculeux.* L'œuvre médico-chirurgical, nᵒ 34, Paris, Masson et Cⁱᵉ, 1903.

Profanter. — *Appendicite, pseudo-appendicites et annexites.* Wiener Klin. Wochenschr. 1909, nᵒ 11 : résumé analytique in Arch. gén. de kinésithérapie, juill.-août 1909, et « Les Névralgies », par Wetterwald.

R

Rathery. — Voir CASTAIGNE.

Raymond (prof.). — *Névroses et Psycho-névroses.* Paris 1907, Delarue.

Renaut (prof.). — *Traité d'histologie.* ◆

Robin P. — *Massage des gencives*, Bull. off. des S. méd. d'arrondiss., 20 déc. 1911, p. 934.

Rochu-Méry. — *Association du massage et de la psychoth.* IIIᵉ Congrès int. de Physioth. Paris 1910.

Rosenblith. — *Le massage en neuropathologie.* Soc. de méd de

Paris, 9 avril 1908. *Rhumatismes chroniques*. IIe Congrès de Physioth. de méd. de Langue fr., Paris 1912.

Rosenthal de Berlin. — *Zeitschr f. physik. u. diat thérapie*, 1908, XII, 197 ; 353.

Rothstein H. — *Die Gymnastik nach dem Systeme des schwed. Ling*, Berlin, 1848-1859, 5 vol.

S

Sandoz. — *Introduction à la thérapeutique naturiste*.

Saquet. — *Revue de Cinésie*, fév. 1906, et *ibid*. n° 5, 1903.

Schreiber J. — *Traité pratique de massage et de gymnastique médicale*. Paris 1884, O. Doin.

Serena prof. **Mario**. — *Le cure fisiche delle Nevralgie*. Biella, 1909, tipo-lit. Amosso.

Sollier P. — *L'Hystérie et son traitememt*. Paris 1901. F. Alcan.

Stapfer. — *Traité de kinésithérapie gynécologique*. Paris, Maloine.

T

Taskinen. — *Zeitschr f. Physik. u. diät. Thérapie*, 1er déc. 1909.

Testut (prof.). — *Vaisseaux et nerfs des tissus conjonctif*, etc. Paris 1880, Masson.

Tissié Ph. — *L'éducation physique en France*. IIIe Congrès int. de Physioth., Paris 1910. — *Le K de la nutrition*. Revue des jeux scolaires, déc. 1907.

Triboulet H. — *Chorée*. Traité de Brouardel et Gilbert. — *Pathogénie de la Chorée*, Thèse de Paris 1893.

Tripier. — *Hyperplasies conjonctives : Fibromes utérins*. Paris 1898, chez l'auteur.

V

Vaillard et Pitres. — Voir Pitres.

Valleix. — *Traité des Névralgies*. Paris, Baillière, 1841.

Voigt. — *Einfluss der massage auf dem Stoffwechsel*. Thèse de Halle 1896 ; influence du massage sur la nutrition.

Vuillemin, Fick et Hartelius. — Voir Hartelius.

W

Weber L. W. — *Beiträge Z. Pathogenese u. patholog. Anatomie* *der Epilepsie*, Contrib. à la pathogénie et à l'anat. path. de l'Epilepsie, Iéna 1901, G. Fischer.

Wetterwald. — *Les Névralgies*. Paris 1910, Vigot fr. — *Topographie des Névralgies*. Tableau iconographique, chez Maloine. — *Manuel pratique de Kinésithérapie*, fascic. I. Paris 1912, F. Alcan.

Widé et **Bourcart**. Voir Bourcart.

Z

Zabludowski. — *Technik der Massage*. Leipzig 1903, G. Thieme.

Ziegenspeck. — *Massage bei Frauenleiden*. Berlin 1895. — Le massage dans les affections gynécologiques.

KINÉSITHÉRAPIE DERMATOLOGIQUE

PAR

Le Dr R. LEROY

CHAPITRE PREMIER

CONSIDÉRATIONS GÉNÉRALES ET HISTORIQUES

Lorsqu'on entreprend des recherches sur l'emploi du massage en thérapeutique cutanée, on voit que les livres classiques de dermatologie se contentent de mentionner ce moyen de traitement. Si on consulte les traités généraux de massage, nous y trouvons bien que son emploi en dermatothérapie serait au moins logique, mais, c'est à peine si on y parle des résultats que peut donner cette méthode.

Mais, il semble que les choses soient à la veille de changer. En effet, depuis quelques années, ce massage spécial a été l'objet d'études, dont certaines ont un caractère hautement scientifique, et qui sont de nature à le mettre au premier plan.

Depuis longtemps déjà, on avait employé le massage en thérapeutique cutanée, et divers auteurs en avaient signalé les bons effets dans l'eczéma chronique, la sclérodermie, le psoriasis, le prurigo et le prurit, les troubles de pigmentation de la peau, les syphilides cutanées, le lupus tuberculeux, la pelade, les œdèmes chroniques et l'acné. Certains auteurs avaient étudié plus spécialement le massage dans les dermatoses de la face.

Le premier travail important sur cette question fut donné par Pospelow au Congrès de Moscou, 1894, sur le traitement des acnés par le massage.

Depuis, le professeur Zabludowski, directeur de l'Institut de Massage de l'Université de Berlin, a étudié le massage au point de vue cosmétique.

Plus récemment enfin, M. Brocq [1], dans son traité élémentaire de dermatologie pratique, a longuement insisté sur l'importance du massage dans la thérapeutique cutanée, y compris celle de la face, et a très minutieusement exposé la technique qu'il adopte.

Mais de tous les dermatologistes contemporains, c'est M. Lucien Jacquet, médecin de l'hôpital Saint-Antoine, qui me paraît, de beaucoup, avoir le mieux apprécié la valeur thérapeutique du massage, et je suis redevable à mon passage prolongé dans son service, d'avoir pu me convaincre de la meilleure manière, c'est-à-dire en observant et en expérimentant, que le massage facial, tel qu'il le fait pratiquer, peut et doit être considéré comme un moyen thérapeutique de premier ordre.

M. L. Jacquet, il est vrai, emploie rarement le massage *isolé*. Il le combine à tout un ensemble diététique, dont certains éléments ont été mis en œuvre par d'autres observateurs, mais qui, par leur perfectionnement, leur synthèse, et, enfin, leur association au massage lui-même, constituent ce que son auteur appelle la *méthode bio-kinétique*.

Les principes de cette méthode, ses indications et ses pre-

---

1. Brocq. *Traité élémentaire de dermatologie pratique.* Tome I. page 262.

miers résultats ont été exposés par M. L. Jacquet dans un Mémoire à l'Académie de Médecine[1].

Et voici, comme il le formule aujourd'hui, le principe qui résume, en ce qu'elle a de général, cette méthode : suppression ou réglementation du surtravail fonctionnel des divers organes, et par suite de la surirritation interne, émanée de chacun d'eux ; suppression et réglementation de toute irritation extérieure nuisible d'une part, et, d'autre part, mise en œuvre d'une excitation extérieure graduée, le *Massage plastique*.

Depuis lors, M. L. Jacquet et moi n'avons cessé de travailler la question, d'accumuler les résultats, de perfectionner les moyens[2], de sorte qu'après une étude de plusieurs années je puis affirmer, d'une manière catégorique, que cette méthode est, en même temps qu'absolument exempte de dangers, la plus puissante que la dermatologie mette actuellement en œuvre dans un grand nombre de dermatoses.

Les dermatoses de la face étant, de beaucoup, celles sur lesquelles nous aurons le plus souvent à intervenir, j'étudierai surtout dans ce travail la kinésithérapie de la face.

J'étudierai d'abord l'action physiologique du massage, puis la technique, et enfin ses principales indications.

---

1. L. JACQUET. *Traitement simple de certaines dermatoses de la face.* Lecture à l'Académie de Médecine, 4 juin 1907.

2. R. LENOY. *Le massage plastique dans les dermatoses de la face.* Thèse Paris, 1908.

CHAPITRE II

ACTION PHYSIOLOGIQUE DU MASSAGE

L'action du massage est éminemment complexe : il agit sur les diverses parties constituantes de la peau, et modifie toutes ses fonctions, sa circulation, sa respiration, ses sécrétions, sa sensibilité, etc...

Avant d'entrer dans l'étude de l'action spéciale du massage sur la peau, nous croyons devoir rappeler rapidement les effets de cette pratique sur les différents tissus, sur les différentes fonctions de l'organisme. De nombreuses recherches expérimentales ont été entreprises à ce sujet, et un certain nombre de faits sont actuellement bien établis :

1° Le massage *facilite l'absorption par les lymphatiques* (Von Mosengeil) et *détermine une résorption rapide des liquides épanchés* (Reibmayr et Hofinger).

2° Le massage, agissant tant mécaniquement que par action réflexe, *active la circulation sanguine, modifie le pouls et la pression dans l'arbre circulatoire* (Brunton et Tunicliffe, Fiocco et Locatelli).

3° Il *accélère le courant lymphatique*.

4° On observe à la suite du massage général *une augmentation numérique constante des globules rouges, mais non une augmentation constante de l'hémoglobine* (Mitchell).

5° Il possède une *action des plus importantes sur les fonctions de nutrition en facilitant les échanges*.

6° *Le massage local élève la température de la région massée*.

7° Il *favorise la diurèse* (Polubinski, Hirschberg, Bum, etc.).

8° D'une façon générale, il *détermine la suractivité des fonctions auxquelles président les nerfs massés*. Son action porte à la fois sur les nerfs sensitifs, moteurs et vaso-moteurs.

Tels sont les effets généraux du massage. Notre étude va porter maintenant avec plus de précision sur les différentes parties constituantes de la peau, et sur ses fonctions propres.

Les recherches vraiment scientifiques faites sur cette partie de la physiologie du massage sont récentes. Nous ferons de larges emprunts à l'article de MM. Fiocco et Locatelli [1] sur l'action du massage sur la peau.

I. *Le massage débarrasse la peau des débris épidermiques.* — La première action du massage sur la peau est de la débarrasser du vernis, formé à sa surface, par l'accumulation des matières grasses provenant des glandes sébacées, et des débris de cellules épidermiques en desquamation.

On conçoit que, de ce fait, la peau étant plus perméable, la *respiration cutanée soit facilitée*.

II. *Action du massage sur la circulation cutanée.* — Le massage, pratiqué sur la peau, favorise et accélère la circulation.

De cette accélération du courant sanguin résulte une hyperémie cutanée, qui se traduit par une rougeur plus ou moins vive de la peau.

Fiocco et Locatelli ont remarqué que, par une palpation

1. Fiocco et Locatelli. *Considerazioni e richerche intorno all' azione del massagio sopra la cute.* Giornal. ital. d. malat. vener. et della Pelle, 1902, fasc. II.

attentive et soignée, on pouvait percevoir un état particulier de la peau, *una certa succulenza*, traduisant un afflux sanguin et surtout plasmatique, facile à démontrer : une incision superficielle sur la zone massée laisse écouler plus de sang qu'une incision semblable faite en tissu laissé au repos.

Poussant plus loin leurs recherches, ils ont pu se rendre compte, par des examens au microscope, que cette infiltration se compose de plasma sanguin, auquel sont mêlés des leucocytes plus ou moins nombreux, passés hors des vaisseaux par diapédèse. L'exsudation se produit surtout dans les zones papillaires, et autour des bulbes pileux. Le liquide exsudé provient des vaisseaux sanguins et lymphatiques, dont il est, en quelque sorte, exprimé par compression.

L'irritation produite par le massage sur les extrémités nerveuses détermine une contraction des vaisseaux et des éléments musculaires de la peau, suivie bientôt d'un relâchement qui fait un appel considérable de sang et de plasma.

Des zones papillaires et subpapillaires où elle se produit, l'exsudation, ramassée sous la membrane basale, se crée une route entre les dents des cellules de la couche génératrice, (couche profonde du corps muqueux de Malpighi), et s'accumule dans les éléments cellulaires eux-mêmes, produisant ainsi un œdème périnucléaire. Continuant son chemin vers la surface, elle s'infiltre entre les éléments eux-mêmes, et arrive, en traversant le stratum granulosum et le stratum lucidum, jusqu'aux cellules de la couche cornée.

Mais, dans tous les cas, cette infiltration diffère essentiellement des processus inflammatoires aigus vrais. En effet, dans ce dernier cas, à côté de l'exsudation, on observe des altérations diverses de tous les éléments cutanés, tandis que le massage fait cet appel de liquide par une action purement mécanique, et non par une action chimio-taxique spéciale.

III. *Action sur la nutrition cutanée.* — On conçoit que cette activité circulatoire, cette hyperémie active favorisent au plus haut degré les échanges nutritifs entre le liquide nourricier et les éléments anatomiques de la peau. Les matériaux charriés par le sang se trouvent ainsi en contact plus intime avec les cellules du derme et de l'épiderme. La plus grande activité des échanges se traduit par une élévation de la température locale.

Les examens histologiques, faits par Fiocco et Locatelli, ont montré que les éléments cellulaires sont plus gros, plus développés, plus nombreux.

Dans l'épiderme, la couche cornée, épaissie, présente un nombre de cellules beaucoup plus considérable. Même remarque pour le stratum lucidum et le stratum granulosum ; mais c'est surtout dans la couche génératrice que la kariokinèse est le plus active.

Dans le derme, même activité, même accroissement du nombre et du volume des cellules.

Ces constatations histologiques montrent que le massage est capable d'activer le développement de l'épiderme, et qu'il possède bien une action *kératoplastique*. Mais, cette action n'est pas assimilable à celle des substances employées en thérapeutique cutanée sous le nom de substances kératoplastiques. Dans le massage, l'activité épithéliale ne peut être attribuée qu'à une action mécanique.

IV. *Action sur les glandes de la peau.* — L'examen microscopique montre que, dans la région massée, les glandes sudoripares présentent un épithélium très développé à protoplasma abondant et clair, et les glandes sébacées offrent de larges cellules polygonales, à protoplasma chargé de granulations de matières albuminoïdes et de gouttelettes de graisse. Le massage active donc la sécrétion de ces glandes, tout en permettant à leurs produits d'excrétion de s'écouler plus facilement.

Enfin, le massage agit non seulement sur les nerfs moteurs et les vaso-moteurs, mais il a également une action sédative remarquable sur les extrémités terminales. Ainsi s'explique son action puissante dans le prurit et les névralgies.

Les indications du massage découlent des effets physiologiques que nous venons de passer en revue. Ils sont nombreux et importants, et l'on comprend aisément son emploi dans le traitement des troubles multiples qui peuvent atteindre le revêtement cutané.

CHAPITRE III

TECHNIQUE DU MASSAGE FACIAL

Pour la plupart des auteurs qui ont employé le massage
facial, un fait prime tout dans cette technique : il faut tenir
compte de la conformation propre de la région sur laquelle
on opère, de ses formes extérieures et des plis de la peau, de
sa constitution anatomique et, surtout, de la direction des
fibres musculaires qui la doublent. A la face, la direction des
vaisseaux et la disposition des muscles peauciers doivent régir,
d'une façon absolue, l'orientation des manœuvres du massage.
Pour ces auteurs, il faut pratiquer des effleurages dans un
sens bien déterminé, et ils adoptent presque tous la technique
que décrivit Pospelow au congrès de Moscou (1894).

Voici cette technique :
Le massage doit être fait à l'aide du plat des pouces et des
doigts.
Ce massage a toujours donné de très bons résultats, mais, pour
qu'il réussisse, il faut qu'il soit pratiqué dans le sens des fibres
musculaires du chorion, et dans celui des glandes sébacées, de
façon à exprimer le contenu de ces glandes, en le chassant du corps
vers le conduit excréteur.
Pour obtenir ce résultat, il faut le pratiquer suivant la direction
indiquée par les flèches du schéma. (Voir fig. 1).
Front : masser dans chaque moitié du front, de la ligne médiane
vers la tempe (suivant la ligne AB).
Joues : de dehors en dedans, suivant une ligne courbe, parallèle
à la mâchoire inférieure (suivant la ligne EF).

Racine et dos du nez : directement de haut en bas et de dedans en dehors (flèche CD).

Lèvre supérieure : de la ligne médiane aux commissures latérales (flèche IIG).

Menton : de haut en bas, mais en décrivant des arcs de cercle, disposés autour du menton (flèche K).

Ce massage est fait le soir, une heure avant le coucher. L'opéra-

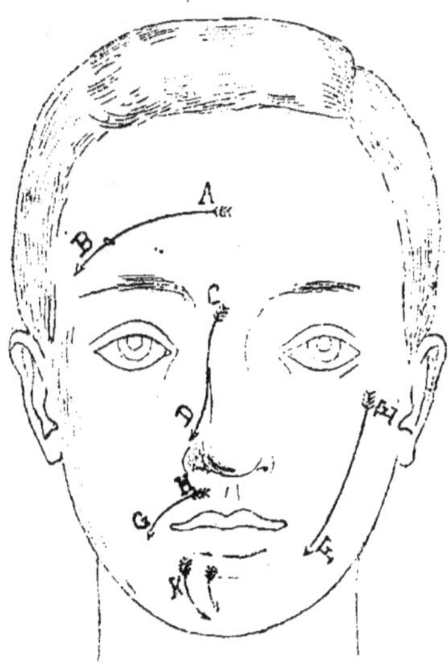

Fig. 23. — Schéma de Pospelow.

teur, avant de masser, doit chauffer ses mains dans de l'eau à 36 ou 37°, pour réchauffer ensuite la peau de la face. De cette façon, les conduits excréteurs des glandes se ramollissent et leur contenu est plus rapidement expulsé. Une fois chauffées et essuyées, les mains sont ensuite enduites d'un corps gras. L'auteur conseille une pommade à l'acide borique, l'huile d'amandes, la glycérine, et les *frictions* sont exécutées pendant quinze à vingt minutes, en suivant la direction indiquée par les flèches du schéma.

On peut laver ensuite la face, mais il est préférable, au lieu de cela, de la soupoudrer et de ne la laver que le lendemain matin, puis d'essuyer doucement sans frotter. Une heure après l'avoir lavée, on fait de nouveau un massage avec un tampon d'ouate tassée, ou recouverte de peau de Suède, pendant dix minutes seu-

lement et moins énergiquement que le soir, mais toujours dans la
même direction, puis on saupoudre.

Ces frictions du matin et du soir doivent être exécutées chaque
jour, pendant *plusieurs mois*, si on veut rendre à la peau sa fermeté
et sa tonicité normales. Mais *contre l'acné tubéreuse, elles sont
impuissantes.*

On a conseillé également de joindre à ces manœuvres de
friction, du pétrissage des tissus de la face, des tapotages et
du massage superficiel en tourbillon.

Le massage doit-il être ainsi pratiqué? Toutes ces manœuvres sont-elles nécessaires pour obtenir de bons résultats?
La disposition des muscles peauciers et des vaisseaux de la face
doit-elle régir, d'une façon absolue, la direction des manœuvres du massage?

Nous ne le croyons pas.

La méthode qui fut étudiée par M. Lucien Jacquet et ses
élèves, sous le nom de *Massage plastique*, est à la fois beaucoup plus simple et beaucoup plus efficace. Plusieurs années
d'expérience nous ont montré que cette technique donne des
résultats très supérieurs à ceux des autres. C'est donc elle que
j'étudierai.

A. — Préparatifs concernant l'opérateur

Les mains de l'opérateur seront irréprochables. Les ongles
seront toujours *ras*.

En outre, un lavage soigneux des mains doit être fait *devant
le malade*.

Certains auteurs admettent la nécessité, après lavage soigneux, de se passer les doigts à l'éther et à l'alcool camphré :
cela nous paraît absolument inutile.

B. — Préparatifs concernant le patient

Le patient est placé dans un siège commode, la tête bien soutenue, un linge propre, changé chaque fois devant lui, sous l'occiput.

On a recommandé, avant le massage, de savonner les régions de la face sur lesquelles on doit agir, puis de les lotionner avec de l'alcool camphré.

Ce lavage est rarement nécessaire. Le malade doit avoir la figure propre : voilà tout.

Au cas de séborrhée intense, il est bon et suffisant d'essuyer le visage avec un tampon de coton hydrophile sec.

La plupart des auteurs recommandent de faire le massage avec un corps gras.

Notre opinion à ce point de vue est catégorique : *pas d'onction grasse quelconque*, qui aurait l'inconvénient de faire glisser les doigts et de nuire à une bonne manipulation de la peau. Au contraire, doigts et figure doivent être abondamment poudrés, pour donner sur les tissus une prise aussi nette et aussi sûre que possible.

Voici une formule qui nous paraît réunir les qualités désirables :

Amidon de riz	100 grammes.
Kaolin.	
Talc.	
Magnésie calcinée.	àà 50 —
Oxyde de zinc.	

C. — Technique du massage plastique de la face

Je vais décrire maintenant la technique du massage plastique que M. L. Jacquet a mise en œuvre.

Je donne textuellement sa méthode, telle qu'il l'a exposée dans sa lecture à l'Académie de Médecine :

« Voici ma manière : à coups serrés, je presse, en tous sens,
entre la pulpe des doigts, les tissus de la face entière, *en toute
son épaisseur;* cela pendant quelques minutes.

« Puis, je reprends le pétrissage de la *peau seule*, à coups
menus et pressés, en procédant méthodiquement du centre
à la périphérie.

« Pas d'effleurages, de tapotages, de tourbillons, destinés
à faire croire à je ne sais quel pseudo-magnétisme, et au
fluide de l'opérateur.

« Au lieu de cette technique compliquée, une excitation
mécanique *graduelle*. Tout est là : commencer faiblement,
augmenter progressivement l'énergie et la force des pressions,
et aller en huit à quinze jours, suivant les cas, au bout de sa
force, c'est-à-dire faire subir aux tissus un véritable *entrai-
nement.* »

Ces citations textuelles du mémoire de M. Jacquet contiennent l'essentiel de la technique du massage plastique.

La caractéristique de cette méthode, c'est qu'elle constitue
pour les tissus de la face un véritable *entraînement*. Les
manœuvres devront donc être soigneusement *graduées*, en
tenant compte de la résistance individuelle de chaque malade.
Cependant, elles doivent, presque toujours, arriver à être
fortes, parfois même *violentes*.

Autant que possible, il faut faire agir d'ensemble, toutes les
extrémités digitales.

Pour que le procédé soit pleinement efficace, il faut que
chacune des pressions constituantes soit *aussi brève que
possible* : ne jamais, sous aucun prétexte, et dans aucun cas,
écraser les tissus, soit entre les doigts, soit contre les plans
profonds, de manière *durable*. C'est grâce à l'instantanéité
de chaque pression, et à la rapidité même de leur rythme,
que la réaction cutanée parviendra à son maximum.

C'est là, d'ailleurs, que gît la difficulté principale, et elle est assez grande, à ce seul point de vue, pour que certains élèves ou médecins n'arrivent jamais à pratiquer convenablement ce massage.

Dans le massage ainsi pratiqué, on arrive à des effets de force tels que l'on fait parfois des ecchymoses. On doit, malgré tout, continuer le massage : ces ecchymoses se résorbent, disparaissent ; et, au bout d'un certain temps, il ne s'en forme plus de nouvelles, preuve péremptoire que le tissu est entraîné, et que l'on augmente sa vitalité et sa résistance organique.

On doit être prévenu qu'au cours des manœuvres fortes, on éveille assez vivement la sensibilité des tissus. Mais, si l'on obéit au précepte capital de la graduation méthodique, on réduira au minimum cet inconvénient, et l'on verra céder peu à peu cette hyperesthésie de la peau et des tissus sous-jacents.

Pour bien pratiquer ce massage, il faut à la fois de la prestesse, de la souplesse et de la force ; et ce dernier élément est si important que, à notre avis, contrairement à l'opinion commune, c'est la main masculine qui est la plus apte à pratiquer l'art du massage.

La durée comme la force même des manœuvres doit être progressive. On doit aller graduellement de quelques minutes à un quart d'heure et même plus, si cela est nécessaire. Mais la durée de quinze minutes ne paraît pas, en moyenne, devoir être dépassée.

Les séances doivent être quotidiennes, au moins au début du traitement. C'est là une condition essentielle de succès et de rapidité dans le succès.

Ces indications sont relatives au massage de la face en son

ensemble. Voici maintenant quelques indications *régionales*.

Aux paupières, les manœuvres profondes ne doivent pas être utilisées : il faut aller toujours *à fleur de peau*, et on ne doit jamais dépasser le degré faible. On s'exposerait sans cela à une meurtrissure de la peau si fine en cette région.

Au nez, il faut s'efforcer, autant que possible, de détacher le plan cutané de l'os ou du cartilage, et il est parfois nécessaire, pour cela, de soulever le tégument entre deux doigts d'une même main ou l'index de chaque main.

Au front et aux joues, il n'est pas toujours facile d'isoler le plan superficiel du plan profond, et l'on se borne à s'y efforcer de son mieux. Quand c'est impossible, on pratique le pétrissage d'ensemble, en y joignant une manœuvre spéciale, qui consiste à saisir rapidement le tissu entre le pouce et l'index, en une série de pressions rapides, faites de telle sorte que la peau s'échappe des doigts comme un noyau de fruit.

En aucun cas, les téguments ne seront *tirés*, *tiraillés*, ce qui ne pourrait que les *distendre* ; mais ils doivent être pincés, malaxés, pétris *sur place*, de façon à éviter toute distension.

On voit, d'après cet exposé, que la systématisation, exigée par la plupart des auteurs, que l'orientation, le sens plus ou moins minutieux des manœuvres sont choses absolument inutiles, et qu'en règle, il n'y a à se préoccuper, ni de la direction des conduits glanduleux, ni de celle des fibres musculaires, pas plus d'ailleurs que des nerfs et des vaisseaux.

En outre, cette technique est infiniment plus simple que les techniques déjà usitées, puisqu'elle ne tient aucun compte de toute une série de manœuvres compliquées et inutiles.

J'ai montré, par une série d'expériences méthodiquement

faites, et que j'ai rapportées dans ma thèse[1], que le massage, ainsi pratiqué, élève la température et accélère la circulation locale de manière beaucoup plus durable que les autres modes *manuels* ou *vibratoires*. Ces expériences prouvent l'efficacité plus grande du massage plastique, fait qui se trouve confirmé par la clinique.

D. — Effets immédiats du massage plastique

Chaque massage a comme résultat immédiat une vive congestion et une élévation de température, avec sensation de cuisson, de chaleur, et enfin une sorte de succulence, de turgescence de la peau, grâce à laquelle les éléments pathologiques, tels que papules, tubercules, pustules, deviennent plus visibles, plus saillants, et parfois même légèrement ortiés.

Cet ensemble a, suivant les sujets, suivant la force et la durée des manœuvres, une durée variable, une demi-heure, une heure et même davantage.

Au bout du même laps de temps, on observe les phénomènes précisément inverses, c'est-à-dire un retrait des lésions cutanées, une décongestion et une régression légères dans la succulence faciale, avec éclaircissement du teint.

Il se produit en outre, un certain nombre de sujets le disent eux-mêmes, une sensation de détente, une sorte de bien-être facial assez particulier.

Certaines malades, très frappées de ces faits, se sont empressées de les mettre au service de leur coquetterie, et se font pratiquer systématiquement, avant de se produire dans le monde, une séance de massage facial.

Il est à noter que la durée de la période de congestion, très

1. Dr Raoul Leroy. *Loc. cit.*

longue aux premières séances, tend à diminuer avec les séances ultérieures. L'éclaircissement du teint se produit beaucoup plus rapidement. Ce fait prouve l'entraînement des tissus, et l'action puissante du massage sur la circulation faciale en augmentant la contractilité et l'élasticité des vaisseaux.

Récemment M. L. Jacquet a apporté une très avantageuse modification à cette technique. Nous ne pouvons faire mieux que le citer textuellement [1].

« Le facteur d'efficacité, c'est le *mouvement*, et les modifications dynamiques qu'il imprime aux tissus. Or, le mouvement, ici, est purement passif, extérieur au sujet : pourquoi ne pas le combiner au mouvement *actif*, si aisément réalisable en certaines régions, et notamment à la face ?

Et non d'emblée, mais après quelques séances consacrées au massage plastique passif, voici comment je procède.

J'invite le sujet à mobiliser, de façon rythmique, les diverses régions de la face, au fur et à mesure qu'elles sont soumises au massage. Le mieux, d'ailleurs, est de donner, chemin faisant, des indications orales :

1° Le *front*, que le sujet doit contracter alternativement et rapidement, en haut et en bas, grâce à l'action des frontaux ;

Le *nez* : ses téguments doivent d'abord être élevés, puis abaissés, grâce à la contraction alternative des éleveurs commun superficiel et profond d'une part, du myrtiforme, et de l'orbiculaire labial supérieur, de l'autre. Les ailes du nez doivent être aussi alternativement contractées et dilatées par l'action successive des transverses et des myrtiformes, et du dilatateur propre ensuite ;

3° Les *lèvres*, qui sont mobilisées par la projection labiale en avant, grâce au jeu des deux orbiculaires ; puis par la

---

1. L. JACQUET. *Le massage plastique à double action dans le traitement des dermatoses* (Paris Médical).

rétraction en arrière qui nécessite l'entrée en jeu des buccinateurs, des zygomatiques, des canins, et produit par suite la mobilisation des *joues;*

4° Le *menton* enfin, mobilisé en haut par l'action de l'orbiculaire inférieur, du transverse et.du muscle de la houppe ; attiré en bas par le peaucier du cou. Ce dernier muscle, en contraction active, est de la façon la plus nette éleveur de la peau de la région thoracique supérieure et des *seins eux-mêmes.*

Pour pratiquer convenablement ce massage *à double action*, il faut s'attacher à suivre, sans les contrarier, les contractions musculaires qu'on fait exécuter au sujet, et cela n'est point si aisé qu'on pourrait croire. On y parvient pourtant avec de la souplesse et un peu d'habitude. »

M. Jacquet a adjoint à la gymnastique faciale la mobilisation active de la langue et du voile du palais. Il en a retiré d'excellents résultats dans le traitement des différentes affections de la langue et de la gorge.

Cette gymnastique doit être faite plusieurs fois par jour pendant quelques minutes.

CHAPITRE IV

RÉSULTATS ET INDICATIONS
DU MASSAGE FACIAL

Acné. — Parmi les dermatoses de la face, l'acné est une des plus graves, tant par sa fréquence et sa résistance aux divers topiques, que par les cicatrices indélébiles qu'elle laisse si souvent à sa suite.

Toutes les acnés quelle que soit leur forme, acné juvénile, acné nécrotique, acné hypertrophique du nez, acné rosacée, etc... sont justiciables du massage ; c'est en effet ce traitement qui donne les résultats les plus rapides et les plus complets.

Après avoir donné au malade un régime diététique convenable, on doit, d'emblée, pratiquer le massage de la face, quelle que soit la gravité de l'affection.

Au cours des manœuvres du massage, on doit s'efforcer, autant qu'il est possible, de vider, d'exprimer toute humeur normale ou pathologique, contenue dans la peau. Les comédons, les filaments séborrhéiques, les petits kystes sébacés, les folliculites purulentes, les petits abcès intra-dermiques, les papulo-tubercules de tout ordre, doivent être méthodiquement pressés et vidés du sang et du pus qu'ils contiennent.

Cette expression peut être faite, soit avant le massage, et même mieux à notre avis au cours du massage lui-même, qui favorise l'expression humorale, grâce à la succulence et à la turgescence qu'il provoque dans l'ensemble de la face.

M. L. Jacquet nous faisait remarqeur, non sans quelque ironie, à propos de ces malades dont on barbouille ainsi la figure de sang et d'humeur infectés, par une malaxation bien de nature à inoculer la peau ainsi traitée, que la fameuse « semence acnogène » ou les autres devraient avoir ici la partie belle, et qu'on devrait s'attendre, si la doctrine en cours est fondée, à des généralisations aiguës et graves ; or, c'est *le nettoyage de la peau et la guérison qui graduellement se produisent.*

Dès qne l'on fait intervenir le massage, on constate une diminution très nette, puis rapidement, un arrêt complet dans l'éclosion des tubercules et des papulo-pustules d'acné.

Dans la variété d'acné dite *cicatricielle* ou *nécrotique*, où chaque élément d'acné laisse à sa suite une cicatrice, on constate que les éléments nouveaux, survenus en cours de traitement, évoluent désormais sans laisser de cicatrice, et les cicatrices anciennes tendent à disparaître.

Ce fait prouve qu'il ne s'agit pas là d'une acné spéciale, due, comme on l'a dit, à un microbe spécial aussi, ou sécrétant des toxines particulièrement nocives, mais bien d'une acné *vulgaire*, survenue sur des téguments de vitalité médiocre. Et, en effet, les téguments de ces malades sont froids, mous et cyanotiques.

On saisit donc là, sur le vif, on isole l'action, non d'un agent pathogéne, mais bien du *terrain*. Mais ce mot perd ici son *vague* ordinaire, et se trouve avoir un *substratum* anatomique : car, ces mêmes téguments, froids, mous et cyanotiques, alors que les éléments d'acné laissent des cicatrices, sont devenus progressivement plus fermes, moins froids, et se rapprochent du teint normal, au moment où la lésion cutanée n'est plus nécrotisante ; et c'est précisément parce qu'ils sont ainsi modifiés, que l'agent pathogène, pourtant resté le même, voit se restreindre son action.

Au total, l'acné cesse d'être *ulcéreuse* et *nécrotique*, parce que la lésion cutanée survient désormais sur un tégument plus *chaud*, plus *élastique* et mieux *vascularisé*.

Il a été guéri, par cette méthode, des cas d'acné si anciens et si graves qu'on ne saurait en concevoir de pires, et je suis en droit de dire avec M. Jacquet qu'*il n'est pas d'acné qui résiste à cette méthode.* (Voir fig. 24 et 25.)

Les résultats obtenus sont durables, et dans beaucoup de cas nos malades ont été guéris définitivement.

Le massage donne des résultats aussi remarquables dans l'acné hypertrophique du nez ou rhinophyma. Personnellement, j'ai pu diminuer le nez d'un malade d'un centimètre et demi de largeur.

La séborrhée, l'érythrose et la cyanose de la face qui coexistent si fréquemment avec l'acné ont toujours bénéficié d'une amélioration parallèle et aussi rapide.

En un mois en général, on obtient des résultats très décisifs ; cela seul suffirait à faire comprendre la supériorité du massage *plastique*, sur le massage à la fois plus compliqué et moins efficace de l'ospelow qui réclame plusieurs mois pour guérir une acné.

L'acné du dos et de la poitrine est traitée avec le même succès par le massage.

Eczémas, érythèmes, nevrodermites. — Le massage sera employé également dans les cas d'eczéma séborrhéique ou dartres volantes du visage, et dans les érythèmes.

Dans les eczémas aigus, vésiculeux, il faudra, au début, s'abstenir de toute manœuvre de massage, mais lorsque les vésicules sont desséchées, le massage est alors d'un précieux secours. C'est en effet un des meilleurs traitements du prurit, et la peau reprend beaucoup plus rapidement son aspect normal. Son action est également puissante dans les érythèmes et les névrodermites.

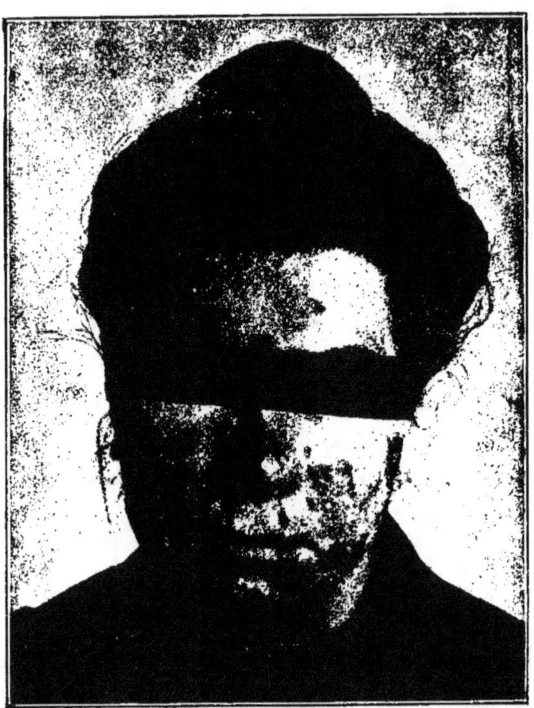

Fig. 24. — Acné necrotique de la face et myxœdematose faciale.

Troubles circulatoires : couperose, engelures, ulcères variqueux, etc. — Nous avons vu, dans un précédent chapitre, l'action du massage sur la circulation. Il agit sur les vaisseaux en renforçant leur contractilité, et par conséquent en diminuant l'ectasie qui constitue la lésion. C'est donc un excellent traitement de la *couperose*.

Il n'y a aucun intérêt, contrairement à ce qu'affirment la plupart des auteurs, à agir dans le sens de la circulation veineuse ; il faut, au contraire, que les vaisseaux soient malaxés et excités *dans tous les sens*, avec l'ensemble des téguments.

Au cas de volumineuse dilatation vasculaire, le massage ne peut prétendre à la guérison complète, et on peut obtenir,

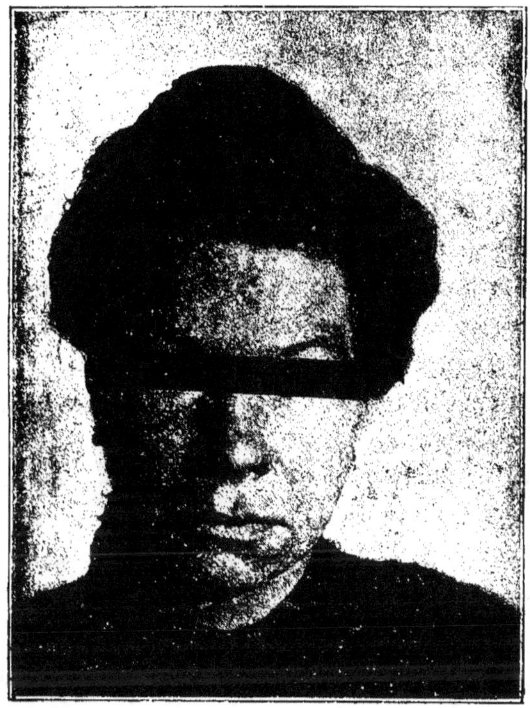

Fig. 25.

par l'emploi des méthodes diverses de scarification un degré de plus vers la guérison ; mais là encore, il est un adjuvant précieux, car son emploi empêche les récidives, si fréquentes après la scarification.

Les troubles circulatoires des mains et les engelures sont très améliorés par le massage. MM. Jacquet et Jourdanet ont publié récemment un travail sur le traitement des engelures par la méthode bio-kinétique. Dans ce cas particulier, on doit employer le massage effleurage-gantage. combiné à une gymnastique spéciale : mouvements rapides de flexion et d'extension des doigts, que le malade doit exécuter les mains élevées.

Erdinger [1] a étudié le traitement des *ulcères variqueux* par le massage. Voici comment il opère :

Après désinfection complète du membre, on procède à des effleurages avec l'extrémité des doigts préalablement enduits de vaseline boriquée. On masse d'abord la partie supérieure de la jambe, au-dessus de l'ulcère, puis, on se rapproche du bord de la plaie ; les effleurages, toujours centripètes, sont pratiqués ensuite sur les parties latérales et inférieures de l'ulcère. On procède avec une énergie en rapport avec le degré d'induration des bords de l'ulcère, puis on agit de même au-dessous.

Lorsque le fond de l'ulcère est grisâtre, torpide, sanieux, il faut masser l'ulcère lui-même. Pour cela, on recouvre la plaie d'un morceau de toile enduite de vaseline boriquée, et on pratique des effleurages légers par-dessus le pansement.

Les séances de massage sont d'abord quotidiennes, puis à mesure que la plaie s'améliore, elles peuvent être espacées de plus en plus.

Par cette méthode, la guérison a été obtenue dans un laps de temps, variant, suivant les dimensions de l'ulcère. de treize jours à deux mois. Ce traitement permettait en outre aux malades de ne pas interrompre leurs occupations.

Les plaies atones, les ulcérations de radiodermite, les abcès fistulisés sont justiciables du même traitement.

1. ERDINGER. *Le massage dans le traitement des ulcères variqueux.* Thèse de Bordeaux. 1893.

Empâtement de la face. Œdème chronique. — Le massage ainsi pratiqué est puissamment réducteur, et l'on comprend son action dans les cas de double-menton et d'obésité faciale. En quelques jours, on obtient une diminution très nette de l'empâtement facial. Dans ce cas particulier, la gymnastique faciale, recommandée par M. Jacquet, est un adjuvant puissant du massage.

Dans ces cas, les résultats obtenus avec le massage plastique sont très supérieurs à ceux des autres méthodes. J'ai eu fréquemment l'occasion d'observer des malades, chez lesquelles le massage effleurage du menton avait donné de très mauvais résultats. En effet, le massage ainsi pratiqué tend à accumuler la graisse de chaque côté du maxillaire et la figure, au lieu de diminuer de largeur, se trouve élargie.

Il est bon de faire remarquer que les résultats obtenus par le massage sont durables. J'ai revu nombre de mes malades plusieurs mois après arrêt de tout traitement, et les résultats s'étaient toujours maintenus. (Voir fig. 26 et 27.)

On voit donc que M. L. Jacquet n'exagérait pas, dans sa communication à l'Académie de Médecine, en disant :

« J'affirme que l'emploi combiné de ces moyens simples produit des effets supérieurs à ceux de toute autre méthode, quels que soient la complication et le modernisme de l'outillage qu'elle exige.

« J'affirme que l'on tonifie les tissus, qu'on dissipe l'érythrose, qu'on chasse d'où l'on veut la graisse, qu'on avive et qu'on affine, et qu'on a, au cas d'empâtement, la satisfaction de voir émerger, de la gangue myxœdématoïde, un gracieux visage. »

Le massage donne également de très bons résultats dans certains troubles de pigmentation de la peau : éphélides, chloasmas, mélanodermies diverses, etc...

Cicatrices. — J'ai fait remarquer précédemment les heureux effets du massage sur les cicatrices que laisse si souvent l'acné à sa suite. Il était donc logique d'employer le massage pour les cicatrices opératoires.

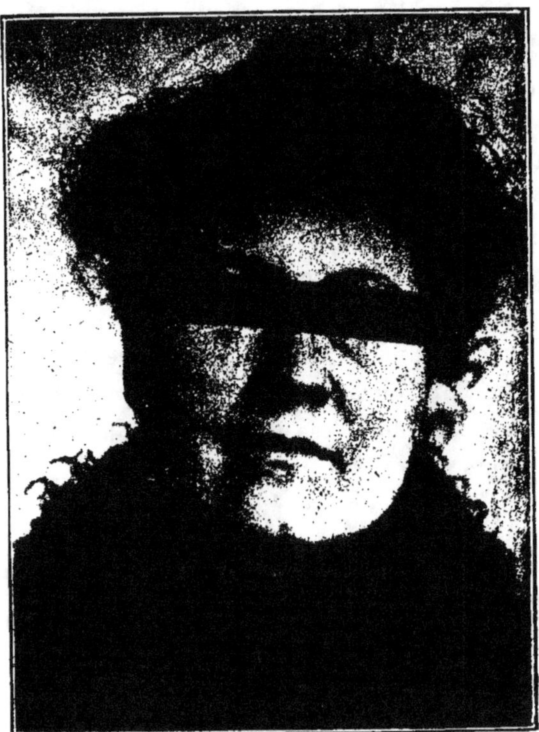

Fig. 26. — Empâtement latéral des joues.

Pour beaucoup d'auteurs, il ne faut pas intervenir sur les cicatrices elles-mêmes ; chez les adolescents en particulier, les cicatrices doivent être respectées, car, par l'excitation du massage, elles peuvent devenir chéloïdiennes.

Je ne partage pas cette opinion. J'ai traité par le massage plastique, c'est-à-dire par un massage violent, de nombreuses cicatrices. Or, *je n'ai jamais observé de transformation chéloïdienne*. Au contraire, les cicatrices chéloïdiennes que j'ai traitées ont été, toutes, très améliorées.

Au cas de cicatrice opératoire, plus le massage est fait

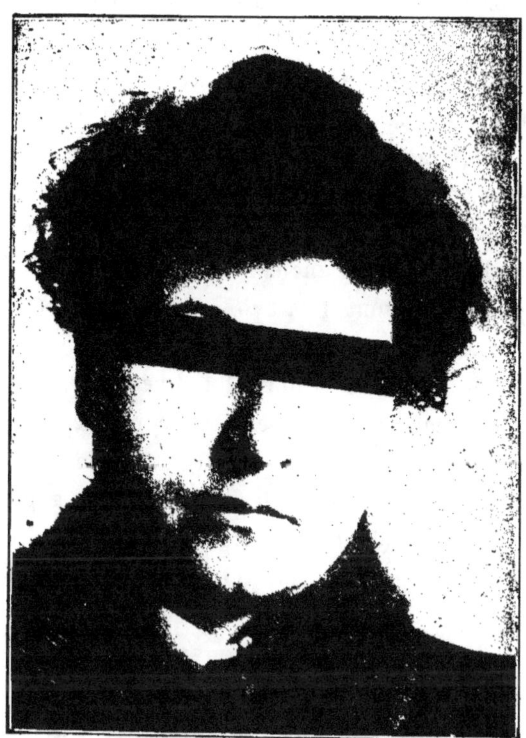

Fig 27. — Empâtement latéral des joues.

tôt après la cicatrisation, plus le résultat est rapide et complet.

S'il s'agit d'une cicatrice consécutive à un violent traumatisme, le massage facilitera la résorption des liquides épanchés, et fera disparaître rapidement les ecchymoses. Les tissus s'assouplissent, la cicatrice elle-même perd rapidement sa coloration rougeâtre ou violacée, et bientôt, il ne reste plus qu'une légère trace blanche, facile à dissimuler, au lieu d'une cicatrice très disgracieuse.

Les cicatrices dermiques, les cicatrices de variole et de varicelle en particulier, peuvent disparaître totalement si le traitement est fait suffisamment tôt après la cicatrisation ; chez une enfant, présentant de nombreuses cicatrices très marquées de la face, à la suite d'une varicelle très confluente, j'ai pu faire disparaître complètement ces cicatrices, en faisant des séances quotidiennes, pendant un mois et demi.

Tels sont les résultats que l'on obtient sur des cicatrices récentes. Sur les cicatrices anciennes, les résultats, quoique moins complets, sont tout à fait concluants, mais le traitement doit durer beaucoup plus longtemps.

Une enfant de douze ans, qui était tombée, à l'âge de six mois, sur un fourneau allumé, présentait une cicatrice violacée, occupant toute la joue. Il existait en outre des brides fibreuses qui tiraient sur la commissure des lèvres et des paupières, de sorte que la figure était complètement déformée. Après trois mois de traitement, la coloration violacée s'était beaucoup atténuée ; les tissus de la joue s'étaient assouplis, et la bouche et les paupières avaient recouvré leur forme à peu près normale.

Chez une autre enfant ayant eu le même accident, j'ai eu un résultat analogue.

Tout ce qui précède a trait au massage plastique et à son maximum de puissance réductrice ; mais il est clair que l'on ne doit pas toujours et quand même le pousser à ce point ; cela est question d'appréciation et de tact.

Chez les sujets maigres, par exemple, les manœuvres profondes devront être modérées, et les manœuvres superficielles, seules, être accentuées.

A ce propos, il est utile de faire remarquer qu'un pétrissage modéré du tissu cellulaire profond paraît être capable, en augmentant sa vitalité, de le renforcer plutôt que de le réduire. M. L. Jacquet a observé notamment un cas de pelade mentionnière médiane, avec atrophie cutanée telle, que le menton semblait avoir été entaillé par un coup de sabre. Après trois semaines de massage, cette « entaille peladique » avait disparu, en même temps que le poil de repousse commençait à paraître.

Ce résultat n'est contradictoire des effets réducteurs du massage qu'en apparence. En effet, ceux-ci sont dus à l'action violente exercée sur la graisse, peu à peu résorbée et absorbée, tandis qu'en excitant modérément un tissu cellulaire atrophié et dépourvu de graisse, il est assez compréhensible qu'on renforce sa nutrition et qu'on augmente un peu son épaisseur. C'est ce que j'ai observé chez certains malades qui avaient la peau molle et flasque. Après un temps de deux à trois semaines de massage, la mollesse et la flaccidilé diminuent de manière appréciable, et si l'on persiste, on peut voir les téguments se rapprocher de l'élasticité normale.

Jusqu'ici, il n'a pas encore été question dans ce travail de l'action du massage sur les *rides de la face*.

C'est une prétention de certains auteurs, que ces désagréables et parfois précoces stigmates de la vieillesse peuvent disparaître sous l'action d'un procédé thérapeutique analogue, mais pourtant beaucoup moins efficace à titre général, le massage *effleurage*.

Je dois à la vérité de dire que jamais, ni M. L. Jacquet ni moi n'avons vu disparaître *totalement* des rides sous l'action d'*aucun* massage, fût-ce le massage *plastique*.

Il y a lieu en effet de diviser les rides en deux classes. Les unes sont des rides physiologiques, conséquence obligatoire des mouvements accomplis par les muscles peauciers de la région, et le massage ne pourra guère les atténuer.

Les autres, au contraire, sont dues à un véritable affaissement du revêtement cutané, et le massage, en activant la nutrition de la peau, ou en augmentant sa tonicité, contribuera beaucoup à les faire disparaître. Dans ce cas, il sera bon de commencer par un pétrissage doux et d'aller très progressivement. On devra employer en même temps la gymnastique faciale.

Pelade. — M. Jacquet a employé le massage dans le traitement de la pelade. Voici sur quoi il se base :

« La pelade est une mue pilaire, rendue brusque et massive par certaines conditions locales multiples et non spécifiques ; entretenue par un trouble nutritif, dont la perturbation des excreta urinaires donne partiellement la mesure et se manifestant entre autres symptômes par l'hypotonie des tissus en général, et de la papille pilaire en particulier. Or, cette hypotonie est une paresse, une léthargie des tissus, dont la vitalité est endormie ou tout au moins somnolente. Cette vitalité, il s'agit de la stimuler, de la réveiller. Le massage est donc tout indiqué pour atteindre ce but. »

Sur le cuir chevelu, le pétrissage étant difficile, on doit plisser et malaxer en tous sens le tégument et cela cinq ou six fois par jour, sans limiter son effort à la zone déglabrée. On obtient ainsi un état d'hyperémie qui est la principale condition de la cure de l'alopécie. Ce traitement doit s'employer sans préjudice des anciens moyens usités pour combattre cette affection.

Nous avons vu les résultats du massage au cas de séborrhée de la face. Il est indiqué également au cas de séborrhée du cuir chevelu.

Nous avons vu jusqu'ici l'action du massage sur la peau elle-même. Mais le massage agit également par action réflexe sur les muqueuses, et les tissus et organes profonds de la face.

M. Jacquet a observé, en particulier, de la manière la plus nette, la décongestion de la muqueuse de Schneider, au cas de coryza aigu ou chronique, sous l'action d'un massage intense de la face; ce qui est sûr et facile à vérifier, c'est qu'au cas d'obstruction nasale uni ou bilatérale, le pétrissage intensif des téguments du nez, de la joue et du front, amène rapidement, et de manière assez durable la perméabilité à l'air.

Nous avons observé, M. Jacquet et moi, des malades présentant du rhume des foins, et qui, tous les ans, à la même époque (juin et juillet) étaient atteints de façon très sérieuse pendant plusieurs semaines. Or depuis le traitement par le massage ces malades n'ont pas eu leur crise habituelle.

Il semble donc que le massage plastique de la face ait une action incontestable sur les coryzas de divers ordres, et même sur la *rhinite spasmodique* ou *rhume des foins*.

M. Jacquet pense que certaines affections profondes de l'œil pourraient bénéficier du même mode de traitement. On a proposé en ophtalmologie de faire le massage transpalpébral, c'est-à-dire presque direct de l'œil. Il semble probable qu'il serait préférable de faire à ce point de vue le massage prolongé, répété et intense du cuir chevelu.

Wetterwald[1] a obtenu en huit séances, par la seule malaxation des tissus superficiels de la joue, la cicatrisation d'ulcères de la cornée, chez une jeune fille de quinze ans. Les accidents locaux (kératite intense avec perte de substance

---

1. WETTERWALD. *La pratique des Agents physiques*, 1910, n° 8.

cornéenne, conjonctivite, photophobie, occlusion de la paupière), dataient de trois mois.

En s'appuyant sur ces faits, M. Jacquet a décrit un réflexe *facio-nasal*, un réflexe *facio-oculaire*, et un réflexe *facio-cortical*. Ce dernier réflexe explique les heureux effets du massage dans la migraine.

CHAPITRE V

CONTRE-INDICATIONS DU MASSAGE

Mais, quelque grande que soit l'efficacité du massage, il
est bien évident qu'on ne doit pas l'appliquer sans distinction à toutes les dermatoses de la face.

J'ai déjà dit qu'il est formellement contre-indiqué dans les
dermatoses exsudatives aiguës, dans les dermatoses vésicu-
leuses et bulleuses : eczéma aigu, pemphigus aigu, impé-
tigo, etc.., il ne sera employé dans ces affections qu'à la
période de déclin.

Le massage est-il utile dans le lupus ? M. L. Jacquet
l'affirme, et, pour lui, le massage profond pratiqué doucement plusieurs fois par jour a une action favorable sur l'infiltration et l'œdème péri-lupiques, et même sur les nodules
lupiques eux-mêmes. Il a traité également avec succès complet des lupus erythémateux.

M. Brocq[1] ne partage pas cette opinion : « Nous ne pouvons recommander ces procédés en apparence si inoffensifs ;
nous avons, en effet, observé un cas de mort rapide, par
généralisation tuberculeuse, qui nous a paru nettement consécutive à des *massages vigoureux*, pratiqués sur un lupus
de la face, avec une préparation résorcinée. »

M. L. Jacquet considère cette opinion comme fort soute-

1. Brocq. *Traité élémentaire de Dermatologie pratique.* Tome I.
page 759.

nable, quoique, personnellement, il n'ait jamais observé d'accidents ; il ne se sert d'ailleurs du massage qu'avec une certaine réserve, et cela, dans les lupus non ulcérés, peu étendus, et d'allure torpide.

Nous avons signalé les bons effets du massage dans les alopécies ; il y a donc une question qui s'impose immédiatement : les massages ne développeront-ils pas l'hypertrichose?

En fait, M. Jacquet ni moi, n'avons jamais vu, au cours des massages si multiples, si répétés et parfois si prolongés que nous avons mis en œuvre, depuis plusieurs années déjà, l'hypertrichose se développer à un degré quelconque.

Cela n'est nullement contradictoire de ce fait que le massage réveille la fonction pilaire, et aide à son développement dans une région où elle a été momentanément abolie. Il est bien probable que nos méthodes thérapeutiques sont efficientes dans la mesure seulement où elles concordent avec une *tendance naturelle*, mais qui peut-être momentanément abolie.

En résumé, les inconvénients et les dangers de la kinésithérapie en dermatologie sont à peu près nuls, et on peut la mettre en œuvre dans presque toutes les dermatoses, à l'exception des dermatoses aiguës ou irritables. Ses effets sont remarquables. C'est donc un moyen puissant qui mérite une place importante dans la thérapeutique cutanée.

TABLE DES MATIÈRES

CHAPITRE VI
NÉVROSES

CHAPITRE VII
MALADIES DES ORGANES SENSORIELS

KINÉSITHÉRAPIE DERMATOLOGIQUE
CHAPITRE PREMIER

CHAPITRE II

CHAPITRE III
TECHNIQUE DU MASSAGE FACIAL

CHAPITRE IV

CHAPITRE V

ÉVREUX, IMPRIMERIE CH. HÉRISSEY, PAUL HÉRISSEY, SUCC^r

LIBRAIRIE FÉLIX ALCAN
FÉLIX ALCAN ET R. LISBONNE ÉDITEURS

MÉDECINE — SCIENCES

CATALOGUE
DES
Livres de Fonds

TABLE DES MATIÈRES

On peut se procurer tous les ouvrages qui se trouvent dans ce Catalogue par l'intermédiaire des libraires de France et de l'Étranger.

On peut également les recevoir franco par la poste, sans augmentation des prix désignés, en joignant à la demande des TIMBRES-POSTE FRANÇAIS ou un MANDAT sur Paris.

108, BOULEVARD SAINT-GERMAIN, 108
PARIS

OCTOBRE 1911

EN COURS DE PUBLICATION :

TRAITÉ INTERNATIONAL

DE PSYCHOLOGIE PATHOLOGIQUE

PUBLIÉ SOUS LA DIRECTION DU

Dᵣ A. MARIE

Médecin en chef de l'Asile de Villejuif.

COMITÉ DE RÉDACTION

MM. LES PROFESSEURS

BETCHEREW   CLOUSTON   DÉJERINE   GRASSET   LUGARO
(de Saint-Pétersbourg)   (d'Édimbourg)   (de Paris)   (de Montpellier)   (de Modène)

Dᵣ MAGNAN   PILCZ   RAYMOND   ZIEHEN
(de Paris)   (de Vienne)   (de Paris)   (de Berlin)

Publiés :

Tome I. — **Psychopathologie générale**, par MM. les Professeurs GRASSET, DEL GRECO, P. MARIE, MALLY, P. MINGAZINI, MARINESCO, LUGARO, KLIPPEL, L. LAVASTINE, MEDEA, CLOUSTON, DIDE, BETCHEREW, CARRARA, FERRARI, MARRO. 1 fort vol. grand in-8, de xx-1028 pages avec 353 gravures dans le texte. . . . . **25 fr.**

Tome II. — **Psychopathologie clinique**, par MM. les Professeurs BAGENOFF, BETCHEREW, Docteurs BOURILHET, CAPGRAS, COLIN, DENY, HESNARD, LHERMITTE, MAGNAN, A. MARIE, Professeurs PICK, PILCZ, RÉGIS, Docteurs RICHE, ROUBINOVITCH, SÉRIEUX, SOLLIER, Professeur ZIEHEN. 1 fort vol. grand in-8, xxiv-1000 pages, avec 311 gravures dans le texte . . . . **25 fr.**

L'ouvrage sera complet en 3 volumes ; le tome III paraîtra en décembre 1911.

MANUEL

D'HISTOLOGIE PATHOLOGIQUE

PAR

V. CORNIL   ET   **L. RANVIER**
Professeur à la Faculté de Médecine,   Professeur au Collège de France,
Membre de l'Académie de Médecine,   Membre de l'Institut,
Médecin de l'Hôtel-Dieu.   Membre de l'Académie de Médecine.

AVEC LA COLLABORATION DE MM.

A. BRAULT   **M. LETULLE**
Médecin   Professeur à la Faculté de Médecine,
de l'hôpital Lariboisière.   Membre de l'Académie de Médecine.
Membre de l'Académie de Médecine.

— Troisième édition entièrement refondue —

Publiés :

Tome I, par MM. CORNIL, RANVIER, BRAULT, Fernand BEZANÇON, professeur agrégé à la Faculté de médecine, médecin des hôpitaux ; Maurice CAZIN, chef de laboratoire à la Faculté de médecine. — *Généralités sur l'histologie normale. — Cellules et tissus normaux. — Généralités sur l'histologie pathologique. — Altérations des cellules et des tissus. — Des inflammations. — Des tumeurs. — Notions élémentaires sur les bactéries. — Lésions des os et des tissus cartilagineux. — Anatomie pathologique des articulations. — Des altérations du tissu conjonctif. — Lésions des membranes séreuses.* — 1 fort volume grand in-8, avec 369 gravures en noir et en couleurs. . . . . **25 fr.**

Tome II, par MM. G. DURANTE, chef de laboratoire à la Maternité ; J. JOLLY, H. DOMINICI, GOMBAULT, médecin des hôpitaux, et CL. PHILIPPE, chef de laboratoire à la Salpêtrière. — *Muscles. — Sang et hématopoïèse. — Cerveau. — Moelle. — Nerfs.* — 1 fort volume grand in-8, avec 202 gravures en noir et en couleurs. . . . . **25 fr.**

Tome III, par MM. GOMBAULT, médecin des hôpitaux ; NAGEOTTE et A. RICHE, médecins de Bicêtre ; G. DURANTE ; R. MARIE, médecin des hôpitaux ; Fernand BEZANÇON, Th. LEGRY, professeurs agrégés à la Faculté de médecine, médecins des hôpitaux. — *Système nerveux central (Cerveau et Moelle épinière). — Nerfs. — Cœur et vaisseaux. — Rate. — Ganglion lymphatique. — Larynx.* — 1 fort volume grand in-8, avec 382 gravures en noir et en couleurs. . . . . **35 fr.**

Le tome IV et dernier, par MM. MILIAN, DIEULAFÉ, HERPIN, DECLOUX, CRITZMANN, COURCOUX, BRAULT, LEGRY, HALLÉ, KLIPPEL et LEFAS. — *Poumon. — Bouche. — Tube digestif. — Estomac. — Intestin. — Foie. — Rein. — Vessie et urèthre. — Rate,* paraîtra en décembre 1911.

DERNIÈRES PUBLICATIONS MÉDICALES
(1910 et 1911)

TRAITÉ CHIRURGICAL D'UROLOGIE
par F. LEGUEU
Chirurgien de l'hôpital Laënnec. Professeur agrégé à la Faculté de Médecine de Paris.
Avec 663 figures dans le texte et 8 planches en couleurs hors texte.
Préface de M. le Professeur GUYON, de l'Institut.
Un fort volume grand in-8, de VIII-1382 pages, cartonné. . . . . . **40 fr.**

TRAVAUX DE LA DEUXIÈME CONFÉRENCE INTERNATIONALE
POUR

L'ÉTUDE DU CANCER
Tenue à Paris du 1er au 5 Octobre 1910
PUBLIÉS SOUS LA DIRECTION DE MM.

Le prof. PIERRE DELBET　　　　et le　　　Dr R. LEDOUX-LEBARD
Secrétaire général　　　　　　　　　　　　　　　　Secrétaire
de l'Association française pour l'Étude du Cancer
RAPPORTS PRÉSENTÉS — DISCUSSIONS

Un fort volume in-8 de LXII-803 p. et une planche hors texte. . . . **20 fr.**

LES MALADIES DU CŒUR
par le Dr JAMES MACKENSIE
Membre du Collège royal des Médecins.
Traduit sur la deuxième édition anglaise.

par le Dr FRANÇON
Médecin consultant à Aix-les-Bains.
Préface de M. le Dr H. VAQUEZ
Professeur agrégé à la Faculté de Médecine, Médecin des Hôpitaux de Paris.
Un fort vol. in-8, avec 280 figures dans le texte et hors texte. . . . **15 fr.**

L'ANAPHYLAXIE
par CH. RICHET
Professeur à la Faculté de Médecine de Paris, Membre de l'Académie de Médecine.
Un volume in-16. . . . . **3 fr. 50**

L'ÉTAT MENTAL DES HYSTÉRIQUES
LES STIGMATES MENTAUX DES HYSTÉRIQUES. — LES ACCIDENTS MENTAUX
DES HYSTÉRIQUES. — ÉTUDES SUR DIVERS SYMPTÔMES HYSTÉRIQUES
LE TRAITEMENT PSYCHOLOGIQUE DE L'HYSTÉRIE.
par le Dr PIERRE JANET
Professeur de psychologie au Collège de France.
2e édition. 1 fort vol. gr. in-8 avec gravures dans le texte. . . . . . **18 fr.**

Le Diagnostic des Maladies nerveuses
par PURVES STEWART (de Londres).
Médecin de l'hôpital de Westminster et de l'hôpital de West End pour les maladies nerveuses.
Traduction et adaptation française par le Dr GUSTAVE SCHERB
Préface du Dr F. HELME
Un fort volume grand in-8 avec 203 figures et diagrammes. . . . . . **15 fr.**

clinique médicale infantile. Avec gravures... 4 fr.

Manuel de pathologie. *A l'usage des sages-femmes et des mères*, par le Dr H. DUFOUR, médecin de l'Hôpital de la Maternité. 1 vol. in-16, avec 53 grav. dans le texte et 14 pl. en coul. hors texte... 6 fr.

La médecine préventive du premier âge, par le Dr P. LONDE, ancien interne des hôpitaux de Paris... 4 fr.

Manuel de psychiatrie, par le Dr J. ROGUES DE FURSAC, médecin en chef des asiles de la Seine. 4e édition. Revue et augmentée... 4 fr.

La démence précoce. *Étude psychologique, médicale et médico-légale*, par le Dr CONSTANZA PASCAL, médecin des asiles publics d'aliénés... 4 fr.

Hygiène de l'alimentation dans l'état de santé et de maladie, par le Dr J. LAUMONIER, avec gravures. 4e édition. Entièrement refondue... 4 fr.

PRÉCÉDEMMENT PARUS :

Essai sur la puberté chez la femme, par Mlle le Dr Marthe FRANCILLON, ancien interne des hôpitaux de Paris... 4 fr.

La mélancolie, par le Dr R. MASSELON, médecin adjoint de l'asile de Clermont....... 4 fr.

Les embolies bronchiques tuberculeuses, par le Dr SABOURIN, médecin du sanatorium de Durtol, avec gravures... 4 fr.

La responsabilité. *Étude de socio-biologie et de médecine légale*, par le Dr G. MORACHE, prof. de médecine légale à l'Univ. de Bordeaux, associé de l'Académie de médecine. 4 fr.

Naissance et mort. *Étude de socio-biol. et de médecine lég.*, par le même........... 4 fr.

Grossesse et accouchement. *Étude de socio-biol. et de médecine lég.*, par le même.. 4 fr.

Les nouveaux traitements, par le Dr J. LAUMONIER. 2e édit.....· .... 4 fr.

Manuel d'électrothérapie et d'électrodiagnostic, par le Dr E. ALBERT-WEIL, avec 88 gravures. 2° édition. (*Couronné par l'Académie de médecine*)......................... 4 fr.

L'hystérie et son traitement, par le Dr PAUL SOLLIER......................... 4 fr.

L'instinct sexuel. *Évolution, dissolution*, par le D^r CH. FÉRÉ, médecin de Bicêtre. 2e éd. 4 fr.

L'intubation du larynx chez l'enfant et l'adulte, par le Dr A. BONIN, avec 42 grav. 4 fr.

Pratique de la chirurgie courante, par le Dr M. CORNET. Préface du prof. OLLIER, avec 111 gravures... 4 fr.

Les maladies de l'urèthre et de la vessie chez la femme, par le Dr KOLISCHER, prof. de gynécologie à Chicago Clinical School. Traduit de l'all. par le Dr *Beuttner*, avec grav. 4 fr.

L'éducation rationnelle de la volonté. *Son emploi thérapeutique*, par le Dr P.-E. Lévy, préface de M. le *Professeur Bernheim*, 7e édition......................... 4 fr.

La mort réelle et la mort apparente. Nouveaux procédés de diagnostic et traitement de la mort apparente, par le Dr S. ICARD, avec gravures. (*Ouvrage récompensé par l'Institut*). 4 fr.

La fatigue et l'entraînement physique, par le D^r PH. TISSIÉ, préface de M. le *Professeur Bouchard*, avec gravures. 3e édition......................... 4 fr.

Morphinisme et morphinomanie, par le Dr P. RODET. (*Ouvrage couronné par l'Académie de médecine*)... 4 fr.

L'hygiène sexuelle et ses conséquences morales, par le Dr S. RIBBING, professeur à l'Université de Lund (Suède). 4e édition......................... 4 fr.

Hygiène de l'exercice chez les enfants et les jeunes gens, par le Dr F. LAGRANGE, lauréat de l'Institut. 9° édition... 4 fr.

L'exercice chez les adultes, par *le même*. 7e édition......................... 4 fr.

Hygiène des gens nerveux, par le Dr LEVILLAIN. 5e édition......................... 4 fr.

L'Idiotie. *Psychologie et éducation de l'idiot*, par le Dr J. VOISIN, médecin de la Salpêtrière, avec gravures... 4 fr.

La famille névropathique. *Hérédité, prédisposition morbide, dégénérescence*, par le D^r CH. FÉRÉ, médecin de Bicêtre, avec gravures. 2e édition......................... 4 fr.

L'éducation physique de la jeunesse, par A. Mosso, professeur à l'Université de Turin. 4 fr.

Manuel de percussion et d'auscultation, par le Dr P. SIMON, professeur à la Faculté de médecine de Nancy, avec gravures... 4 fr.

Le traitement des aliénés dans les familles, par le D^r CH. Féré, médecin de Bicêtre, 3e édition... 4 fr.

Dans la même Collection :

MÉDECINE OPÉRATOIRE

par M. le Professeur FÉLIX TERRIER
Membre de l'Académie de médecine.
Professeur de clinique chirurgicale à la Faculté de médecine de Paris.

Petit manuel d'anesthésie chirurgicale, par les Drs FÉLIX TERRIER et M. PÉRAIRE, avec 37 gravures... 3 fr.

Petit manuel d'antisepsie et d'asepsie chirurgicales, par *les mêmes*, avec 70 gravures. 3 fr.

L'opération du trépan, par *les mêmes*, avec 222 gravures......................... 4 fr.

Chirurgie de la face, par les Drs FÉLIX TERRIER, GUILLEMAIN, chirurgien des hôpitaux de Paris, et MALHERBE, avec 214 gravures......................... 4 fr.

Chirurgie du cou, par *les mêmes*, avec 101 gravures......................... 4 fr.

Chirurgie de la plèvre et du poumon, par les Drs FÉLIX TERRIER et E. REYMOND, avec 67 gravures... 4 fr.

Chirurgie du cœur et du péricarde, par *les mêmes*, avec 79 gravures............... 3 fr.

NOUVELLE
COLLECTION SCIENTIFIQUE

Directeur : ÉMILE BOREL

Sous-directeur de l'École normale supérieure,
Professeur à la Sorbonne.

VOLUMES IN-16 A 3 FR. 50

Volumes publiés en 1910 et en 1911

TANNERY (Jules), de l'Institut, sous-directeur de l'Ecole Normale Supérieure; **Science et Philosophie.** 1 vol. in-16... 3 fr. 50

RABAUD (E.), maître de conférences à la Sorbonne. **Le transformisme et l'expérience.** 1 vol. in-16... 3 fr. 50

OSTWALD, professeur à l'Université de Leipzig. **L'Évolution de l'électro-chimie,** traduit de l'allemand par E. PHILIPPI. 1 vol. in-16............................... 3 fr. 50

De la méthode dans les sciences : (2e série).

Avant-propos, par EMILE BOREL. — *Astronomie, jusqu'au milieu du XVIIIe siècle,* par B. BAILLAUD, de l'Institut, directeur de l'Observatoire de Paris. — *Chimie physique,* par JEAN PERRIN, professeur à la Sorbonne. — *Géologie,* par LÉON BERTRAND, professeur-adjoint à la Sorbonne. — *Paléobotanique,* par R. ZEILLER, de l'Institut, professeur à l'Ecole des Mines. — *Botanique,* par LOUIS BLARINGHEM, chargé de cours à la Sorbonne. — *Archéologie,* par SALOMON REINACH, de l'Institut. — *Histoire littéraire,* par GUSTAVE LANSON, professeur à la Sorbonne. — *Statistique,* par LUCIEN MARCH, directeur de la statistique générale de la France. — *Linguistique.* par A. MEILLET, professeur au Collège de France. 1 vol. in-16.. 3 fr. 50

BUAT (E.), chef d'escadron au 25e régiment d'artillerie de campagne. **L'artillerie de campagne.** *Son histoire, son évolution, son état actuel.* 1 vol. in-16 avec 75 grav. 3 fr. 50

MEUNIER (Stanislas), professeur de géologie au Muséum d'histoire naturelle. * **L'évolution des Théories géologiques.** 1 vol. in-16, avec gravures.................. 3 fr. 50

NIEDERLE (Lubor), professeur à l'Université de Prague. * **La Race slave,** *Statistique démographie, anthropologie.* Traduit du tchèque et précédé d'une préface, par L. LEGER, de l'Institut. 1 vol. in-16.. 3 fr. 50

PAINLEVÉ (Paul), de l'Institut, et BOREL (Emile). * **L'Aviation.** 4e édition ; revue et augmentée. 1 vol. in-16, avec gravures.. 3 fr. 50

DUCLAUX (Jacques), préparateur à l'Institut Pasteur. * **La Chimie de la Matière vivante.** 2e édition. 1 vol. in-16.. 3 fr. 50

MAURAIN (Ch.), professeur à la Faculté des sciences de Caen. * **Les États physiques de la Matière.** 2e éd. 1 vol. in-16, avec gravures.............................. 3 fr. 50

Précédemment parus.

LE DANTEC (F.), chargé du cours de biologie générale à la Sorbonne. **Éléments de Philosophie biologique.** 1 vol. in-16. 3e édition................................... 3 fr. 50

BONNIER (Dr P.), laryngologiste de la clinique médicale de l'Hôtel-Dieu. **La Voix.** *Sa culture physiologique. Théorie nouvelle de la phonation.* 3e édition. 1 vol. in-16, avec gravures.. 3 fr. 50

* **De la Méthode dans les Sciences : (1re série).**

1. *Avant-propos,* par M. P.-F. THOMAS, docteur ès lettres, professeur de philosophie au lycée Hoche. — 2. *De la Science,* par M. ÉMILE PICARD, de l'Institut. — 3. *Mathématiques pures,* par M. J. TANNERY, de l'Institut. — 4. *Mathématiques appliquées,* par M. PAINLEVÉ, de l'Institut. — 5. *Physique générale,* par M. BOUASSE, professeur à la Faculté des Sciences de Toulouse. — 6. *Chimie,* par M. JOB, professeur au Conservatoire des Arts et Métiers. — 7. *Morphologie générale,* par M. A. GIARD, de l'Institut. — 8. *Physiologie,* par M. LE DANTEC, chargé de cours à la Sorbonne. — 9. *Sciences médicales,* par M. PIERRE DELBET, professeur à la Faculté de médecine de Paris. — 10. *Psychologie,* par M. TH. RIBOT, de l'Institut. — 11. *Sciences médicales,* par M. DURKHEIM, professeur à la Sorbonne. — 12. *Morale,* par M. LÉVY-BRUHL, professeur à la Sorbonne. — 13. *Histoire,* par M. G. MONOD, de l'Institut. 2e édition, 1 vol. in-16............... 3 fr. 50

THOMAS (P.-F.), professeur au lycée Hoche. * **L'Éducation dans la Famille.** *Les péchés des parents.* 3e édition. 1 vol. in-16 (*Couronné par l'Institut*)..................... 3 fr. 50

LE DANTEC (F.). **La Crise du Transformisme.** 2e édition. 1 vol. in-16............. 3 fr. 50

OSTWALD (W.), professeur à l'Université de Leipzig. **L'Énergie,** traduit de l'allemand par E. PHILIPPI, 3e édition. 1 vol. in-16... 3 fr. 50

RÉCENTES PUBLICATIONS
MÉDICALES ET SCIENTIFIQUES

Pathologie et Thérapeutique médicales.

ALBERT-WEIL (E.), chargé du service d'électrothérapie de la Clinique chirurgicale infantile de l'hôpital Tenon. **Manuel d'électrothérapie et d'électrodiagnostic.** 1906. In-16, avec 88 fig. 2e édition. Cart. à l'angl. (*Récompensé par l'Académie de médecine*)........ **4 fr.**

BATIER (Dr G.). **Tuberculose humaine et tuberculoses animales.** De leur unicité. 1907. 1 vol. gr. in-8 .... **6 fr.**

BERGER (E.) et LOEWY (R.). **Les troubles oculaires d'origine génitale chez la femme.** 1905. 1 vol. in-16... .... **3 fr.**

BONAIN (A.), chirurgien de l'hôpital civil de Brest. **Traité de l'intubation du larynx chez l'enfant et chez l'adulte.** 1902. 1 vol. in-16, avec 50 fig. Cartonné à l'anglaise...... **4 fr.**

BOUCHUT et DESPRÉS, professeurs agrégés à la Faculté de médecine de Paris, médecin et chirurgien des hôpitaux. **Dictionnaire de médecine et de thérapeutique médicale et chirurgicale,** comprenant le résumé de la médecine et de la chirurgie, les indications thérapeutiques de chaque maladie, la médecine opératoire, les accouchements, l'oculistique, l'odontotechnie, les maladies d'oreille, l'électrisation, la matière médicale, les eaux minérales, et un formulaire spécial pour chaque maladie. 7e édit., très augmentée, revue par MM. les Drs Fernand BOUCHUT et G. MARION, professeur agrégé à la Faculté de médecine de Paris, chirurgien des hôpitaux. 1907. 1 vol. in-4, avec 1 097 figures dans le texte : broché, 25 fr. — Relié .... **30 fr.**

CORNIL (V.) et BABES, professeur à la Faculté de médecine de Bucarest. **Les bactéries,** leur rôle dans l'histologie pathologique des maladies infectieuses. 2 vol. gr. in-8 ; contenant la description des méthodes de bactériologie. 3e édit., 1890, avec 385 fig. en noir et en couleurs dans le texte et 12 planches hors texte............................. **40 fr.**

CORNIL (V.), RANVIER (L.), BRAULT et LETULLE. **Manuel d'histologie pathologique.** Tome I, 1901. 1 vol. grand in-8, avec gravures en noir et en couleurs. 3e édit., 25 fr. — Tome II, 1902. 1 vol. grand in-8, avec gravures en noir et en couleurs, 25 fr. — Tome III. 1907. 1 fort vol., grand in-8, avec grav. en noir et en couleurs, 30 fr. (Voir détails page 2.)

DESCHAMPS (Dr A.). **Les maladies de l'énergie.** *Les asthénies générales. Épuisements, insuffisances, inhibitions* (clinique thérapeutique), préface de M. le Prof. F. RAYMOND. 2e édit., revue, 1909. 1 vol. in-8 (*couronné par l'Académie de médecine*)............ **8 fr.**

DUFOUR (Dr H.). Médecin de l'hôpital de la Maternité. **Manuel de pathologie.** *A l'usage des sages-femmes et des mères.* 1 vol. in-16, avec 53 grav. dans le texte et 14 pl. en coul. hors texte. 1911... **6 fr.**

FÉRÉ (Ch.), médecin de Bicêtre. **L'instinct sexuel.** *Évolution. Dissolution.* 2e édit. 1902. 1 vol. in-12, cart... **4 fr.**

FINGER (Ernest), professeur à l'Université de Vienne. **La syphilis et les maladies vénériennes,** traduit de l'allemand, avec notes, par les docteurs DOYON, P. et L. SPILLMANN. 3e éd., 1909. 1 vol. in-8, avec 8 pl.. **12 fr.**

GALEZOWSKI (J.). **Le fond de l'œil dans les maladies du système nerveux.** 1 vol. in-8, avec 3 pl. en couleurs. 1904... **5 fr.**

GUÉPIN (A.). **Le traitement de l'hypertrophie sénile de la prostate.** 1 vol. in-12 1904... **2 fr. 50**

HÉRARD, CORNIL et HANOT. **La phtisie pulmonaire,** étude anatomo-pathologique et clinique. 2e édit. 1 vol. in-8, avec 65 fig. en noir et en couleurs et 2 planches..... **20 fr.**

KOLISCHER, professeur de gynécologie à Chicago Clinical School. **Les maladies de l'urèthre et de la vessie chez la femme,** traduit de l'allemand par le Dr BEUTTNER. 1900. In-12, avec grav., cart... **4 fr.**

LABADIE-LAGRAVE, médecin de la Charité, et LEGUEU, professeur agrégé à la Faculté de médecine de Paris, chirurgien des hôpitaux. **Traité médico-chirurgical de gynécologie.** 1 vol. gr. in-8, avec 378 grav. dans le texte, cart. à l'angle. 3e édit., 1904 (*Couronné par l'Académie des sciences et par l'Académie de médecine*).................................. **25 fr.**

LAGRANGE (Fernand), lauréat de l'Académie des sciences et de l'Académie de médecine. **La médication par l'exercice.** 2e éd., 1904. 1 fort vol. in-8, avec 69 gravures dans le texte et une carte coloriée hors texte... **12 fr.**

— **Les Mouvements méthodiques et la « mécanothérapie ».** 1899. 1 vol. grand in-8, avec 57 gravures.. **10 fr.**

— **Le traitement des affections du cœur par l'exercice et le mouvement.** 1903. 1 vol. in-8, avec fig. et une carte coloriée... **6 fr.**

LANDOUZY (L.), Doyen de la Faculté de médec. de Paris, et HEITZ (Dr J.). **La balnéation carbo-gazeuse** (*Spécialisation fonctionnelle des eaux de Royat*). 1906. In-8....... **2 fr.**

LAUMONIER (J.). **Les nouveaux traitements.** 2e édit., 1904. 1 vol. in-16, cartonné à l'anglaise.. **4 fr.**

LE DANTEC (F.), chargé de cours à la Sorbonne. **Introduction à la pathologie générale.**
1 fort vol. gr. in-8, avec fig. 1906.. 15 fr.
LEGUEU (Voir plus haut : LABADIE-LAGRAVE).
LÉPINE (R.), professeur de clinique médicale à l'Université de Lyon. **Le diabète sucré.**
1909. 1 vol. gr. in-8.. 16 fr.
LONDE (Dr P.), ancien interne des hôpitaux de Paris. **Essais de médecine préventive.** 1910.
1 vol. in-16, cart. à l'angl.. 4 fr.
— **La médecine préventive du premier âge.** 1911. 1 vol. in-16, cart. à l'angl...... 4 fr.
MACKENSIE (Dr J.), membre du Collège royal des médecins. **Les maladies du cœur.**
Traduit sur la 2e édition anglaise par le Dr G. FRANÇON, médecin consultant à Aix-les-
Bains. Préface du Dr H. VAQUEZ, prof. agrégé à la Faculté de Médecine, médecin des
hôpitaux de Paris, 1911. 1 vol. gr. in-8 avec 280 fig. dans le texte et hors texte... 15 fr.
MOSSÉ (A.), professeur de clinique médicale à l'Université de Toulouse. **Le diabète et
l'alimentation aux pommes de terre.** 1903. 1 vol. grand in-8, avec graphiques..... 5 fr.
RICHET (Ch.), prof. à la Faculté de médecine de Paris. **L'anaphylaxie.** 1911. 1 vol.
in-16... 3 fr. 50
SIMON (P.), professeur à la Faculté de médecine de Nancy. **Manuel de percussion et
d'auscultation.** 1895. In-12, cart... 4 fr.
SPRINGER. **La croissance. Son rôle en pathologie.** Essai de pathologie générale. 1 vol.
in-8. 1890.. 6 fr.
UNNA, professeur à l'Université de Vienne. **Thérapeutique des maladies de la peau.**
Traduit de l'allemand par les Drs DOYON et SPILLMANN. 1908. 1 vol. grand in-8... 10 fr.
Revue de Médecine. Directeurs, MM. les Prof. BOUCHARD, CHAUFFARD, CHAUVEAU, LAN-
DOUZY, LÉPINE, PITRES, ROGER et VAILLARD ; Rédacteurs en chef, MM. LANDOUZY et
LÉPINE ; Secrétaire de la rédaction, Dr JEAN LÉPINE (v. p. 30).

Maladies nerveuses et mentales.

BERNARD LEROY. **L'illusion de fausse reconnaissance.** 1 vol. in-8. 1898.......... 4 fr.
— **Le langage.** *Essai sur la fonction normale et pathologique de cette fonction.* 1 vol.
in-8. 1906... 5 fr,
BINET. **Les altérations de la personnalité.** 2e édit. 1902. In-8, cart.............. 6 fr.
CAMUS (J.) et PAGNIEZ (Ph.). **Isolement et psychothérapie.** *Traitement de l'hystérie et
de la neurasthénie, pratique de la rééducation morale et physique.* Préface de M. le
Dr DÉJERINE. 1904. Gr. in-8.. 9 fr.
DAREL. **La Folie.** *Ses causes. Sa thérapeutique.* 1 v. in-8. 1901................. 4 fr.
DESCHAMPS (Dr A.). **Les Maladies de l'énergie. Les asthénies générales.** *Épuisements,
insuffisances, inhibitions* (Clinique-thérapeutique), préface de M. le Prof. RAYMOND.
1 vol. in-8 2e éd. 1909. (*Couronné par l'Académie de médecine*)..................... 8 fr.
DROMARD (Dr G.). **La mimique chez les aliénés.** 1909. 1 vol. in-16, cart........... 4 fr.
DROMARD (Dr G.) et LEVASSORT (Dr J.). **L'amnésie.** 1907. 1 vol. in-16, cart...... 4 fr.
DUBUISSON (P.) et A. VIGOUROUX. **Responsabilité pénale et folie.** 1 vol. in-8. 1911. 7 fr. 50
DUPOUY (Dr R.). **Les Opiomanes.** 1 vol. in-8°. 1911.............................. 5 fr.
FÉRÉ (Ch.), médecin de Bicêtre. **Le traitement des aliénés dans les familles.** 1 vol. in-18.
3e éd., cart. à l'angl... 4 fr.
— **Les épilepsies et les épileptiques.** 1 vol. gr. in-8, avec 67 gravures et 12 planches hors
texte.. 20 fr.
— **Pathologie des émotions,** études cliniques et physiologiques. 1 vol. grand in-8, avec
figures.. 12 fr.
— **La Famille névropathique.** Théorie tératologique de l'hérédité et de la prédisposition
morbides et de la dégénérescence. 1 vol. in-12. 2e éd., 1898, avec 25 grav. dans le texte,
cart. à l'angl.. 4 fr.
— **Dégénérescence et criminalité.** 1 vol. in-12. 4e éd., 1907...................... 2 fr. 50
FLEURY (Maurice de). **Introduction à la médecine de l'esprit.** 1 vol. gr. in-8, avec fig.
9e éd., 1911 (*Couronné par l'Académie française et par l'Académie des sciences*). 7 fr. 50
— **Les grands symptômes neurasthéniques.** *Pathogénie et traitement.* 10e éd., 1904. 1 vol.
in-8, avec figures.. 7 fr. 50
— **Manuel pour l'étude des maladies du système nerveux.** Gr. in-8, avec 133 grav. en noir
et en coul., cart. à l'angl. 1904.. 25 fr.
(*Ces deux ouvrages ont été couronnés par l'Académie de médecine.*)
FRENKEL. **L'Ataxie tabétique.** *Son traitement par la rééducation des mouvements.* Traduit
de l'allemand par le Dr Van BIERVLIET. Préface du Prof. RAYMOND. 1 fort vol. gr. in-8,
av. 132 grav. 1906... 8 fr.
GRASSET, professeur de la Faculté de médecine de Montpellier. **Les maladies de l'orien-
tation et de l'équilibre.** 1901. 1 vol. in-8, avec grav., cart. à l'angl............. 6 fr.
— **Demifous et demiresponsables.** 1 vol. in-8. 2e édit., 1908..................... 5 fr.
HARTENBERG (P.). **Les timides et la timidité.** 3e éd. 1 vol. in-8............... 5 fr.
— **Psychologie des Neurasthéniques.** 2e édit., 1909. 1 vol. in-16............... 3 fr. 50
— **L'Hystérie et les hystériques.** 1910. 1 vol. in-16............................ 3 fr. 50

ICARD (S.). **La femme pendant la période menstruelle,** étude de psychologie morbide et de médecine légale. 1 vol. in-8.. 6 fr.

INGEGNIEROS (J.), professeur à l'Université de Buenos-Ayres. **Le Langage musical et ses troubles hystériques.** 1907. 1 vol. gr. in-8................................ 6 fr.

JANET (Pierre), professeur au Collège de France. **L'état mental des hystériques.** *Les stigmates mentaux des hystériques. Les accidents mentaux des hystériques. Études sur divers symptômes hystériques. Le traitement psychologique de l'hystérie.* 2ᵉ édition, 1911. 1 vol. gr. in-8 avec gravures.. 18 fr.

*— et RAYMOND (F.), professeur de la clinique des maladies nerveuses à la Salpêtrière. **Névroses et idées fixes.** — I. *Études expérimentales sur les troubles de la volonté, de l'attention, de la mémoire, sur les émotions, les idées obsédantes et leur traitement,* par P. JANET. 1 vol. gr. in-8, avec 92 fig. 2ᵉ édit., 1904.............................. 12 fr.

II. — *Névroses, maladies produites par les émotions, les idées obsédantes et leur traitement,* par F. RAYMOND et Pierre JANET. 1 vol. gr. in-8, avec 97 grav. 2ᵉ édit., 1908. 14 fr. (*Ouvrage couronné par l'Académie des sciences et par l'Académie de médecine.*)

— **Les obsessions et la psychasthénie.** I. — *Études cliniques et expérimentales sur les idées obsédantes, les impulsions, les manies mentales, la folie du doute, les tics, les agitations, les phobies, les délires du contact, les angoisses, les sentiments d'incomplétude, la neurasthénie, les modifications des sentiments du réel, leur pathogénie et leur traitement.* 2ᵉ édit., 1908. 1 vol. grand in-8, avec 8 gravures.................. 18 fr.

II. — *États neurasthéniques, aboulies, incomplétude, agitation et angoisses diffuses, algies, phobies, délires du contact, tics, manies mentales, folies du doute, idées obsédantes, impulsions.* 2ᵉ édition, 1911. 1 vol. grand in-8, avec 22 gravures.............. 14 fr.

LANGE, professeur à l'Université de Copenhague. **Les émotions.** Traduit de l'allem. par G. DUMAS. 4ᵉ édit., 1911. 1 vol. in-12.................................. 2 fr. 50

LÉVY (P.-E.), **L'Éducation rationnelle de la volonté,** *son emploi thérapeutique.* Préface de M. le Prof. BERNHEIM. 10ᵉ édit., 1910. 1 vol. in-12, cart. à l'angl.............. 4 fr.

— **Neurasthénie et névroses.** *Leur guérison définitive en cure libre.* 2ᵉ édition, 1910. 1 vol. in-16.. 4 fr.

MAUDSLEY. **Le crime et la folie.** 1 vol. in-8. 1901, 7ᵉ édit. Cart................. 6 fr.

PHILIPSON. **L'autonomie et la centralisation dans le système nerveux des animaux.** 1906. In-8.. 5 fr.

RAYMOND (Pʳ F.). Voyez JANET (Pierre) et RAYMOND, ci-dessus.

RODET (P.). **Morphinisme et morphinomanie.** 1897. 1 vol. in-12, cart. à l'angl. (*Couronné par l'Académie de médecine*).. 4 fr.

ROGUES DE FURSAC (J.), ancien chef de clinique à la Faculté de Médecine de Paris. **Manuel de Psychiatrie.** 3ᵉ édit. revue et augmentée, 1909. 1 vol. in-16, cartonné à l'anglaise.. 4 fr.

SÉRIEUX (P.) et CAPGRAS (J.), médecins en chef des asiles de la Seine. **Les folies raisonnantes.** *Le délire d'interprétation.* 1909. 1 vol. in-8........................ 7 fr.

SOLLIER (P.). **Genèse et nature de l'hystérie.** 2 vol. in-8. 1897.............. 20 fr.

— **L'hystérie et son traitement.** 1 vol. in-12, cart. 1901.................... 4 fr.

STEWART (Dʳ PURVES) (de Londres), médecin de l'hôpital de Westminster et de l'hôpital de West End pour les maladies nerveuses. **Le diagnostic des maladies nerveuses.** Traduction et adaptation française par le Dʳ G. SCHERB (d'Alger). Préface de M. le Dʳ HELME. 1910. 1 vol. gr. in-8 avec 208 fig. et diagrammes.......................... 15 fr.

Psychologie expérimentale.

BAZAILLAS (A.), prof. de philosophie au lycée Condorcet, docteur ès lettres. **Musique et inconscience.** Introduction à la psychologie de l'inconscient. 1908. 1 vol. in-8...... 5 fr.

BINET (Alfred), directeur du laboratoire de psychologie physiologique à la Sorbonne. **La psychologie du raisonnement.** *Recherches expérimentales par l'hypnotisme.* 4ᵉ édit., 1907. 1 vol. in-18.. 2 fr. 50

— **Les Révélations de l'écriture.** 1 vol. in-8, avec grav. 1906.............. 5 fr.

CHABRIER (Dʳ). **Les émotions et les états organiques.** 1911. 1 vol. in-18....... 2 fr. 50

CRÉPIEUX-JAMIN (J.). **L'écriture et le caractère.** 5ᵉ édit. revue et augmentée, 1909. 1 vol. in-8.. 7 fr. 50

DANVILLE (Gaston). **Psychologie de l'amour.** 5ᵉ édit., 1910. 1 vol. in-18....... 2 fr. 50

DUMAS (G.), chargé du cours de psychologie expérimentale à la Sorbonne. **Le Sourire.** *Psychologie et physiologie,* avec figures. 1906. 1 vol. in-16.................. 2 fr. 50

DUPRÉ (Dʳ E.), agrégé de la Faculté de Paris, médecin des hôpitaux, et NATHAN (Dʳ M.), Ancien interne des hôpitaux de Paris. **Le langage musical.** *Étude médico-psychologique.* Préface de Ch. MALHERBE, bibliothécaire de l'Opéra. 1911. 1 vol. in-8........ 3 fr. 75

EGGER (V.), professeur à la Sorbonne. **La parole intérieure.** 2ᵉ édit., 1904. 1 vol. in-8.. 5 fr.

FOUCAULT (M.), professeur à l'Université de Montpellier. **Le Rêve** (*Recherches et observations*). 1 vol. in-8... 5 fr.

GLEY (E.), membre de l'Académie de médecine, professeur au Collège de France. **Études de psychologie physiologique et pathologique.** 1903. 1 vol. in-8......... 5 fr.

GODFERNAUX (A.). **Le sentiment et la pensée et leurs principaux aspects physiologiques.** 2e édit. 1 vol. in-16. 1903............ 2 fr. 50

HOFFDING, professeur à l'université de Copenhague. **Esquisse d'une psychologie fondée sur l'expérience,** trad. POITEVIN, préface de PIERRE JANET. 4e édit., 1909. 1 vol. in-8............ 7 fr. 50

JAMES (William). **La théorie de l'émotion.** Trad. de l'anglais. Introd. par G. DUMAS, prof. à la Sorbonne. 3e édit., 1910. 1 vol. in-16............ 2 fr. 50

JANET (Pierre), professeur au Collège de France. **L'automatisme psychologique.** 6e édit., 1910. 1 vol. in-8............ 7 fr. 50

JOFFROY (A.), Professeur à la Faculté de Médecine de Paris, médecin de l'asile Sainte-Anne, et DUPOUY (R.), médecin de l'asile Saint-Yon. **Fugues et vagabondage.** Étude clinique et psychologique. Préface de M. le Dr C. DENY, médecin de la Salpêtrière. 1909. 1 vol. in-8............ 7 fr.

KOSTYLEFF (N.). **La crise de la psychologie expérimentale.** 1911. 1 vol. in-16.. 2 fr. 50

MALAPERT (P.). **Les éléments du caractère et leurs lois de combinaison.** 1905. 1 vol. in-8. 2e édition............ 5 fr.

MOSSO, professeur à l'Université de Turin. **La Peur.** *Étude psychophysiologique.* 4e édit. revue, 1908. 1 vol. in-18, avec grav............ 2 fr. 50

— **La fatigue intellectuelle et physique,** traduit de l'italien par P. LANGLOIS. 6e édit., 1908. 1 vol. in-18, avec grav............ 2 fr. 50

NAYRAC (J.-P.). **Physiologie et psychologie de l'attention** (*Ouvrage récompensé par l'Institut*). 1 vol. in-8. 1906............ 3 fr. 75

PHILIPPE (J.), chef des travaux au laboratoire de psychologie physiologique à la Sorbonne. **L'image mentale.** 1903. 1 vol. in-18, avec figures............ 2 fr. 50

PIDERIT. **La mimique et la physiognomonie.** In-8, av. 100 grav. 1888............ 5 fr.

PROAL (Louis), Conseiller à la Cour de Paris. **L'éducation et le suicide des enfants.** 1907. 1 vol. in-18............ 2 fr. 50

RIBOT (Th.), de l'Institut, directeur de la *Revue philosophique.* **La psychologie de l'attention.** 11e édit., 1910. 1 vol. in-18............ 2 fr. 50

— **L'hérédité psychologique.** 9e édit., 1910. 1 vol. in-8............ 7 fr. 50

— **La psychologie des sentiments.** 8e édit., 1911. 1. vol. in-8............ 7 fr. 50

— **Essai sur les passions.** 3e édit., 1910. 1 vol. in-8............ 3 fr. 75

— **Problèmes de psychologie affective.** 1910. 1 vol. in-16............ 2 fr. 50

ROEHRICH (E.). **L'attention spontanée et volontaire.** *Son fonctionnement, ses lois, son emploi dans la vie pratique.* 1907. 1 vol. in-18............ 2 fr. 50
       (*Récompensé par l'Académie des sciences morales et politiques*).

SERMYN (Dr W. C.). **Contribution à l'étude de certaines facultés cérébrales méconnues.** 1911. 1 vol. in-8............ 7 fr. 50

SOLLIER (P.). **Le problème de la mémoire.** *Essai de psycho-mécanique.* 1900. 1 vol. in-8............ 3 fr. 75

— **Les phénomènes d'autoscopie.** 1903. 1 vol. in-18, avec gravures............ 2 fr. 50

SOURIAU (P.), prof. à l'Univ. de Nancy. **La suggestion dans l'Art.** 2e édit., 1909. 1 vol. in-8............ 5 fr.

TARDIEU (Émile). **L'ennui.** *Étude psychologique.* 1903. 1 vol. in-8............ 5 fr.

TASSY (E.). **Le travail d'idéation.** *Hypothèses sur les réactions centrales dans les phénomènes mentaux.* 1911. 1 vol. in-8............ 5 fr.

THOMAS (P.-F.). **La suggestion,** *son rôle dans l'éducation.* 5e édit., 1910. 1 vol. in-18............ 2 fr. 50

WAYNBAUM (Dr J.). — **La physionomie humaine.** Son mécanisme et son rôle social. 1907. 1 vol. in-8............ 5 fr.

WUNDT. **Hypnotisme et suggestion,** traduit de l'allemand par E. KELLER. 4e édit., 1909, 1 vol. in-18............ 2 fr. 50

WYLM (Dr A.). **La morale sexuelle.** 1907. 1 vol. in-8............ 5 fr.

Journal de psychologie normale et pathologique, par les professeurs PIERRE JANET et G. DUMAS (Voir page 31).

Psychologie pathologique.

DUPRAT. **L'instabilité mentale,** essai sur les données de la psycho-pathologie. 1 vol. in-8. 1899............ 5 fr.

— **Les causes sociales de la folie.** 1900. 1 vol. in-12............ 2 fr. 50

— **Le Mensonge,** 2e édit. revue. 1 vol. in-16............ 2 fr. 50

DURKHEIM (Em.), professeur à la Sorbonne. **Le suicide.** 1 vol. in-8. 1897............ 7 fr. 50

DUGAS et MOUTIER. **La Dépersonnalisation.** 1 vol. in-16. 1911............ 2 fr. 50

GAUSSEN (Dr Ch.). **La mélancolie présénile.** *Étude psychologique et clinique.* 1911. 1 vol. gr. in-8............ 7 fr.

GRASSET (J.), professeur à la Faculté de médecine de Montpellier. **Demifous et demiresponsables.** 2e édit., 1908. 1 vol. in-8............ 5 fr.

GURNEY, MYERS et PODMORE. **Les hallucinations télépathiques,** adaptation de l'anglais par L. MARILLIER, avec préface de M. Ch. RICHET. 4e édit., 1905. 1 vol. in-8... 7 fr. 50

HARTENBERG (D^r). **Psychologie des neurasthéniques.** 1 vol. in-16, 2e éd., 1909.   3 fr. 50
HESNARD (Dr A.). **Les troubles de la personnalité dans les états d'asthénie psychique.** *Étude de psychologie clinique.* Préface de M. le Prof. RÉGIS. 1909. 1 vol. gr. in-8.   6 fr.
LAUVRIERE (E.). **Edgar Poë.** *Sa vie et son œuvre. Étude de psychologie pathologique* (*Couronné par l'Académie de médecine*). 1 vol. in-8. 1905 .... 10 fr,
MASSELON (R.), médecin adjoint de l'asile de Clermont. **La Mélancolie**, étude médicale et psychologique. 1906. 1 vol. in-16, cart .... 4 fr.
MIGNARD (Dr M.), ancien interne des asiles de la Seine. **La joie passive.** *Étude de psychologie pathologique.* Préface de M. le Dr G. DUMAS, professeur adjoint à la Sorbonne. 1910. 1 vol. in-16, cartonné .... 4 fr.
MORTON PRINCE, prof. de pathologie du système nerveux à l'école de médecine de « Tufts collège », médecin spécialiste des maladies nerveuses aux hôpitaux de Boston. **La dissociation d'une personnalité.** *Étude biographique de psychologie pathologique,* trad. de l'anglais par R. RAY et J. RAY. 1911. 1 vol. in-8 .... 10 fr.
MURISIER, professeur à l'Université de Neufchâtel. **Les maladies du sentiment religieux.** 1 vol. in-12, 3e édit., 1909 .... 2 fr. 50
MYERS. **La personnalité humaine.** *Sa survivance. Ses manifestations supranormales,* traduit par le Dr JANKÉLÉVITCH. 3e édit. 1 vol. in-8. 1910 .... 7 fr. 50
NORDAU (Max). **Dégénérescence.** 2 vol. in-8. 7e édit., 1909 .... 17 fr. 50
PASCAL (Dr C.). médecin des asiles publics d'aliénés. **La démence précoce.** *Étude psychologique, médicale et médico-légale.* 1911. 1 vol. in-16, cart. à l'angl .... 4 fr.
PHILIPPE et BONCOUR (G.-Paul). **Les anomalies mentales chez les écoliers.** *Étude médico-pédagogique.* 2e édit. (*Couronné par l'Institut*). 1909. 1 vol. in-16 .... 2 fr. 50
— **L'Éducation des anormaux.** *Principes d'éducation physique, intellectuelle, morale.* 1910. 1 vol. in-16 .... 2 fr. 50
RIBOT (Th.), de l'Institut. **Les maladies de la mémoire.** 22e éd., 1911. 1 vol. in-16... 2 fr. 50
— **Les maladies de la volonté.** 26e édit., 1910. 1 vol. in-16 .... 2 fr. 50
— **Les maladies de la personnalité.** 15e édit., 1911. 1 vol. in-16 .... 2 fr. 50
ROGUES DE FURSAC. **L'Avarice,** *essai de psychologie morbide.* 1 vol. in-16. 1911. 2 fr. 50
SÉRIEUX (P.) et CAPGRAS (J.), médecins en chef des asiles de la Seine. **Les folies raisonnantes.** *Le délire d'interprétation.* 1907. 1 vol. in-8 .... 7 fr.
SAINT-PAUL (G.), médecin-major de l'armée. **Le langage intérieur et les paraphasies** (*la fonction endophasique*). 1904. 1 vol. in-8 .... 5 fr.
SOLLIER (P.). **Psychologie de l'idiot et de l'imbécile.** 2e édit., 1901. 1 vol. in-8, avec planches .... 5 fr.
Traité international de psychologie pathologique, publié sous la direction du Dr A. MARIE, médecin en chef de l'asile de Villejuif. — Tome I : *Psychopathologie générale,* 1 fort vol. gr. in-8 de xx-1028 pages avec 353 gravures dans le texte .... 25 fr.
Tome II : *Psychopathologie clinique,* 1 fort vol. gr. in-8 de xxix-1000 pages, avec 351 gravures dans le texte .... 25 fr.
   (L'ouvrage sera complet en 3 volumes; le tome III paraîtra en décembre 1911.)
VAN BRABANT (W.). **Psychologie du vice infantile.** 1910. 1 vol. gr. in-8 .... 3 fr. 50

Hygiène. — Thérapeutique. — Pharmacie.

BOSSU. **Petit compendium médical.** Quintessence de pathologie, thérapeutique et médecine usuelle. 6e éd., 1901. 1 vol. in-32, cart. à l'angl .... 1 fr. 25
BOUCHARDAT (A.) et (G.), membres de l'Académie de médecine. **Nouveau Formulaire magistral,** 1909, 4e édition, collationnée avec le Codex de 1908, revue et augmentée de formules nouvelles, d'un mémoire thérapeutique et de la *Liste complète des mets permis aux glycosuriques.* 1 vol. in-18, cartonné à l'anglaise .... 4 fr.
BOUCHARDAT (A.) et DESOUBRY. **Nouveau formulaire vétérinaire.** 6e édit., conforme au nouveau Codex revue et augmentée. 1904. 1 vol. in-18, cartonné à l'anglaise.... 4 fr.
DELÉARDE (D^r), professeur à la Faculté de Médecine de Lille, chargé du cours de clinique médicale infantile. **Guide pratique de puériculture,** à l'usage des docteurs en médecine et des sages-femmes. 1910. 1 vol. in-16 avec gravures, cart. à l'anglaise .... 4 fr.
DEMENŸ (G.), professeur du cours d'éducation de la Ville de Paris et de gymnastique appliquée à l'école de gymnastique militaire de Joinville-le-Pont. **Les bases scientifiques de l'éducation physique.** 4e édition, 1909, 1 vol. in-8, avec 198 fig. Cart .... 6 fr.
— **Mécanisme et éducation des mouvements.** 4e édit., 1911. 1 vol. in-8, avec 571 figures, cartonné à l'anglaise .... 9 fr.
— PHILIPPE (J.) et RACINE. **Cours théorique et pratique d'éducation physique.** 2e édit. revue et augmentée. 1909. 1 vol. in-8, avec gravures et planches hors texte .... 4 fr.
DUFOUR (L.), pharmacien de 1re classe. **Manuel de pharmacie pratique.** 2e édit., 1903. 1 vol. in-18 .... 3 fr. 50
LAGRANGE (F.). **L'hygiène de l'exercice chez les enfants et les jeunes gens.** 9e éd., 1910. 1 vol. in-12, cartonné à l'angl .... 4 fr.
— **De l'exercice chez les adultes.** 7e édit., 1911. 1 volume in-12, cart. à l'angl ...... 4 fr

LAGRANGE (F.) et de GRANDMAISON. **La Fatigue et le repos.** 1 vol. in-8. 1911... 6 fr.

LAHOR (J.) (D' Cazalis) et D' LUCIEN-GRAUX. **L'alimentation à bon marché saine et rationnelle.** 2° édition, 1909. 1 vol. in-16 (*Récompensé par l'Académie française*). 3 fr. 50

LAUMONIER (J.). **Hygiène de l'alimentation dans l'état de santé et de maladie.** 1 vol. in-12. 4° édit., entièrement refondue, 1911, cart. à l'angl., avec grav............. 4 fr.

LEFÉBURE (C'), ancien com' de l'école de gymnastique militaire belge. **Méthode de gymnastique éducative suédoise.** 1 vol. in-8, avec gravures et planches. 1906......... 5 fr.
— **L'éducation physique en Suède.** Sa diffusion universelle. Nouvelle édition, 1908. 1 vol. gr. in-8.. 6 fr.

MACÉ, professeur à l'École de pharmacie de Rennes. **Traité pratique et raisonné de pharmacie galénique.** 1 vol. in-8... 6 fr.

Manuel d'hygiène athlétique, à l'usage des lycéens et des jeunes gens des associations athlétiques. 1 broch. in-32, 1895... 50 c.

MOSSO, professeur à l'Université de Turin. **L'éducation physique de la jeunesse.** 1 vol. in-12, cart. à l'angl. 1895... 4 fr.
— **Les exercices physiques et le développement intellectuel.** 1901. 1 vol. in-8, cartonné... 6 fr.

Puériculture et hygiène infantile (*Première série*). Conférences faites sous la présidence de MM. G. Lyon, recteur de l'Académie de Lille et Th. Barrois, professeur à la Faculté de Lille, par MM. Bué, Deléarde, Gaudier, Lambling, Ouï, professeurs à la Faculté de médecine de Lille et V. Dubron, président du Comité du Nord de l'Alliance d'hygiène sociale. 1903. 1 vol. in-16... 2 fr.
— (*Deuxième série*), par MM. Bué, Carrière, Charmeil, Déléarde, Gaudier, Gérard, Lambling, Ouï, Surmont, prof. à la Faculté de médecine de Lille, Calmette et Guérin, de l'Institut Pasteur de Lille. 1911. 1 vol. in-16..................................... 3 fr.

RIBBING, prof. à l'Univ. de Lund (Suède). **L'hygiène sexuelle et ses conséquences morales.** 4° éd. 1911, in-12, cart.. 4 fr.

ROZET (G.). **La défense et illustration de la race française.** 1911. 1 vol. in-16... 3 fr. 50

TISSIÉ (Th.). **La fatigue et l'entraînement physique.** 3° édit., 1 vol. in-12, cart. à l'angl., 1908 (*Couronné par l'Acad. de méd.*)... 4 fr.

WEBER. **Climatothérapie**, traduit de l'allemand par MM. les docteurs Doyon et Spillmann. 1 vol. in-8... 6 fr.

YVERT (A.), médecin principal de l'armée, en retraite. **Causeries sanitaires.** Tome I. *Théorie des germes.* 1903. 1 vol. in-8.. 5 fr.
Tome II. *Désinfection.* 1905. 1 vol. in-8... 6 fr.

Pathologie et thérapeutique chirurgicales.

BOURCART, privat-docent à l'Université de Genève, et CAUTRU. **Le ventre.** *Étude de la cavité abdominale au point de vue du massage.* Tome I. *Le rein.* 1 vol. gr. in-8, avec gr. et pl.. 10 fr.
Tome II. *L'estomac et l'intestin.* 1 vol. gr. in-8 avec grav. et pl.............. 12 fr.

Conférence internationale du Cancer (2°). Tenue à Paris du 1er au 5 octobre 1910. Travaux publiés sous la direction de M. le Prof. Pierre Delbet, secrétaire général, et le D' R. Ledoux-Lebard, secrétaire, de l'Association française pour l'étude du cancer. Rapports présentés, discussions. 1911. 1 vol. gr. in-8 de LXII-803 pages................. 20 fr.

CORNET. **Pratique de la Chirurgie courante.** Préface du professeur Ollier. 1 fort vol. in-12, avec 111 grav. 1900. Cart... 4 fr.

CORNIL (V.), membre de l'Académie de médecine, professeur à la Faculté de médecine de Paris. **Les tumeurs du sein.** 1908. 1 vol. gr. in-8, avec 169 fig. dans le texte...... 12 fr.

DELBET, professeur à la Fac. de méd. de Paris, chirurgien des hôpitaux. **Du traitement des anévrysmes.** 1 vol. in-8... 5 fr.

DELORME, médecin inspecteur général de l'armée. **Traité de chirurgie de guerre.** — I. *Histoire de la chirurgie militaire française, plaies par armes à feu des parties molles.* 1 vol. gr. in-8, avec 95 fig. dans le texte et 1 planche hors texte................ 16 fr.
II. *Lésions des os par les armes de guerre.* — *Blessures des régions.* — *Service de santé en campagne.* 1 fort vol. grand in-8, avec 397 gravures dans le texte....... 26 fr.
(*Ouvrage couronné par l'Académie des sciences*).

DODERLIN (D' A.), professeur à l'université de Tubingue. — **Précis d'opérations obstétricales.** traduit par le D' L. Aubert. 1 vol. in-8, avec 150 figures, cart. 1907...... 5 fr.

DURET (H.), ex-chirurgien des hôpitaux de Paris, professeur de clinique chirurgicale à la Faculté libre de Lille. **Les tumeurs de l'encéphale.** — *Manifestations et chirurgie.* 1 fort vol. gr. in-8, avec 297 figures. 1905.. 20 fr.

ESTOR (L.), professeur à la Faculté de médecine de Montpellier. **Guide pratique de chirurgie infantile.** 2° édit. revue et augmentée, 1909. 1 vol. in-8, avec 174 gravures.. 8 fr.

HENNEQUIN (D' J.) et LOEWY (D' R.). **Les Luxations des grandes articulations.** Leur traitement pratique. 1908. 1 vol. gr. in-8, avec 125 gravures.................. 16 fr.

JULLIARD (D' Ch.). **Manuel pratique des bandages, pansements et appareils chirurgicaux.** Préface de M. le Prof. Terrier 1907. 1 vol. gr. in-8, avec 200 fig. Prix broché.... 6 fr.
cartonné.. 7 fr. 50

KOSCHER (Th.). **Les fractures de l'humérus et du fémur.** 1 vol. gr. in-8, avec 105 figures et 56 planches. 1904.. 15 fr.

LABADIE-LAGRAVE, médecin des hôpitaux de Paris, et LEGUEU, prof. agrégé à la Fac. de méd. de Paris, chirurgien des hôpitaux. **Traité médico-chirurgical de gynécologie** 1 vol. gr. in-8, avec 387 gravures dans le texte. 3° édit., 1904. Cart. à l'anglaise (*Couronné par l'Académie des sciences et par l'Académie de médecine*)..................... 25 fr.

LEGUEU (Félix), professeur agrégé à la Faculté de médecine de Paris, chirurgien des hôpitaux. **Leçons de clinique chirurgicale.** 1902. 1 vol. grand in-8, avec gravures. 12 fr.

— **Traité chirurgical d'Urologie.** Préface de M. le prof. GUYON, de l'Institut. 1910. 1 vol. gr. in-8 avec 663 gravures dans le texte et 8 planches en couleurs hors texte, cart. 40 fr.

LEGUEU (voir ci-dessus : LABADIE-LAGRAVE).

NIMIER (H.), médecin principal de l'armée, directeur de l'École de médecine du service de santé militaire. *Chirurgie nerveuse.* **Blessures du crâne et de l'encéphale par coup de feu.** 1904. 1 vol. gr. in-8, avec 158 grav... 15 fr.

— et DESPAGNET. **Traité élémentaire d'ophtalmologie.** 1894. 1 vol. gr. in-8, avec 432 gravures, cart. à l'angl... 20 fr.

— et LAVAL. **Les projectiles des armes de guerre.** *Leur action et leurs effets vulnérants.* 1898. 1 vol. in-12, avec gravures.. 3 fr.

— **Les explosifs, les poudres, les projectiles d'exercices,** *leur action vulnérante.* 1899. 1 vol. in-12, avec gravures.. 3 fr.

— **Les armes blanches.** *Leur action et leurs effets vulnérants.* 1889. 1 fort vol. in-12, avec gravures.. 6 fr.
(*Ces trois volumes ont été couronnés par l'Académie des sciences.*)

— **De l'infection en chirurgie d'armée.** *Évolution des blessures de guerre.* 1900. 1 fort vol. in-12, avec gravures.. 6 fr.

— **Traitement des blessures de guerre.** 1901. 1 fort vol. in-12, avec gravures....... 6 fr.
(*Ces cinq volumes ont été récompensés par l'Académie de médecine. — Prix Laborie.*)

PAQUY (Dʳ E.), chef de clinique d'accouchements à la Faculté de médecine de Paris. **Manuel de pratique obstétricale.** 1910. 1 vol. in-16, avec 107 grav., cart. à l'angl......... 4 fr.

REVERDIN (J.-L.), professeur à la Faculté de médecine de Genève. **Leçons de chirurgie de guerre.** *Des blessures faites par les balles des fusils.* Préface de H. NIMIER, médecin-inspecteur de l'armée française, professeur au Val-de-Grâce. 1910. 1 vol. in-8, avec 7 pl. en phototypie.. 7 fr. 50

TERRIER, prof. à la Faculté de Médecine de Paris, et AUVRAY, prof. agrégé. **Chirurgie du foie et des voies biliaires.**
TOME I. *Traumatisme du foie et des voies biliaires. — Foie mobile. — Tumeurs du foie et des voies biliaires.* 1901. 1 vol. gr. in-8, avec 50 gravures................. 10 fr.
TOME II. *Echinococcose hydatique commune. — Kystes alvéolaires. — Suppurations hépatiques. — Abcès tuberculeux intra-hépatique. — Abcès de l'actinomycose.* 1907. 1 vol. gr. in-8, avec 47 gravures... 12 fr.

— GUILLEMAIN, chir. des hôp., et MALHERBE. **Chirurgie du cou.** 1 vol. in-12 avec 101 grav., cart. à l'angl. 1898.. 4 fr.

— **Chirurgie de la face.** 1 vol. in-12, av. 214 grav., 1896......................... 4 fr.

— et PÉRAIRE. **Manuel de petite chirurgie de Jamain.** 8° éd., refondue. 1901. 1 vol. gr. in-18, avec 572 fig., cart. à l'angl.. 8 fr.

— **Petit manuel d'antisepsie et d'asepsie chirurgicales,** 1 vol. in-18, avec 70 grav., cart. à l'angl. 1893... 3 fr.

— **Petit Manuel d'anesthésie chirurgicale.** 1 vol. in-18, avec grav., cart. à l'angl. 1893. 3 fr.

— **L'opération du trépan.** 1 vol. in-12, avec 222 gr., cart. à l'angl. 1895............ 4 fr.

— et E. REYMOND. **Chirurgie de la plèvre et du poumon.** 1 vol. in-12, avec 67 grav., cart. à l'anglaise 1899... 4 fr.

— **Chirurgie du cœur et du péricarde.** 1 vol. in-12, avec 79 grav. cart. à l'anglaise 1898. 3 fr.

Congrès français de Chirurgie. *Procès-verbaux, mémoires et discussions,* publiés sous la direction de MM. S. POZZI, PICQUÉ et Ch. WALTHER, secrétaires généraux (Chaque session forme un vol. in-8, avec figures).
1ʳᵉ session (1885) : 14 fr. ; 2ᵉ session (1886) : 14 fr. ; 3ᵉ session (1888) : 14 fr. ; 4ᵉ session (1889) : 16 fr. ; 5ᵉ session (1891) : 14 fr. ; 6ᵉ session (1892) : 16 fr. ; 7ᵒ session (1893) : 18 fr. ; 8ᵉ à 21ᵉ sessions (1894 à 1908) : chacune 20 fr. ; 22ᵉ et 23ᵉ sessions (1909 et 1910) : chacune 25 fr.

Revue de Chirurgie. Directeurs : MM. les Prof. QUÉNU, PONCET, P. DELBET, P. DUVAL, LEJARS, GROSS, FORGUE, DEMONS, CESTAN ; Rédacteur en chef : M. QUÉNU. (Voir p. 30.)

Anatomie. — Physiologie.

ARLOING, professeur à la Faculté de médecine de Lyon. **Les virus.** 1 vol. in-8, avec grav., cart... 6 fr.

BERNSTEIN. **Les sens.** 1 vol. in-8, avec 91 fig., 5ᵉ édit., cart......................... 6 fr.

BERT (A.) et PELLANDA. **La nomenclature anatomique et ses origines.** *Explication des termes anciens employés de nos jours.* 1904. 1 vol. in-8................................ 2 fr.

BONNIER (Dʳ P.). **La voix.** Sa culture physiologique. Théorie nouvelle de la phonation, 3ᵉ édition, 1910. 1 vol. in-16, avec grav.. 3 fr. 50

BOURDEAU (Louis). **Le problème de la mort.** 1904, 4ᵉ édit. In-8................... 5 fr.
— **Le problème de la vie.** 1901. 1 vol. in-8.. 7 fr. 50
CHARLTON BASTIAN. **Le cerveau et la pensée chez l'homme.** 2 vol. in-8, avec grav.
cart.. 12 fr.
CHASSEVANT (A.), professeur agrégé à la Faculté de médecine de Paris. **Précis de chimie
physiologique.** 1905. 1 vol. gr. in-8 avec fig............................ 10 fr.
CORNIL, professeur à la Faculté de médecine de Paris, membre de l'Académie de médecine
RANVIER, de l'Institut, professeur au Collège de France ; BRAULT et LETULLE, membres
de l'Académie de Médecine. **Manuel d'histologie pathologique.** 3ᵉ édit. entièrement refondue.
    Tome I. *Généralités. — Inflammations. — Tumeurs. — Bactéries. — Lésions des os,
des tissus, des membranes séreuses,* par MM. Ranvier, Cornil, Brault, F. Bezançon,
M. Cazin. 1 vol. gr. in-8, avec 369 grav. en noir et en couleurs. 1900........... 25 fr.
    Tome II. *Muscles. — Sang et hématopoïèse. — Cerveau et moelle. — Nerfs,* par
MM. G. Durante, J. Jolly, H. Dominici, A. Gombault, Philippe. 1 vol. gr. in-8, avec
grav. en noir et en couleurs, 1902... 25 fr.
    Tome III. *Cerveau. — Centres nerveux inférieurs. — Nerfs. — Cœur, artères et veines.
— Vaisseaux et ganglions lymphatiques. — Rate. — Larynx,* par MM. A. Gombault,
A. Riche, J. Nageotte, G. Durante, R. Marie, F. Bezançon et Th. Legry. 1 fort vol. gr.
in-8, avec 388 gravures en noir et en couleurs...................... 35 fr.
    Tome IV, terminant l'ouvrage, paraîtra en décembre 1911.
CORNIL et BABES, professeur à la Faculté de médecine de Bucarest. **Les bactéries et leur
rôle dans l'histologie pathologique des maladies infectieuses.** 2 vol. gr. in-8, contenant la
description des méthodes de bactériologie. 3ᵉ édit., 1890, avec 385 figures en noir et en
coul. dans le texte, et 10 pl. hors texte.. 40 fr.
CYON (E. de). **Les nerfs du cœur.** *Anatomie et physiologie.* 1 vol. gr. in-8, avec 42 gravures, 1905.. 6 fr.
DEBIERRE (Ch.), professeur à la Faculté de médecine de Lille. **Traité élémentaire d'anatomie de l'homme** (anatomie descriptive et dissection, avec notions d'organogénie et
d'embryologie générale). (*Ouvrage couronné par l'Académie des sciences*).
    Tome I. Manuel de l'amphithéâtre : *Système locomoteur, système vasculaire, nerfs
périphériques.* — Tome II. *Système nerveux central, organes des sens, splanchnologie,
système vasculaire, système nerveux périphérique.* 2 vol. gr. in-8, avec 965 grav. en noir
et en couleurs dans le texte, 1890-91.. 40 fr.
On ne vend séparément que le Tome Premier seul.............................. 20 fr.
— **Atlas d'ostéologie,** comprenant les articulations des os et les insertions musculaires.
1 vol. in-4, avec 253 grav. en noir et en couleurs, cart., 1895.................... 12 fr.
— **Leçons sur le péritoine.** 1900. 1 vol. in-8, avec 58 figures..................... 4 fr.
— **Le cerveau et la moelle épinière.** 1 vol. in-8. avec gravures et planches, 1907.. 15 fr.
FAU. **Anatomie des formes du corps humain,** à l'usage des peintres et des sculpteurs. 1 atlas
in-folio de 25 planches. — Figures noires 15 fr. — Figures coloriées............. 30 fr.
FÉRÉ (Ch.), médecin de Bicêtre. **Travail et plaisir.** *Études expérim. de psycho-mécanique.*
1904. Gr. in-8, av. 200 fig... 12 fr.
GELLÉ (E.-M.), membre de la Société de biologie. **L'audition et ses organes.** 1 vol. in-8,
avec grav., cart. à l'angl. 1899.. 6 fr.
GRASSET (J.). prof. de clinique médicale à l'Université de Montpellier. **Introduction
physiologique à l'étude de la philosophie** (*Conférence sur la physiologie du système
nerveux de l'homme*). Préface de M. Benoist, recteur de l'Académie de Montpellier,
2ᵉ édition, 1910. 1 vol. in-8, avec 47 fig.. 5 fr.
JAVAL (E.), de l'Académie de médecine. **Physiologie de la lecture et de l'écriture.** 2ᵉ édit.,
1906. 1 vol. in-8, avec 96 grav., cart.. 6 fr.
LAGRANGE (F.), lauréat de l'Institut. **Physiologie des exercices du corps.** 1 vol. in-8,
10ᵉ édition. 1908, cart. à l'angl... 6 fr.
LE DANTEC (F.), chargé du cours d'embryologie générale à la Sorbonne. **Traité de bio-
logie.** 2ᵉ édit. 1906. Gr. in-8... 15 fr.
— **Éléments de philosophie biologique.** 2ᵉ édit. in-16. 1908..................... 3 fr. 50
— **Le déterminisme biologique.** 3ᵉ édit., 1908, 1 vol. in-18..................... 2 fr. 50
— **La stabilité de vie.** 1 vol. in-8. 1911. cart................................... 6 fr.
PREYER, professeur à l'Université d'Iéna. **Éléments de physiologie générale,** traduit de
l'allemand par M. Jules Soury. 1 vol. in-8....................................... 5 fr.
— **Physiologie spéciale de l'embryon.** In-8, avec fig............................ 7 fr. 50
RICHET (Ch.), professeur à la Faculté de médecine de Paris, membre de l'Académie de
médecine. **La chaleur animale.** In-8, cart...................................... 6 fr.
— **Physiologie,** travaux du laboratoire du prof. Ch. Richet.
    Tome I. *Système nerveux, Chaleur animale*......................... (Épuisé.)
    Tome II. *Chimie physiologique, Toxicologie.*...................... (Épuisé.)
    Tome III. *Chloralose, Sérothérapie,* etc. In-8, avec grav. 1894.............. 12 fr.
    Tome IV. *Appareils glandulaires, nerfs et muscles, sérothérapie, chloroforme.* In-8,
avec gravures. 1898.. 12 fr.
    Tome V. *Muscles et nerfs, Épilepsie, Zoomothérapie, Réflexes psychiques.* In-8, avec
gravures. 1902... 12 fr.
    Tome VI. *Anaphylaxie, Alimentation, Toxicologie.* In-8. 1909................. 12 fr.

—. **Dictionnaire de physiologie**, publié avec le concours de savants français et étrangers.
Formera 10 à 12 volumes gr. in-8, se composant chacun de 3 fascicules; chaque volume,
25 fr.; chaque fascicule, 8 fr. 50. 9 volumes parus.
Tome I (*A-Bac*). — Tome II (*Bac-Cer*). — Tome III (*Cer-Cob*). — Tome IV (*Coc-Dig*).
— Tome V (*Dig-Fac*). — Tome VI (*Fiam-Gal*). — Tome VII (*Gal-Gra*). — Tome VIII
(*Gra-Hys*). — Tome IX (*Ibo-Ins*).
SNELLEN. **Échelle typographique** pour mesurer l'acuité de la vision, 17ᵉ éd., 1904. . 4 fr.
**Journal de l'anatomie et de la physiologie normale et pathologique de l'homme et des
animaux.** Directeurs : MM. les Prof. RETTERER et TOURNEUX (v. p. 31.)

Physique. — Chimie.

BERTHELOT, de l'Institut. **La synthèse chimique.** 10ᵉ édit., 1 vol. in-8, cart....... 6 fr.
— **La Révolution chimique, Lavoisier.** 1 vol. in-8, 2ᵉ éd., cart............•.......... 6 fr.
BLASERNA, prof. à l'Univ. de Rome, et HELMHOLTZ, prof. à l'Univ. de Berlin. **Le son et
la musique.** 5ᵉ éd. In-8, cart.. 6 fr.
CHASSEVANT (A.), professeur agrégé à la Faculté de médecine de Paris. **Précis de chimie
physiologique.** 1905. 1 vol. gr. in-8 avec fig............................. 10 fr.
DUPARC (E.) et MONNIER (A.), **Traité de chimie analytique qualitative** suivi de tables
systématiques pour l'analyse minérale, 2ᵉ édit. revue et augmentée, 1908. 1 vol. gr. in-8. 9 fr.
DUPARC (L.) et BASADONNA (M.). **Manuel théorique et pratique d'analyse volumétrique.**
1910. 1 vol. gr. in-8, avec gravures....................................... 8 fr
GOULLIART (A.), prof. de l'Institut électrotechnique de Lille. **Précis d'électricité indus-
trielle.** 1911. 1 vol. in-18, avec 400 gravures............................... 3 fr. 50
GRIMAUX, de l'Institut. **Chimie organique élémentaire.** 8ᵉ édit., 1901. 1 vol. in-12, avec
figures, cart.. 5 fr. 50
— **Chimie inorganique élémentaire.** 8ᵉ édit., 1901. 1 vol. in-12, avec figures, cart. 5 fr. 50
ISSAILOVITCH-DUSCIAN (Dʳ). Privat-docent à la Faculté de Médecine de Genève. **Réper-
toire pratique de chimie physiologique et pathologique.** 1907. 1 vol. in-16...... 2 fr.
MALMEJAC (F.), pharmacien de l'armée. **L'eau dans l'alimentation.** 1902. 1 vol. in-8, avec
figures, cartonné à l'anglaise...................................... 6 fr.
NORMAN LOCKYER. **L'évolution inorganique expliquée par l'analyse spectrale.** 1 vol.
in-8, avec figures. Cart. à l'anglaise.. 6 fr.
PISANI. **Traité pratique d'analyse chimique qualitative et quantitative,** suivi d'un *traité
d'Analyse au chalumeau.* 5ᵉ éd., 1900. 1 vol. in-12....................... 3 fr. 50
PISANI et DIRVELL. **La chimie du laboratoire.** 1 v. in-12 avec fig. dans le texte, 2ᵉ édit.
revue. 1893... 4 fr.
REY (A.), prof. à l'Université de Dijon. **La théorie de la physique chez les physiciens
contemporains.** 1907. 1 vol. in-8.................................... 7 fr. 50
SCHUTZENBERGER, de l'Institut. **Les fermentations.** 1 vol. in-8. 6ᵉ édit., 1895. Cart. 6 fr.
STALLO. **La matière et la physique moderne.** Préface de Ch. FRIEDEL, de l'Institut. In-8.
3ᵉ éd. Cart... 6 fr.
WURTZ, de l'Institut. **La théorie atomique.** In-8. 9ᵉ édit. Cart.................... 6 fr.

Botanique. — Géologie.

BLARINGHEM (L.), chargé de cours à la Sorbonne. **Mutation et traumatismes.** *Étude sur
l'évolution des formes végétales.* 1908. 1 vol. gr. in-8, avec planches............ 10 fr.
CANDOLLE (de), correspondant de l'Institut. **L'origine des plantes cultivées.** 1 vol. in-8.
3ᵉ édition. Cart.. 6 fr.
COOKE et BERKELEY. **Les champignons,** avec 110 figures dans le texte. 1 vol. in-8. 4ᵉ édit.
Cart.. 6 fr.
COSTANTIN (J.), professeur au Muséum d'histoire naturelle. **Les végétaux et les milieux
cosmiques.** (Adaptation, évolution). 1 vol. in-8, avec 171 grav., cart. à l'angl. 1898. 6 fr.
— **La nature tropicale,** 1 vol. in-8, avec 166 gravures. Cart.................... 6 fr.
— **Le transformisme appliqué à l'agriculture.** In-8. Cart....................... 6 fr.
DAUBRÉE, de l'Institut. **Les régions invisibles du globe et des espaces célestes.** In-8,
avec 89 fig. 2ᵉ éd. Cart... 6 fr.
DE LANESSAN, professeur agrégé à la Faculté de médecine de Paris. **Introduction à la
botanique** (*le Sapin*). In-8. Cart................................... 6 fr.
MEUNIER (Stanislas), professeur au Muséum d'histoire naturelle. **La géologie comparée.**
1 vol. in-8, avec grav. 1895. Cart. à l'angl........................... 6 fr.
— **La géologie expérimentale.** 1 vol. in-8, avec grav. 2ᵉ édit., 1904. Cart. à l'angl... 6 fr.
— **La géologie générale.** In-8, avec 36 grav. Cart. à l'angl...................... 6 fr.
VRIES (H. de). **Espèces et variétés.** *Leur naissance par mutation.* 1909. 1 vol. in-8.
Cart.. 12 fr.

Histoire naturelle de l'homme et des animaux.

BELZUNG, professeur agrégé des sciences naturelles au Lycée Charlemagne, docteur ès
sciences. **Anatomie et physiologie végétales.** 1900. 1 fort vol. in-8, avec 1 700 gravures
dans le texte. (Licence ès sciences)................................. 20 fr.

BOHN (G.), directeur du laboratoire de biologie et psychologie comparée à l'école des Hautes-Études. **La nouvelle psychologie animale.** 1911. 1 vol. in-16 *(Cour. par l'Institut)*... 2 fr. 50

GRASSET, professeur à la Faculté de médecine de Montpellier. **Les limites de la biologie.** 1 vol. in-16. Préface de Paul BOURGET, de l'Académie française. 6e édit., 1909.. 2 fr. 50

HERBERT SPENCER. **Principes de biologie.** 2 vol. in-8. 6e édit................. 20 fr.

HUXLEY (Th.), de la Société royale de Londres. **L'écrevisse,** introduction à l'étude de la zoologie. 1 vol. in-8, avec 89 fig. 2e éd. Cart.. 6 fr.

LALOY (L.). **Parasitisme et mutualisme dans la nature.** Préface du prof. A. GIARD, de l'Institut. 1 vol. in-8, avec 80 gravures, cart. à l'anglaise. 1906.................. 6 fr.

LE DANTEC (F.), chargé du cours de biologie générale à la Sorbonne. **La crise du transformisme.** 2e édition, 1910. 1 vol. in-16.................................... 3 fr. 50

— **Traité de biologie.** 2e éd., 1906. 1 vol. gr. in-8, avec 101 grav. .... 15 fr.

LUBBOCK (Sir John). **Les sens et l'instinct chez les animaux,** principalement chez les insectes. 1 vol. in-8, avec grav. Cart... 6 fr.

PERRIER (Edm.), de l'Institut, directeur du Muséum. **La philosophie zoologique avant Darwin.** 1 vol. in-8. 3e édit. 1896. Cart.. 6 fr.

QUATREFAGES (de), de l'Institut. **L'espèce humaine.** 1 vol. in-8. 15e édit., 1911. Cart. 6 fr.

— **Darwin et ses précurseurs français.** 2e édit., 1892. In-8, cart................... 6 fr.

— **Les Émules de Darwin,** avec préface de MM. PERRIER et HAMY, de l'Institut. 1893. 2 vol. in-8. Cart... 12 fr.

ROCHÉ (G.), inspecteur général des Pêches maritimes. **La culture des mers en Europe.** 1898. 1 vol. in-8, avec 81 grav., cart. à l'angl............................... 6 fr.

SCHMIDT (O.), professeur à l'Université de Strasbourg. **Les mammifères dans leurs rapports avec leurs ancêtres géologiques.** 1887. 1 vol. in-8, avec 51 fig. Cart........ 6 fr.

TAUSSAT (J.). **Le monisme et l'animisme.** Leur valeur comme hypothèses dans le transformisme. 1 vol. in-16.. 2 fr. 50

VAN BENEDEN. **Les commensaux et les parasites dans le règne animal.** 1 vol. in-8, avec figures. 4e édit. Cart.. 6 fr.

Anthropologie.

BRUNACHE. **Le centre de l'Afrique.** *Autour du Tchad.* In-8, avec grav. Cart....... 6 fr.

CARTAILHAC. **La France préhistorique.** In-8. 2e édit., avec grav. Cart............. 6 fr.

COLAJANNI (N.), **Latins et Anglo-Saxons.** *Races supérieures et races inférieures.* Trad. de l'italien par J. DUBOIS. 1 vol. in-8. Cart. à l'angl. 1906...................... 9 fr.

L'École d'anthropologie de Paris (1876-1906), avec portrait de Paul BROCA. 1 vol. gr in-8.. 10 fr.

GROSSE. **Les débuts de l'art.** 1901. In-8, avec gravures............................ 6 fr.

MODESTOV (B.). **Introduction à l'histoire romaine.** *L'ethnologie préhistorique. Les influences civilisatrices à l'époque préromaine et les commencements de Rome.* Traduit du russe par Michel DELINES. Préface de M. Salomon REINACH, de l'Institut. 1 vol. in-4, avec 39 planches hors texte et 30 fig..................................... 15 fr.

MORIN-JEAN, archéologue. **Archéologie de la Gaule et des pays circonvoisins.** 1 vol. in-8 avec 73 fig. et 25 pl. hors texte. 1908................................... 6 fr.

MORTILLET (G. de), professeur à l'École d'anthropologie. **La formation de la nation française.** 2e édit., 1900. 1 vol. in-8, avec 150 grav. et 18 cartes. Cartonné à l'angl. 6 fr.

PIÉTREMENT. **Les chevaux dans les temps historiques et préhistoriques.** In-8. 6 fr.

TOPINARD. **L'homme dans la nature.** In-8. Cart.................................. 6 fr.

Revue anthropologique (Voir p. 31).

Anthropologie criminelle.

AUBRY (Dr P.). **La contagion du meurtre.** 3e édit., 1896. 1 vol. in-8............... 5 fr.

DUPRAT (G.-L.), directeur du laboratoire de psychologie expérimentale d'Aix-en-Provence. **La criminalité dans l'adolescence.** *Causes et remèdes d'un mal social actuel.* 1 vol. in-8. Cartonné *(Couronné par l'Institut)*...................................... 6 fr.

FÉRÉ (Ch.). **Dégénérescence et criminalité.** 4e éd., 1907. 1 v. in-18, avec 21 graphiques. 2 fr. 50

FERRI (Enrico), prof. à l'Université de Rome. **La sociologie criminelle.** 1906. in-8. 10 fr.

— **Les criminels dans l'art et la littérature.** 3e édit., 1908. 1 vol. in-16......... 2 fr. 50

FLEURY (Dr Maurice de). **L'Ame du criminel.** In-18. 2e édit., 1907.............. 2 fr. 50

GAROFALO, président à la Cour d'appel de Naples. **La criminologie.** 1 vol. in-8, 5e édit., 1905.. 7 fr. 50

LASSERRE (E.). **Les délinquants passionnels.** 1909. 1 vol. in-18................. 2 fr.

LOMBROSO, professeur à l'Université de Turin. **L'homme criminel** (criminel-né, fou-moral, épileptique). 2e édit., 1895. 2 vol. in-8, avec atlas........................... 36 fr.

— **Le crime.** *Causes et remèdes.* 2e édit., 1906. 1 vol. in-8..................... 10 fr.

— **L'homme de génie.** 4e édit., 1909. 1 vol. in-8, avec 15 planches hors texte....... 10 fr.

— et FERRERO. **La femme criminelle et la prostituée.** In-8, avec 13 pl. hors texte. 15 fr.

— et LASCHI. **Le crime politique et les révolutions.** 2 vol. in-8, avec pl. hors texte. 15 fr.

PROAL (Louis), conseiller à la Cour de Paris. **La criminalité politique.** 2e édition, augmentée d'une préface nouvelle. 1908. 1 vol. in-8 .... 5 fr.
— **Le crime et la peine.** 4e édit., 1911. 1 vol. in-8 .... 10 fr.
— **Le crime et le suicide passionnels.** 1900. 1 vol. in-8 .... 10 fr.
SIGHELE. **La foule criminelle.** 2e édit., 1910. 1 vol. in-8 .... 5 fr.
TARDE (G.), de l'Institut. **La criminalité comparée.** 7e édit., 1910. 1 vol. in-18... 2 fr. 50
TARNOWSKY (Dr Pauline). **Les femmes homicides.** 1 fort vol. gr. in-8, avec 40 pl. hors texte et 8 tableaux anthropométriques. 1908 .... 15 fr.

Hypnotisme et magnétisme. — Sciences occultes.

BINET. **La psychologie du raisonnement,** étude expérimentale par l'hypnotisme. 4e édit., 1907. 1 vol. in-18 .... 2 fr. 50
— et FÉRÉ. **Le magnétisme animal.** 5e éd., 1908. In-8 .... 6 fr.
BOIRAC (E.), recteur de l'Académie de Dijon. **La psychologie inconnue.** Introduction et contribution à l'étude expérimentale des sciences psychiques. 1908. 1 vol. in-8.... 5 fr.
DU POTET. **Traité complet de magnétisme.** 5e éd. 1 vol. in-8 .... 8 fr.
— **Manuel de l'étudiant magnétiseur.** 8e édit. In-18 .... 3 fr. 50
— **Le magnétisme opposé à la médecine.** In-8 .... 6 fr.
DURAND DE GROS. **Le Merveilleux scientifique.** Mesmérisme, Braidisme, Fario-Grimisme. 1894. 1 vol. grand in-8 .... 6 fr.
— **Les mystères de la suggestion.** 1 br. in-8. 1896 .... 1 fr.
ELIPHAS LEVI. **Histoire de la magie,** avec une exposition de ses procédés, de ses rites et de ses mystères. In-8, avec 90 fig. 2e éd .... 12 fr.
— **La clef des grands mystères,** suivant Hénoch, Abraham, Hermès Trismégiste et Salomon. Nouvelle édition, avec gravures. 1 vol in-8 .... 12 fr.
— **Dogme et rituel de la haute magie.** 5e édit., 1910. 2 vol. in-8, avec 24 fig .... 18 fr.
— **La science des esprits,** révélation du dogme secret des cabalistes, esprit occulte des Évangiles, appréciations des doctrines et des phénomènes spirites. Nouvelle édition, 1909. 1 vol. in-8 .... 7 fr.
ENCAUSSE (Papus). **L'occultisme et le spiritualisme.** 3e édit., 1911. 1 vol. in-16. 2 fr. 50
GELEY (G.). **L'être subconscient.** 1 vol. in-12. 3e éd., 1911 .... 2 fr. 50
HESNARD (Dr). **Les troubles de la personnalité dans les états d'asthénie psychique.** Préface de M. le Prof. Régis. 1909. 1 vol. gr. in-8 .... 6 fr.
JANET (Pierre). **L'automatisme psychologique.** 1 vol. in-8. 6e édit. 1910 .... 7 fr. 50
JASTROW (J.). **La subconscience.** Préface de M. le Dr P. Janet. 1908. 1 vol. in-8. 7 fr. 50
LAFONTAINE. **L'art de magnétiser,** ou le magnétisme vital au point de vue théorique, pratique et thérapeutique. 7e édit. in-8 .... 5 fr.
— **Mémoires d'un magnétiseur.** 2 vol. in-18 .... 7 fr.
MAXWELL (J.), docteur en médecine, substitut au tribunal de la Seine. **Les phénomènes psychiques.** Recherches, observations, méthodes. Préface du professeur Ch. Richet. 4e édit., revue 1909. 1 vol. in-8 .... 5 fr.
MESMER. **Mémoires et aphorismes,** suivis des procédés de d'Eslon. Nouv. édit., avec des notes par J.-J.-A. Ricard. In-18 .... 2 fr. 50
MYERS. **La personnalité humaine.** *Sa survivance.* 3e édit. 1910. 1 vol. in-8 ..... 7 fr. 50
NIZET (A.). **L'Hypnotisme,** étude critique. 1 vol. in-12, 2e éd .... 2 fr. 50
WUNDT. **Hypnotisme et suggestion.** 4e éd. 1909. 1 vol. in-18 .... 2 fr. 50

Histoire des sciences.

BOUCHUT, prof. agrégé à la Fac. de méd. de Paris. **Histoire de la médecine et des doctrines médicales.** 2 vol. in-8 .... 16 fr.
FIGARD (L.), docteur ès lettres. **Un médecin philosophe au XVIe siècle.** *Jean Fernel.* 1903. 1 vol. in-8 .... 7 fr. 50
MAINDRON (E.). **L'Académie des sciences.** *Histoire de l'Académie ; fondation de l'Institut national; Bonaparte, membre de l'Institut.* 1 fort vol. grand in-8, avec 53 gravures dans le texte, portraits, plans, etc., 8 planches hors texte et 2 autographes .... 12 fr.
NICAISE, de l'Académie de médecine. **La grande Chirurgie de Guy de Chauliac,** chirurgien, maître en médecine de l'Université de Montpellier, composée en l'an 1363, *revue et collationnée sur les manuscrits et imprimés latins et français,* avec gravures, notes, une introd. sur le moyen âge, sur la vie et les œuvres de Guy de Chauliac, un glossaire et une table alphab. 1 fort vol. grand in-8. 1891 .... 28 fr.
— **Traité de chirurgie de Henri de Mondeville,** d'après les manuscrits du xive siècle. 1 vol. grand in-8, avec introd. et notes. 1892 .... 28 fr.
— **Chirurgie de Pierre Franco de Turriers en Provence,** composée en 1561, avec une introd. historique, une biographie et l'histoire du collège de chirurgie. 1 vol. gr. in-8, avec gravures. 1894 .... 20 fr.
PILASTRE. **Malgaigne.** *Sa vie et ses idées.* 1 vol. in-8 .... 5 fr.
TANNERY (P.). **Pour la science hellène,** de Thalès à Empédocle. 1 vol. in-8.... 7 fr. 50

BIBLIOTHÈQUE SCIENTIFIQUE
INTERNATIONALE

(L'astérisque indique les ouvrages adoptés par le ministère de l'Instruction publique).

VOLUMES IN-8, CARTONNÉS A L'ANGLAISE; OUVRAGES A 6, 9 ET 12 FRANCS.

Derniers volumes parus (1910-1911) :

PEARSON. La Grammaire de la Science (*Physique*). 1 vol. in-8. Trad. de l'anglais, par LUCIEN MARCH.. 12 fr.

CYON (E. de). L'oreille. *Organe d'orientation dans le temps et dans l'espace.* 1 vol. in-8 avec 45 grav. dans le texte, 3 planches hors texte et 1 portrait de Flourens....... 6 fr.

ANDRADE (J.), professeur à la Faculté des sciences de Besançon. Le Mouvement. *Mesures de l'étendue et mesures du temps.* 1 vol. in-8, avec 46 fig. dans le texte.. 6 fr.

CUÉNOT (L.), professeur à la Faculté des sciences de Nancy. * La Genèse des espèces animales. 1 vol. in-8 avec 123 grav. dans le texte............................ 12 fr.

ROUBINOVITCH (Dr J.), médecin en chef de l'hospice de Bicêtre. * Aliénés et anormaux. 1 vol. in-8 avec 63 gravures.. 6 fr.

LE DANTEC (F.), chargé de cours à la Sorbonne. La Stabilité de la vie. *Étude énergétique de l'évolution des espèces.* 1 vol. in-8.. 6 fr.

PRÉCÉDEMMENT PUBLIÉS :

ANGOT (A.), directeur du Bureau météorologique. * Les Aurores polaires. 1 vol. in-8, avec figures... 6 fr.

ARLOING, prof. à l'Ecole de médecine de Lyon. * Les Virus. 1 vol. in-8........... 6 fr.

BAGEHOT. * Lois scientifiques du développement des nations. 1 vol. in-8. 7e éd... 6 fr.

BAIN. * L'Esprit et le Corps. 1 vol. in-8. 6e édition.............................. 6 fr.

— * La Science de l'éducation. 1 vol. in-8. 11e édition.......................... 6 fr.

BALFOUR STEWART. * La Conservation de l'énergie, avec fig. 1 vol. in-8. 6e édit.. 6 fr.

BERNSTEIN. * Les Sens. 1 vol. in-8, avec 91 figures. 5e édition.................. 6 fr.

BERTHELOT, de l'Institut. * La Synthèse chimique. 1 vol. in-8. 8e édition........ 6 fr.

— * La Révolution chimique, Lavoisier. 1 vol. in-8. 2e éd........................ 6 fr.

BINET. * Les Altérations de la personnalité. 1 vol. in-8. 2e édition............. 6 fr.

BINET et FÉRÉ. * Le Magnétisme animal. 1 vol. in-8. 5e édition................. 6 fr.

BLASERNA et HELMHOLTZ. * Le Son et la Musique. 1 vol. in-8. 5e édition....... 6 fr.

BOURDEAU (L.). Histoire de l'habillement et de la parure. 1 vol. in-8........... 6 fr.

BRUNACHE (P.). * Le Centre de l'Afrique. Autour du Tchad. 1 vol. in-8, avec figures.. 6 fr.

CANDOLLE (de). * L'Origine des plantes cultivées. 1 vol. in-8. 4e édition........ 6 fr.

CARTAILHAC (E.). La France préhistorique, d'après les sépultures et les monuments. 1 vol. in-8, avec 162 figures. 2e édition..................................... 6 fr.

CHARLTON BASTIAN. * Le Cerveau, organe de la pensée chez l'homme et chez les animaux. 2 vol. in-8, avec figures. 2e édition.................................. 12 fr.

— L'Évolution de la vie. 1 vol. in-8, avec fig. et pl............................ 6 fr.

COLAJANNI (N.). * Latins et Anglo-Saxons. 1 vol. in-8........................... 9 fr.

CONSTANTIN (le Capitaine). Le rôle sociologique de la guerre et le sentiment national. Suivi de la traduction de *La guerre, moyen de sélection collective*, par le Dr STEINMETZ. 1 vol in-8.. 6 fr.

COOKE et BERKELEY. * Les Champignons. 1 vol. in-8, avec figures. 4e édition... 6 fr.

COSTANTIN (J.), prof. au Muséum. * Les Végétaux et les Milieux cosmiques (adaptation, évolution). 1 vol. in-8, avec 171 gravures................................ 6 fr.

— * La Nature tropicale. 1 vol. in-8, avec gravures............................. 6 fr.

— * Le Transformisme appliqué à l'agriculture. 1 vol. in-8, avec 105 gravures.. 6 fr.

DAUBRÉE, de l'Institut. Les Régions invisibles du globe et des espaces célestes. 1 vol. in-8, avec 85 fig. dans le texte. 2e édition................................ 6 fr.

DEMENY (G.). * Les bases scientifiques de l'éducation physique. 1 vol. in-8, avec 198 gravures. 5e édition.. 6 fr.

— Mécanisme et éducation des mouvements. 1 vol. in-8, avec 565 gravures. 2e édit. 9 fr.

DEMOOR, MASSART et VANDERVELDE. * L'évolution régressive en biologie et en sociologie. 1 vol. in-8, avec gravures.. 6 fr.

DRAPER. Les Conflits de la science et de la religion. 1 vol. in-8. 12e édition....... 6 fr.

DUMONT (L.). * Théorie scientifique de la sensibilité. 1 vol. in-8. 4e édition....... 6 fr.

GELLÉ (E.-M.). *L'audition et ses organes. 1 vol. in-8, avec gravures............. 6 fr.
GRASSET (J.), prof. à la Faculté de médecine de Montpellier. — Les Maladies de l'orientation et de l'équilibre. 1 vol. in-8, avec gravures...................... 6 fr.
GROSSE (E.). *Les débuts de l'art. 1 vol. in-8, avec gravures..................... 6 fr.
GUIGNET et GARNIER. * La Céramique ancienne et moderne. 1 vol. in-8, avec gravures.. 6 fr.
HERBERT SPENCER. * Les Bases de la morale évolutionniste. 1 vol. in-8. 6e édit... 6 fr.
— *La Science sociale. 1 vol. in-8. 14e édition.................................. 6 fr.
HUXLEY. * L'Écrevisse, introduction à l'étude de la Zoologie. 1 vol. in-8, avec figures. 2e édition.. 6 fr.
JACCARD, professeur à l'Académie de Neuchâtel (Suisse). *Le pétrole, le bitume et l'asphalte au point de vue géologique. 1 vol. in-8, avec figures................. 6 fr.
JAVAL (E.), de l'Académie de médecine. * Physiologie de la lecture et de l'écriture. 1 vol. in-8, avec 96 gravures. 2e édition..................................... 6 fr.
LAGRANGE (F.). *Physiologie des exercices du corps. 1 vol. in-8. 10e édition... 6 fr.
LALOY (L.). *Parasitisme et mutualisme dans la nature. Préface du Prof. A. GIARD, de l'Institut. 1 vol. in-8, avec 82 gravures.................................... 6 fr.
LANESSAN (DE). * Introduction à l'Étude de la botanique (le Sapin). 1 vol. in-8. 2e édition, avec 143 figures.. 6 fr.
— *Principes de colonisation. 1 vol. in-8.. 6 fr.
LE DANTEC, chargé de cours à la Sorbonne. * Théorie nouvelle de la vie. 4e édit. 1 vol. in-8, avec figures.. 6 fr.
— L'évolution individuelle et l'hérédité. 1 vol. in-8............................ 6 fr.
— Les lois naturelles. 1 vol. in-8, avec gravures................................ 6 fr.
LOEB, professeur à l'Université Berkeley. * La dynamique des phénomènes de la vie. Traduit de l'allemand par MM. DAUDIN et SCHAEFFER, agrégés de l'Université, préface de M. le prof. A. GIARD, de l'Institut. 1 vol. in-8 avec fig....................... 9 fr.
LUBBOCK (SIR JOHN). * Les Sens et l'instinct chez les animaux, principalement chez les insectes. 1 vol. in-8, avec 150 figures................................... 6 fr.
MALMEJAC (F.). L'eau dans l'alimentation. 1 vol. in-8, avec fig................. 6 fr.
MAUDSLEY. *Le Crime et la Folie. 1 vol. in-8. 7e édition........................ 6 fr.
MEUNIER (Stan.), professeur au Muséum. — *La Géologie comparée. 1 vol. in-8, avec gravures. 2e édition... 6 fr.
— *La Géologie générale. 1 vol. in-8, avec gravures. 2e édit.................... 6 fr.
— *La Géologie expérimentale. 1 vol. in-8, avec gravures. 2e édit.............. 6 fr
MEYER (de). *Les Organes de la parole et leur emploi pour la formation des sons du langage. 1 vol. in-8, avec 51 gravures...................................... 6 fr.
MORTILLET (G. de). *Formation de la Nation française. 2e édit. 1 vol. in-8, avec 150 gravures et 18 cartes.. 6 fr.
MOSSO (A.), professeur à l'Univ. de Turin. * Les exercices physiques et le développement intellectuel. 1 vol. in-8.. 6 fr.
NIEWENGLOWSKI (H.). * La photographie et la photochimie. 1 vol. in-8, avec gravures et une planche hors texte... 6 fr.
NORMAN LOCKYER. * L'Évolution inorganique. 1 vol. in-8 avec gravures........ 6 fr.
PERRIER (Edm.), de l'Institut. La Philosophie zoologique avant Darwin. 1 vol. in-8. 3e édition.. 6 fr.
PETTIGREW. * La Locomotion chez les animaux, marche, natation et vol. 1 vol. in-8, avec figures. 2e édition... 6 fr.
QUATREFAGES (DE), de l'Institut. * L'Espèce humaine. 1 vol. in-8. 15e édit........ 6 fr.
— *Darwin et ses précurseurs français. 1 vol. in-8. 2e édit. refondue............. 6 fr.
— *Les Émules de Darwin. 2 vol. in-8, avec préfaces de MM. Ed. PERRIER et HAMY. 12 fr.
RICHET (Ch.), professeur à la Faculté de médecine de Paris. La Chaleur animale. 1 vol. in-8, avec figures... 6 fr.
ROCHÉ (G.). *La Culture des Mers (piscifacture, pisciculture, ostréiculture). 1 vol. in-8, avec 81 gravures... 6 fr.
SCHMIDT (O.). *Les Mammifères dans leurs rapports avec leurs ancêtres géologiques. 1 vol. in-8, avec 51 figures... 6 fr.
SCHUTZENBERGER, de l'Institut. * Les Fermentations. 1 vol. in-8. 6e édition.... 6 fr.
SECCHI (le Père). * Les Étoiles. 2 vol. in-8, avec fig. et pl. 3e édition.......... 12 fr.
STALLO. *La Matière et la Physique moderne. 1 vol. in-8. 3e édition............. 6 fr.
STARCKE. * La Famille primitive. 1 vol. in-8.................................... 6 fr.
THURSTON (R.). *Histoire de la machine à vapeur, 2 vol. in-8, avec 140 figures et 16 planches hors texte. 3e édition... 12 fr.
TOPINARD. L'Homme dans la Nature. 1 vol. in-8, avec figures.................... 6 fr.
VAN BENEDEN. * Les Commensaux et les Parasites dans le règne animal. 1 vol. in-8, avec figures. 4e édition... 6 fr.
VRIES (Hugo de). Espèces et Variétés, trad. de l'allemand par L. BLARINGHEM, chargé d'un cours à la Sorbonne, avec préface. 1 vol. in-8...................... 12 fr.
WHITNEY. * La Vie du Langage. 1 vol. in-8. 4e édition........................... 6 fr.
WURTZ, de l'Institut. * La Théorie atomique. 1 vol. in-8. 10e édition........... 6 fr.

LISTE PAR ORDRE DE MATIÈRES

DES VOLUMES

DE LA BIBLIOTHÈQUE SCIENTIFIQUE
INTERNATIONALE

Volumes in-8, cartonnés à l'anglaise à 6, 9 et 12 francs.

SCIENCES SOCIALES

* **Introd. à la science sociale**, par HERBERT SPENCER. 1 vol. in-8. 14ᵉ éd............ 6 fr.

* **Les Bases de la morale évolutionniste**, par HERBERT SPENCER. 1 vol. in-8. 6ᵉ édit.. 6 fr.

Les Conflits de la science et de la religion, par DRAPER, professeur à l'Université de New-York. 1 vol. in-8. 12ᵉ édit..................... 6 fr.

* **Le Crime et la Folie**, par H. MAUDSLEY, professeur de médecine légale à l'Université de Londres. 1 vol. in-8. 7ᵉ édit....................... 6 fr.

* **La Science de l'éducation**, par ALEX. BAIN, professeur à l'Université d'Aberdeen (Écosse). 1 vol. in-8. 11ᵉ édit.......................... 6 fr.

* **Lois scientifiques du développement des nations**, par W. BAGEHOT. 1 vol. in-8. 7ᵉ édit. 6 fr.

* **Histoire de l'habillement et de la parure**, par L. BOURDEAU. 1 vol. in-8............ 6 fr.

* **La Vie du langage**, par D. WHITNEY, professeur de philologie comparée à Yale-College de Boston (États-Unis). 1 vol. in-8. 3ᵉ édit........................ 6 fr.

* **La Famille primitive**, par J. STARCKE, prof. à l'Univ. de Copenhague. 1 vol. in-8.... 6 fr.

* **Principes de colonisation**, par J.-L. DE LANESSAN, prof. agrégé à la Faculté de médecine de Paris, ancien gouverneur de l'Indo-Chine. 1 vol. in-8.................... 6 fr.

Le rôle sociologique de la guerre, par le capitaine CONSTANTIN, suivi de la traduction de *La Guerre, moyen de sélection collective*, par le prof. STEINMETZ. 1 vol. in-8...... 6 fr.

PHYSIOLOGIE

* **La Locomotion chez les animaux** (marche, natation et vol), par J.-B. PETTIGREW, professeur au Collège royal de chirurgie d'Édimbourg (Écosse). 1 vol. in-8, avec 140 figures dans le texte. 2ᵉ édit....................... 6 fr.

L'oreille. *Organe d'orientation dans le temps et dans l'espace*, par E. DE CYON. 1 vol. in-8, avec 45 fig. dans le texte, 3 pl. hors texte et 1 portrait de Flourens.............. 6 fr.

* **Les Sens**, par BERNSTEIN, professeur de physiologie à l'Université de Halle (Prusse). 1 vol. in-8, avec 91 figures dans le texte. 4ᵉ édit...................... 6 fr.

* **Les Organes de la parole**, par H. DE MEYER, professeur à l'Université de Zurich, traduit de l'allemand et précédé d'une introduction sur l'*Enseignement de la parole aux sourds-muets*, par O. CLAVEAU, inspecteur général des établissements de bienfaisance. 1 vol. in-8, avec 51 grav........................... 6 fr.

* **Physiologie des exercices du corps**, par le docteur F. LAGRANGE. 1 vol. in-8. 10ᵉ édit. (Ouvrage couronné par l'Institut).................... 6 fr.

La Chaleur animale, par CH. RICHET, professeur de physiologie à la Faculté de médecine de Paris. 1 vol. in-8, avec figures dans le texte....................... 6 fr.

* **Les Virus**, par M. ARLOING, professeur à la Faculté de médecine de Lyon, directeur de l'École vétérinaire. 1 vol. in-8, avec fig...................... 6 fr.

* **Théorie nouvelle de la vie**, par F. LE DANTEC, chargé du cours d'embryologie générale à la Sorbonne. 4ᵉ édit. Revue. 1 vol. in-8, avec figures.................. 6 fr.

L'évolution individuelle et l'hérédité, par *le même*. 1 vol. in-8.................. 6 fr.

L'évolution de la vie, par CHARLTON BASTIAN, professeur à University Collège de Londres, traduction et avant-propos par H. DE VARIGNY, docteur ès sciences naturelles, avec la collaboration de Mˡˡᵉ G. DE VARIGNY. 1 vol. in-8, avec 12 fig. dans le texte et 12 planches hors texte.......................... 6 fr.

La stabilité de la vie. *Étude énergétique de l'évolution des espèces*, par F. LE DANTEC, chargé de Cours à la Sorbonne. 1 vol. in-8...................... 6 fr.

Aliénés et anormaux, par le Dʳ J. ROUBINOVITCH, médecin en chef de l'hospice de Bicêtre. 1 vol. in-8, avec gravures........................ 6 fr.

* **L'audition et ses organes**, par le Dʳ E.-M. GELLÉ, membre de la Société de biologie. 1 vol. in-8, avec grav............................ 6 fr.

* **Les bases scientifiques de l'éducation physique**, par G. DEMENŸ, chargé du cours d'éducation physique de la Ville de Paris. 1 vol. in-8, avec 196 grav. 4ᵉ édit.......... 6 fr.

Mécanisme et éducation des mouvements, par *le même*. 1 vol. in-8, avec 565 gravures, 3ᵉ édit. Revue et augmentée...... 9 fr.

* **Les exercices physiques et le développement intellectuel**, par A. Mosso, professeur à l'Université de Turin. 1 vol. in-8...... 6 fr.

* **Physiologie de la lecture et de l'écriture**, par le Dʳ E. Javal, membre de l'Académie de médecine. 1 vol. in-8, avec gravures. 2ᵉ édit...... 6 fr.

PHILOSOPHIE SCIENTIFIQUE

* **Le Cerveau et la Pensée chez l'homme et les animaux**, par Charlton Bastia, prof. à l'Univ. de Londres. 2 vol. in-8, avec 184 fig. 2ᵉ édit...... 12 fr.

Les Maladies de l'orientation et de l'équilibre, par J. Grasset, professeur à la Faculté de médecine de Montpellier. 1 vol. in-8, avec gravures...... 6 fr.

* **Le Crime et la Folie**, par H. Maudsley, prof. à l'Univ. de Londres. In-8, 6ᵉ éd...... 6 fr.

* **L'Esprit et le Corps**, considérés au point de vue de leurs relations, suivi d'études sur les *Erreurs généralement répandues au sujet de l'esprit*, par Alex. Bain, prof. à l'Université d'Aberdeen (Écosse). 1 vol. in-8. 6ᵉ éd...... 6 fr.

* **Théorie scientifique de la sensibilité** : *le Plaisir et la Douleur*, par Léon Dumont. 1 vol. in-8. 3ᵉ édit...... 6 fr.

* **La Matière et la Physique moderne**, par Stallo, précédé d'une préface par M. Ch. Friedel, de l'Institut. 1 vol. in-8. 2ᵉ édit...... 6 fr.

Le Magnétisme animal, par Alf. Binet et Ch. Féré. 1 vol. in-8. 5ᵉ édit...... 6 fr.

* **L'Évolution régressive en biologie et en sociologie**, par Demoor, Massart et Vandervelde, prof. des Univ. de Bruxelles. 1 vol. in-8, avec grav...... 6 fr.

* **Les Altérations de la personnalité**, par Alf. Binet, directeur du laboratoire de psychologie à la Sorbonne. In-8, avec gravures...... 6 fr.

Les lois naturelles, *réflexions d'un biologiste sur les sciences*, par F. Le Dantec, chargé de cours à la Sorbonne. 1 vol. in-8, avec gravures...... 6 fr.

La dynamique des phénomènes de la vie, par le Pʳ Lœb. Traduit de l'allemand par MM. Daudin et Schæffer. 1 vol. in-8, avec gravures...... 9 fr.

ANTHROPOLOGIE

* **L'Espèce humaine**, par A. de Quatrefages, de l'Institut. 1 vol. in-8. 15ᵉ édit...... 6 fr.

* **Ch. Darwin et ses précurseurs français**, par *le même*. 1 vol. in-8. 2ᵉ édition...... 6 fr.

* **Les Émules de Darwin**, par *le même*, avec une préface de M. Edm. Perrier, de l'Institut, et une notice sur la vie et les travaux de l'auteur par E.-T. Hamy, de l'Institut. 2 vol. in-8...... 12 fr.

Latins et Anglo-Saxons. *Races supérieures et races inférieures*, par N. Colajani, prof. à l'Université de Naples. Trad. de l'italien par J. Dubois, agrégé de l'Université. 1 vol in-8...... 9 fr.

La France préhistorique, par E. Cartailhac. In-8, avec 150 grav. 2ᵉ édit...... 6 fr.

* **L'Homme dans la Nature**, par Topinard. 1 vol. in-8, avec 101 grav...... 6 fr.

* **Le centre de l'Afrique. Autour du Tchad**, par P. Brunache, administrateur à Aïn-Fezza (Algérie). 1 vol. in-8, avec gravures...... 6 fr.

* **Formation de la Nation française**, par G. de Mortillet, professeur à l'École d'anthropologie. In-8, avec 150 grav. et 18 cartes. 2ᵉ édit...... 6 fr.

ZOOLOGIE

La genèse des espèces animales, par L. Cuénot, professeur à la Faculté des sciences de Nancy. 1 vol. in-8, avec 123 fig. dans le texte...... 12 fr.

* **Les Mammifères dans leurs rapports avec leurs ancêtres géologiques**, par O. Schmidt, professeur à l'Université de Strasbourg. 1 vol. in-8, avec 51 figures dans le texte... 6 fr.

* **Les Sens et l'instinct chez les animaux**, et principalement chez les insectes, par Sir John Lubbock. 1 vol. in-8, avec grav...... 6 fr.

* **L'Écrevisse**, introduction à l'étude de la zoologie, par Th.-H. Huxley, membre de la Société royale de Londres. 1 vol. in-8, avec 82 grav...... 6 fr.

* **Les Commensaux et les Parasites dans le règne animal**, par P.-J. Van Beneden, professeur à l'Université de Louvain (Belgique). 1 vol. in-8, avec 82 figures dans le texte. 3ᵉ édit...... 6 fr.

* **La Philosophie zoologique avant Darwin**, par Edm. Perrier, de l'Institut, directeur du Muséum. 1 vol. in-8. 2ᵉ édit...... 6 fr.

* **La Culture des mers en Europe** (Pisciculture, piscifacture, ostréiculture), par G. Roché, insp. gén. des pêches maritimes. In-8, avec 84 grav...... 6 fr.

* **Parasitisme et mutualisme dans la nature**, par le Dʳ Laloy, bibliothécaire de l'Académie de médecine, préface de M. le professeur A. Giard, de l'Institut. 1 vol. in-8, avec 82 gravures...... 6 fr.

BOTANIQUE

* Les Champignons, par Cooke et Berkeley. 1 vol. in-8, avec 110 fig. 4e éd........ 6 fr.
* L'Origine des plantes cultivées, par A. de Candolle. 1 vol. in-8. 4e édit.......... 6 fr.
* Introduction à l'étude de la botanique (le Sapin), par J.-L. de Lanessan, professeur agrégé à la Faculté de médecine de Paris. 1 vol. in-8. 2e édit., avec figures dans le texte.. 6 fr.

Espèces et Variétés. Leur naissance par mutation, par H. de Vriès, traduit de l'anglais par L. Blaringhem, docteur ès sciences, chargé d'un cours de biologie agricole à la Sorbonne. 1 vol. in-8.. 12 fr.

* Les Végétaux et les milieux cosmiques (adaptation, évolution), par J. Costantin, professeur au Muséum. 1 vol. in-8, avec 171 figures................................ 6 fr.
* La Nature tropicale, par le même. 1 vol. in-8, avec fig............................ 6 fr.
* Le transformisme appliqué à l'agriculture, par le même. 1 vol. in-8, avec 105 grav. 6 fr.

GÉOLOGIE

* Les Régions invisibles du globe et des espaces célestes, par A. Daubrée, de l'Institut. 1 vol. in-8, 2e édit., avec 89 gravures.. 6 fr.
* Le Pétrole, le Bitume et l'Asphalte, par M. Jaccard, professeur à l'Académie de Neuchâtel (Suisse). 1 vol. in-8, avec figures.. 6 fr.
* La Géologie comparée, par Stanislas Meunier, professeur au Muséum. 1 vol. in-8, avec figures.. 6 fr.
* La Géologie expérimentale, par le même. 1 vol. in-8, avec fig...................... 6 fr.
* La Géologie générale, par le même. 2e édit. In-8, avec grav....................... 6 fr

CHIMIE

* Les Fermentations, par P. Schutzenberger, de l'Institut. In-8. 6e éd............. 6 fr.
* La Synthèse chimique, par M. Berthelot, secrétaire perpétuel de l'Académie des sciences. 1 vol. in-8. 8e édit.. 6 fr.
* La Théorie atomique, par Ad. Wurtz, membre de l'Institut. 1 vol. in-8. 9e édit., précédée d'une introduction sur la Vie et les Travaux de l'auteur, par M. Ch. Friedel, de l'Institut.. 6 fr.
* La Révolution chimique (Lavoisier), par M. Berthelot. 1 vol. in-8. 2e éd........ 6 fr.
* La Photographie et la Photochimie, par H. Niewenglowski. 1 vol. avec gravures et une planche hors texte.. 6 fr.
* L'eau dans l'alimentation, par F. Malméjac, docteur en pharmacie, pharmacien-major de l'armée. 1 vol. in-8, avec grav.. 6 fr.

ASTRONOMIE — MÉCANIQUE

* Histoire de la Machine à vapeur, de la Locomotive et des Bateaux à vapeur, par R. Thurston, professeur à l'Institut technique de Hoboken (New-York). 2 vol. in-8, avec 160 fig. et 16 pl. hors texte. 3e édit.. 12 fr.
* Les Étoiles par le P. A. Secchi, directeur de l'observatoire du Collège romain. 2 vol. in-8, avec 68 figures et 16 planches. 2e édit.. 12 fr.
* Les Aurores polaires, par A. Angot, directeur du Bureau central météorologique de France. 1 vol. in-8, avec figures.. 6 fr.

PHYSIQUE

La Conservation de l'énergie, par Balfour Stewart, prof. de physique au collège Owens de Manchester (Angleterre). 1 vol. in-8, avec fig. 6e édit............................ 6 fr.
Le mouvement. Mesures de l'étendue et mesures du temps, par J. Andrade, professeur à la Faculté des sciences de Besançon. 1 vol. in-8, avec 46 figures...................... 6 fr.
* La Matière et la Physique moderne, par Stallo, précédé d'une préface par Ch. Friedel, membre de l'Institut. 1 vol. in-8. 3e édit.. 6 fr.
* L'Évolution inorganique étudiée par l'analyse spectrale, par Norman Lockyer, 1 vol. in-8, avec gravures.. 6 fr.
La Grammaire de la science (physique). par M. Pearson, traduit de l'anglais par Lucien Margh. 1 vol. in-8, avec grav.. 12 fr.

THÉORIE DES BEAUX-ARTS

* Les Débuts de l'art, par E. Grosse, professeur à l'Université de Fribourg. Préface de Marillier. 1 vol. in-8, avec gravures.. 6 fr.
* Le Son et la Musique, par P. Blaserna, prof. à l'Univ. de Rome, suivi d'une étude sur le même sujet, par Helmholtz. 1 vol. in-8, avec 41 fig. 5e éd.............. 6 fr.
* La Céramique ancienne et moderne, par MM. Guignet, directeur des teintures à la Manufacture des Gobelins, et Garnier, directeur du Musée de la Manufacture de Sèvres. 1 vol. in-8, avec grav.. 6 fr.
Histoire de l'habillement et de la parure, par L. Bourdeau. 1 vol. in-8............ 6 fr.

LIVRES SCIENTIFIQUES

(par ordre alphabétique de noms d'auteurs)
NON CLASSÉS DANS LES SÉRIES PRÉCÉDENTES
(MÉDECINE-SCIENCES)

Récemment parus (1910-1911) :

BOECKEL (J.), chirurgien de l'hôpital civil de Strasbourg et BOECKEL (A.). Des fractures du rachis cervical sans symptômes médullaires. 1911. 1 vol. in-8, avec 20 pl. hors texte 8 fr.

DEBRÉ (Dr R.). Recherches épidémiologiques, cliniques et thérapeutiques sur la méningite cérébro-spinale. 1911. 1 vol. gr. in-8.................... 4 fr.

HERPIN (Dr A.). Évolution de l'os maxillaire inférieur. 1907. Broch. gr. in-8...... 5 fr.

HOCHREUTINER (B. P. G.), docteur ès sciences. La philosophie d'un naturaliste. *Essai de synthèse du monisme mécaniste.* 1911. 1 vol. in-8.................... 7 fr. 50

JAËLL (Mme Marie). Un nouvel état de conscience. *La coloration des sensations tactiles.* 1910. 1 vol. in-8, avec 33 planches.................... 4 fr.

LABBÉ (H.), docteur ès sciences. Contribution à l'étude du métabolisme des composés ammoni caux. 1910. 1 vol. gr. in-8.................... 4 fr.

— Le métabolisme d'un chien partiellement dépancréaté. 1911. 1 vol. gr. in-8...... 4 fr.

LAVOLLÉ (R.), docteur ès lettres. Les fléaux nationaux. *Dépopulation. Pornographie. Alcoolisme. Affaissement moral.* 1900. 1 v. in-16.................... 3 fr. 50

NATHAN (Dr M.). La cellule de Kuppfer (cellule endothéliale de capilaires veineux du foie). *Ses réactions expérimentales et pathologiques.* 1908. 1 vol. gr. in-8, avec pl...... 5 fr.

ROSENTHAL (G.). L'aérobisation des microbes anaérobies. 1908. 1 vol. gr. in-8.... 5 fr.

SÉE (Dr P.). Les diastases oxydantes et réductrices des champignons. 1910. Brochure gr. in-8.................... 2 fr.

Précédemment publiés :

Agronomie coloniale. (*Première réunion internationale d'*). *Compte rendu des séances et résumé des travaux.* Paris. 1906. In-8.................... 10 fr.

ALEZAIS. Etudes anatomiques sur le cobaye. 1903. 1 vol. gr. in-8, avec figures.... 8 fr.

ANTHEAUME (A.). De la toxicité des alcools. In-8. 1897.................... 3 fr. 50

AXENFELD et HUCHARD. Traité des névroses. 2e édition. 1 fort vol. in-8. 1883.. 20 fr.

BALFOUR STEWART et TAIT. L'Univers invisible. 1 vol in-8.................... 7 fr.

BARTELS. Les maladies des reins, 1 vol. in-8, avec fig.................... 7 fr. 50

BEAUREGARD (H.). Les insectes vésicants. 1 vol. gr. in-8, avec 34 pl. et 44 grav... 25 fr.

BELZUNG. Recherches sur l'ergot de seigle. In-8.................... 1 fr. 50

BÉRAUD (B.-J.). Atlas complet d'anatomie chirurgicale topographique, 109 planches sur acier, avec texte. In-4. Prix : fig. noires, relié. 60 fr. — Fig. color. relié.... 120 fr.

BERNARD (Claude), de l'Institut. Les propriétés des tissus vivants. In-8........ 2 fr. 50

BERTRAND (C.-Eg.), professeur à la Faculté des sciences de Lille. Remarques sur le Lepidodendron Hartcourtti de Wittham. 1 vol. in-8 avec planches.................... 10 fr.

BOECKEL (Jules). Sur les kystes hydatiques du rein. In-8.................... 2 fr.

— Des kystes du pancréas. In-8. 1891.................... 3 fr.

— Considérations sur la résection du genou. In-8. 1892.................... 1 fr. 25

— De l'ablation de l'estomac. 1903. 1 vol. in-8, avec planches.................... 3 fr. 50

BOREL (V.). Nervosisme et neurasthénie. 1891. 1 vol. in-8.................... 3 fr.

BOUCHARDAT (A.). De la glycosurie ou diabète sucré, son traitement hygiénique. 2e édition. 1 vol. grand in-8.................... 15 fr.

— Traité d'hygiène publique et privée. 3e édition. 1 fort vol. grand in-8.......... 18 fr.

BOURDEAU (Louis). Théorie des sciences. 2 vol. in-8.................... 20 fr.

— La conquête du monde animal. In-8.................... 5 fr.

— La conquête du monde végétal. In-8.................... 5 fr.

BOURDET (Eug.). Des maladies du caractère. In-8.................... 5 fr.

— Principes d'éducation positive. In-18.................... 3 fr. 50

CHAUVEL, de l'Académie de médecine. Études ophtalmologiques. 1 vol. in-8. 1896.. 5 fr.

CORNIL (V.). Découvertes de Pasteur et leurs applications à l'anatomie et à l'histologie pathologique. In-8.................... 1 fr.

— Des différentes espèces de néphrites. In-8.................... 3 fr. 50

— Leçons d'anatomie pathologique. 1884. 1 vol. in-8.................... 4 fr.

COURMONT (Fr.). Le cervelet et ses fonctions. 1 vol. in-8.................... 12 fr.

DALLEMAGNE (J.). Dégénérés et déséquilibrés. In-8.................... 12 fr.

DAVID. Les microbes de la bouche. in-8, 113 grav., lettre-préface de M. PASTEUR. 10 fr.

DE BOVIS. Le cancer du gros intestin, *rectum excepté.* 1901. 1 vol. in-8.......... 5 fr.

DEGA (Mlle G.). Essai sur la cure préventive de l'hystérie féminine par l'éducation. 1 vol. in-8. 1898.................... 3 fr.

DÉJERINE (le Prof.). **Sur l'atrophie musculaire des ataxiques.** In-8............ 3 fr.
DÉJERINE-KLUMPKE (Mme). **Des polynévrites et des paralysies et atrophies saturnines,** étude clinique et anat.-path. In-8, avec grav... .... 6 fr.
DESCHAMPS (d'Avallon). **Compendium de pharmacie pratique.** In-8............... 20 fr.
DESPAUX (A.). **Causes des énergies attractives.** *Magnétisme, Électricité, Gravitation.* 1902. 1 vol. in-8... .... 5 fr.
— **Genèse de la matière et de l'énergie.** *Formation et fin d'un monde.* 1900. 1 vol. in-8.   4 fr.
— **Explication mécanique de la matière, de l'électricité et du magnétisme.** 1905. 1 vol. in-8.. 4 fr.
— **Explication mécanique des propriétés de la matière.** *Cohésion, affinité, gravitation,* etc. 1908. 1 vol. in-8.. .... 6 fr.
DUCKWORTH. **La goutte, hygiène et traitement.** In-8.................... 10 fr.
DURAND-FARDEL. **Traité des eaux minérales de la France et de l'étr.** 3e éd. In-8. 10 fr.
DURAND DE GROS. **L'Idée et le fait en biologie.** In-8.................... 1 fr. 50
— **Physiologie philosophique.** 1 vol. in-8.......................... 8 fr.
— **Ontologie et psychologie physiologique.** In-18.................... 3 fr. 50
— **De l'hérédité dans l'épilepsie.**......................... 50 c.
— **Les origines animales de l'homme.** 1 vol. in-8.................... 5 fr.
— **Genèse naturelle des formes animales.** In-8......................... 1 fr. 25
DUVAL (Mathias), de l'Académie de médecine. **Le placenta des rongeurs.** 1 fort vol. in-4. avec 106 fig. et atlas de 22 pl. 1893............................ 40 fr.
— **Le placenta des carnassiers.** 1 fort vol. in-4 avec 46 grav. et atlas de 13 pl. 1895. 25 fr.
— **Embryologie des cheiroptères.** *L'ovule, la gastrula, le blastoderme et l'origine des annexes chez le murin.* In-8, avec 29 fig. et 5 pl., 1899.................... 15 fr.
FERRIER. **De la localisation des maladies cérébrales,** suivi d'un mémoire de MM. CHARCOT et PITRES sur *les Localisations motrices dans les hémisphères de l'écorce du cerveau.* In-8 67 fig.. 2 fr.
FIAUX (Louis). **La prostitution cloîtrée.** 1902. 1 vol. in-18.................... 3 fr.
— **Le délit pénal de la contamination intersexuelle.** 1907. 1 vol. in-12.......... 2 fr. 50
— **La police des mœurs devant la commission extra-parlementaire du régime des mœurs.** — Tome I et II. *Introduction. Rapports. Débats. Abolition de la police des mœurs. Le régime de la loi. Documents inédits.* 1907. 2 forts vol. gr. in-8. 30 fr. — Tome III. *Avertissement. Rapport général. Abolition de la police des mœurs. Le régime de la loi. Loi du 11 avril 1908 concernant la protection des mineurs.* 2e éd. 1910. 1 fort vol. gr. in-8. 8 fr.
— **Enseignement populaire de la moralité sexuelle.** 1908. Broch. in-18............ 1 fr.
— **Un nouveau régime des mœurs.** Abolition de la police des mœurs. Le régime de la loi. 1908, 1 vol. in-16.. 3 fr. 50
— **La prostitution réglementée et les pouvoirs publics dans les principaux États des Deux-Mondes.** I. *Belgique, Russie, France et Suisse.* 1902. 1 vol. in-8............ 5 fr. II. *Amérique du Nord et du Sud, Japon, Chine, Balkans, Turquie et Egypte.* 1909. 1 vol. in-8.. 5 fr.
— **L'intégrité intersexuelle des peuples et les gouvernements.** 1910. 1 vol. gr. in-8. 10 fr.
FOREL (A.) et MAHAIN. **Crime et anomalies mentales constitutionnelles.** In-8.... 5 fr.
FRAISSE. **Principes du diagnostic gynécologique.** 1901 1 vol. in-12, avec gravures. 5 fr.
GALIPPE (V.). **Hérédité des anomalies des maxillaires et des dents.** 1902. In-8.. 1 fr. 50
GAYME () **Essai sur la maladie de Basedow.** Gr. in-8........................ 6 fr.
GIRARD (H.). **Le chlorure d'éthyle en anesthésie générale.** In-8.............. 1 fr. 50
GLATZ (P.). **Dyspepsie nerveuse et neurasthénie.** In-12.................... 4 fr.
GUILLEMIN, professeur de physique à l'Ecole de médecine d'Alger. **Génération de la voix et du timbre.** Préf. de J. VIOLLE, de l'Institut, 2e éd. avec 122 grav. 1 vol. in-8. 10 fr.
— **Les premiers éléments de l'acoustique musicale.** 1904. 1 vol. in-8, avec 53 gravures. 10 fr.
HALLEZ (Paul). **Morphologie générale et affinités des tubellariées.** 1 vol. in-8... 2 fr.
HERZEN. **Causeries physiologiques.** 1899. 1 vol. in-12...................... 3 fr. 50
HUCHARD (H.). **Pathogénie de la mort subite dans la fièvre typhoïde.** 1 br. in-8. 1 fr. 25
HUXLEY. **La physiographie,** introduction à l'étude de la nature, traduit et adapté par M. G. LAMY. 1 vol. in-8, avec figures.................................. 8 fr.
JACQUES. **L'intubation du larynx.** In-8.................................. 2 fr. 50
JAMAIN et F. TERRIER. **Manuel de pathologie et de clinique chirurgicales.** 3e édition. 4 vol. in-8.. 32 fr.
JANOT. **Rapports morbides de l'œil et de l'utérus, œil utérin.** 1892. 1 br. in-8. 2 fr. 50
KOENIG (C.-J.). **Étude expérimentale des canaux semi-circulaires.** 1 vol. in-8. 1897. 3 fr. 50
KOVALEVSKY. **L'ivrognerie, causes, traitement.** In-8...................... 1 fr. 50
LABORDE (J.-V.), de l'Académie de médecine. **Les tractions rythmées de la langue** (traitement physiologique de la mort). 2e éd., 1897. 1 vol. in-12. avec gravures........ 5 fr.
LANCEREAUX. **Traité historique et pratique de la syphilis.** 2e éd. in-8......... 17 fr.
LANGLOIS (P.), professeur agrégé à la Faculté de médecine de Paris. **Les capsules surrénales.** 1 vol. in-8. 1897 .... 4 fr.
LAYET (A., prof à la Faculté de médecine de Bordeaux. **La santé des Européens entre les tropiques.** I. *Le climat. Le sol. Les agents vivants d'agression morbide.* 1906. In-8. 7 fr.

LEFEBVRE. **Des déformations ostéo-articulaires**, consécutives à des maladies de l'appareil pleuro-pulmonaire. In-8. 1891...... 4 fr. 50

LE FORT (Léon), professeur à la Faculté de médecine de Paris. Œuvres complètes, publiées par le D' Lejars (*1895-1896*). Tome I : *Hygiène hospitalière, démographie, hygiène publique*. 1 vol. in-8. 20 fr. ; — Tome II : *Chirurgie militaire, enseignement*. 1 vol. in-8. 20 fr. ; — Tome III : *Chirurgie*. 1 vol. in-8 ...... 20 fr.

LEMAITRE (J.), professeur au Collège de Genève. **Audition colorée et phénomènes connexes** observés chez des écoliers. In-12. 1900...... 4 fr.

LÉPINE. **Le ferment glycolitique et la pathogénie du diabète**. In-8. 1891...... 1 fr.

LÉVY (D' J.). L'hémato-thérapie de la maladie de Basedow. 1908. Broch. gr. in-8. 2 fr. 50

LIEBREICH (R.). Atlas d'ophtalmoscopie. In-4, avec 12 pl. et texte. 3e éd...... 40 fr.

MAC CORMAC. **Manuel de chirurgie antiseptique**. In-8...... 2 fr.

MANNHEIMER (M.). **Le gâtisme au cours des états psychopatiques**. 1 vol. in-8. 1897. 3 fr. 50

MARVAUD (A.), médecin inspecteur de l'armée. **Les maladies du soldat**, étude étiologique, épidémiologique, clinique et prophylactique. in-8. 1894 (*Cour. par l'Acad. des sciences*). 20 fr.

MAYER (A.). **Essai sur la soif**. 1900. 1 vol. in-8...... 3 fr.

MICHOTTE (A.). **Les signes régionaux** (répartition de la sensibilité tactile). 1 vol. in-8, avec planches. 1905...... 5 fr.

MORIN (Ch.). **Structure anat. et nature des individualités du syst. nerveux**, causes réflexes physio-psychiques. In-8...... 4 fr. 50

MOURAO-PITTA. **Madère, station médicale fixe**. In-8, cart...... 2 fr.

MURCHISON. **De la fièvre thyphoïde**. 1 vol. in-8...... 3 fr.

NÉLATON (de l'Institut). **Éléments de pathologie chirurgicale**. *Seconde édition complètement remaniée* par MM. les docteurs Jamain, Péan, Després, Gilette et Horteloup, chirurgiens des hôpitaux. Ouvrages complet en 6 vol. gr. in-8. avec 795 fig. dans le texte. 32 fr.

NICAISE. **Des lésions de l'intestin dans les hernies**. In-8...... 3 fr.

NOÉ (Joseph). **Recherche sur la vie oscillantes**. 1903. 1 vol. in-8, avec figures...... 7 fr.

PAGET (Sir James). **Leçons de clinique chirurgicale**. Gr. in-8...... 8 fr.

PANSIER. **Les manifestations oculaires de l'hystérie**. 1892. 1 vol. in-8, 3 pl. hors texte 4 fr.

PARISOT (P.). **Études d'hygiène sur Nancy** et le département de Meurthe-et-Moselle. 1893. In-8, avec 2 pl...... 1 fr. 50

PETIT (L.-H.). **Des tumeurs gazeuses du cou**. 1 vol. in-8...... 3 fr.

PETIT (R.). **De la tuberculose des ganglions du cou**. In-8...... 4 fr.

PHILIPPSON (J.). **L'autonomie et la centralisation du système nerveux des animaux**. 1 vol. in-8, avec planches. 1905...... 5 fr.

PHILIPS. (Durand de Gros). **Influence réciproque de la pensée, de la sensation et des** mouvements végétatifs. In-8...... 1 fr.

POUCHET (G.). **Charles Robin, sa vie et son œuvre**. In-8...... 3 fr. 50

REBLAUD (Th.). **Des cystites non tuberculeuses chez la femme**. 1 vol. in-8...... 4 fr.

REISS (R. A.), docteur ès sciences, prof. à l'Univ. de Lausanne. **Manuel de police scientifique**. (*Technique*). Tome I. *Vols et homicides*, préface de L. Lépine, préfet de police de Paris. 1911. 1 vol. gr. in-8, avec 149 fig...... 15 fr.

RETTERER (Ed.). **Développement du squelette des extrémités et des product. cornées** chez les mammifères. In-8, avec 4 pl...... 4 fr.

REYMOND (A.). **Logique et mathématiques**. 1908. 1 vol. in-8...... 5 fr.

RICHET (Ch.). **Structure des circonvolutions cérébr.** In-8...... 5 fr.

RIETSCH. **Reproduction des cryptogames**. In-8 avec fig...... 5 fr.

RILLIET et BARTHEZ. **Traité clinique et pratique des maladies des enfants**. 3e édition, par Barthez et Sanné. — Tome Ier. *Maladies du système nerveux, de l'appareil respiratoire*. 1 fort vol. gr. in-8. 16 fr. ; — Tome II. *Maladies de l'appareil circulatoire, de l'appareil digestif et de ses annexes, de l'appareil génito-urinaire, de l'appareil de l'ouïe, maladies de la peau*. 1 fort vol. gr. in-8. 14 fr. ; — Tome III, terminant l'ouvrage, *Maladies spécifiques, maladies générales constitutionnelles*. 1 fort vol. gr. in-8.. 25 fr.

ROISEL. **Les Atlantes**. Etudes antéhistoriques. 1 vol. in-8...... 7 fr.

SABOURIN (Ch.). **Anatomie normale et pathologique de la glande biliaire de l'homme**. 1 vol. in-8, avec 233 fig...... 8 fr.

TERRIER (F.). **De l'œsophagtomie externe**. 1 vol. in-8...... 3 fr. 50

— **Des anévrismes cirsoïdes**. 1 vol. in-8...... 3 fr.

— **Éléments de pathologie chirurgicale générale**. 1er fasc. : *Lésions traum. et leur complications*. 1 vol. in-8. 7 fr. — 2e fasc. : *Complications des lésions traum. Lésions inflamm*. In-8...... 6 fr.

TOURNEUX (F.). **Atlas d'embryologie des organes génitaux urinaires**. 1 vol. in-4. 40 fr.

VALENTINO (V.). **Notes sur l'Inde**. *Serpents, Hygiène, Médecine, Aperçus économiques sur l'Inde française*. (Couronné par l'Université de Bordeaux). 1906. 1 vol. in-16... 4 fr.

VARIGNY (H. de). **L'excitabilité électrique des circonv. cérébr. et la période d'excitation** latente du cerveau. In-8...... 2 fr.

VIRCHOW. **Pathologie des tumeurs**. 4 vol. grand in-8, avec 106 fig...... 12 fr. 75

VOISIN (Jules), médecin de la Salpêtrière. **L'idiotie**, *psychologie et éducation de l'idiot*. 1893. 1 vol. in-12...... 4 fr.

— **L'Épilepsie**. 1 vol. gr. in-8. 1897 (*Cour. par l'Acad. de méd.*)...... 6 fr.

YVERT. **Traité pratique et clinique des blessures du globe de l'œil**. In-8...... 12 fr.

— **Applications médico-chirurgicales de l'adrénaline**. In-12...... 3 fr.

ENSEIGNEMENT SECONDAIRE

SCIENCES MATHÉMATIQUES

Ouvrages conformes aux programmes de 1905

I. — DEUXIÈME CYCLE C ET D, MATHÉMATIQUES A ET B, ET PRÉPARATION AUX ÉCOLES

OUVRAGES DE M. E. COMBETTE
Inspecteur général de l'Instruction publique.

SECONDE ET PREMIÈRE C ET D. — **Précis d'Algèbre.** In-8, 2e édit., avec 264 exerc. et probl. .... 3 fr.

MATHÉM. A ET B. — **Cours abrégé d'arithmétique.** 1 vol. in-8, 10e éd. avec 270 problèmes et exercices. .... 2 fr. 80

MATHÉM. A ET B. — **Cours abrégé d'algèbre élémentaire.** In-8, 10e édit., avec 313 probl. et exerc. .... 3 fr. 50

MATHÉM. A ET B. — **Cours abrégé de géométrie élémentaire.** 1 vol. in-8, 3e édit., avec 417 fig., probl. et exerc. .... 4 fr. 50

MATHÉM. A et B ET PRÉPARATION AUX ÉCOLES DU GOUVERNEMENT. — **Leçons de mécanique,** en collabor. avec M. JOSEPH GIROD, 2e édit., avec 225 fig. et 73 exerc. et probl... 3 fr. 50

MATHÉM. A et B et MATHÉM. SPÉCIALES ET PRÉPARATION AUX ÉCOLES DU GOUVERNEMENT. — **Cours de trigonométrie,** avec compléments pour les candidats aux écoles du gouvernement. 4e édition. .... 4 fr.

— **Cours d'arithmétique.** In-8. 13e édit., avec fig. et 304 exerc. et probl. .... 6 fr.

— **Cours d'algèbre élémentaire.** 1 vol. in-8. 9e édit., avec 99 figures et 498 exercices.... 8 fr.

— **Cours de géométrie élémentaire.** In-8. 9e édit., avec 662 fig. et 711 exerc. .... 10 fr.

— **Compléments du cours d'algèbre et notions de géométrie analytique.** In-8. .... 4 fr.

OUVRAGES DE M. JOSEPH GIROD
Ancien élève de l'École Normale supérieure. Professeur au Lycée Charlemagne.

SECONDE C ET D ET MATHÉMATIQUES A ET B. — **Précis de géométrie plane.** 4e édit. 1 vol. in-8 avec 272 fig. et 239 probl. et exercices. 2 fr. 50

PREMIÈRE C ET D ET MATH. — **Précis de géométrie de l'espace.** 1 vol. in-8, 3e édit. avec 165 fig. et 124 probl. et exercices. ... 2 fr. 50

MATHÉM. A ET B, ET PRÉPARATION AUX ÉCOLES DU GOUVERNEMENT. — **Précis de géométrie, compléments,** *les trois coniques.* 1 vol. in-8, 2e édit., avec 219 figures et 178 problèmes et exercices. .... 2 fr. 50

MÊMES CLASSES. — **Précis de géométrie,** *les trois fascicules réunis.* 1 vol. in-8, avec 656 fig. et 541 probl. et exercices. 7 fr. 50

PREMIÈRE C ET D ET MATH. — **Précis de trigonométrie.** 4e éd. 1 vol. in-8 avec 54 fig. et 391 problèmes et exercices proposés. 2 fr. 40

PREMIÈRE C ET D. — **Précis de géométrie descriptive et de géométrie cotée.** 1 vol. in-8 avec 157 fig. dans le texte et 200 exerc. et probl. proposés. .... 2 fr. 50

MATHÉM. A ET B. — **Précis de géométrie descriptive et de géométrie cotée.** 1 vol. in-8 avec 152 fig. dans le texte et 191 ex. et probl. proposés et 3 pl. hors texte. . 3 fr. 50

MATHÉM. A ET B. (EN COLLAB. AVEC M. E. COMBETTE). — **Leçons de mécanique.** 2e édition avec 225 fig. et 73 exerc. et probl. 3 fr. 50

MATHÉM. — **Cours de géométrie descriptive,** par J. CARON, prof. au lycée Saint-Louis :
1° *Ligne droite et plan* .... *(Épuisé)*.
2° *Cônes, cylindres et sphères.* 1 vol. in-8, avec atlas de 18 pl. 3e éd. .... 6 fr.
3° *Géométrie cotée.* 1 vol. in-8 avec 208 fig. dans le texte. .... 6 fr.

MATHÉM. — **Cours de cosmographie,** par P. PORCHON. 1 vol. in-8, avec 174 fig. et 4 planches hors texte. 5e édition..... 5 fr.

MATHÉM. — ST-CYR. — **Précis de cosmographie** par P. PORCHON. 1 vol. in-8, avec 63 fig. dans le texte, et 3 planches hors texte .... 2 fr.

MATHÉM. — **Cours de trigonométrie,** par A. REBIÈRE. 1 vol. in-8, nouv. éd. 3 fr. 50

II. — CLASSES DE MATHÉMATIQUES SPÉCIALES
(ÉCOLES POLYTECHNIQUE, NORMALE ET CENTRALE)

E. COMBETTE et JOSEPH GIROD. — **Cours de mécanique,** conforme à l'arrêté du 26 juillet 1904. 1 vol. in-8 avec 179 figures dans le texte et 334 exercices et problèmes proposés. 6 fr.

E. COMBETTE. — **Cours de Trigonométrie.** 4e édition. 1 vol. in-8. .... 4 fr.

MICHEL, prof. de mathém. spéciales au lycée Saint-Louis. — **Cours d'algèbre.** (*Sous presse.*)

III. — PREMIER ET DEUXIÈME CYCLES, DIVISIONS A ET B, PHILOSOPHIE A ET B

COURS DE MATHÉMATIQUES

Conforme aux programmes du 31 mai 1902 et du 27 juillet 1905

P. PORCHON
Ancien élève de l'École normale supérieure, Professeur honoraire au lycée de Versailles.

SIXIÈME A ET B ET CINQUIÈME A. — **Notions élémentaires d'arithmétique et de calcul.** 14e édit. In-12, avec fig. dans le texte, questionnaires, probl. et exercices, cart... 2 fr.

SIXIÈME A ET B ET CINQUIÈME A. — **Cours élémentaire d'arithmétique pratique.** 12e éd. In-12, avec figures, problèmes et exercices, cartonné. .... 2 fr.

PROGRAMMES DE 1905.

CINQUIÈME B, QUATRIÈME A ET B, TROISIÈME A. — *Nouveaux éléments d'arithmétique.* 22e édit. In-12, avec exerc., cart. 2 fr.

QUATRIÈME ET TROISIÈME A. — **Nouveaux éléments de géométrie plane.** 14e édit. In-12, avec exerc., cart. .... 2 fr. 50

Nouveaux éléments de géométrie de l'espace. 13e édit. In-12, avec exercices, cart. 1 fr. 25

Nouveaux éléments de géométrie (les deux cours précédents réunis). In-12, cart. 3 fr. 50

TROISIÈME A ET B. — **Nouveaux éléments d'algèbre.** 15e éd. In-12, avec exerc., cart. 2 fr. 50

PHILOSOPHIE A ET B. — **Nouveaux éléments de cosmographie.** 10e édition. In-12, avec fig. et pl., cartonné. .... 2 fr.

PHILOSOPHIE A ET B. — **Leçons de mathématiques.** 2e édit. In-12 avec fig., cart. 3 fr. 50

E. COMBETTE, Inspecteur général de l'Instruction publique.

LEÇONS DE GÉOMÉTRIE

Pour les Classes de 5e, 4e et 3e B, de 5e et de 4e A des Lycées et Collèges.

CINQUIÈME B ET QUATRIÈME A.—4e éd. In-12 av. 165 fig. et 84 exerc. et probl., cart. à l'angl.. 1 fr. 60
QUATRIÈME B ET TROISIÈME A.—3e éd. In-12 av. 116 fig. et 119 exerc. et probl., cart. à l'angl.. 1 fr. 60
TROISIÈME B. — 3e édit. In-12 avec 201 fig. et 112 exerc. et probl., cart. à l'angl...... 2 fr. 50

Les trois précédents cours réunis en un volume, avec 482 figures et 315 exercices et problèmes, cart. à l'angl. .... 5 fr. 40

IV. — SCIENCES PHYSIQUES

ÉMILE BOUANT

Ancien élève de l'École normale supérieure, professeur honoraire au lycée Charlemagne.

ÉLÉMENTS DE CHIMIE (*Vol. in-12, cart., couv. grise*)

QUATRIÈME B et PHILOSOPHIE A et B. — *Premier fascicule :* **Notions générales, Métalloïdes.** Avec fig., 4e édit. .... 1 fr. 60

TROISIÈME B et PHILOSOPHIE A et B. — *Deuxième fascicule :* **Métaux, Chimie organique.** Avec fig., 3e édit. .... 1 fr. 60

Les deux fascicules précédents réunis. .... 3 fr.

COURS DE CHIMIE (*Vol. in-12, cart., couv. bleue*)

SECONDE C et D. — *Premier fascicule :* **Notions générales, Métalloïdes, Sels,** avec fig., 2e édit. .... 2 fr. 80

PREMIÈRE C et D. — *Deuxième fascicule :* **Métaux, Chimie organique,** avec fig., 2e édit. .... 2 fr.

MATHÉMATIQUES A et B. — *Troisième fascicule :* **Compléments,** avec fig. 3 fr.

Les trois fascicules précédents réunis et formant le Cours complet de Chimie, avec figures. .... 7 fr.

ÉLÉMENTS DE PHYSIQUE (*Vol. in-12, cart., couv. grise*)

QUATRIÈME B. — *Premier fascicule :* **Pesanteur, Chaleur.** 5e éd., avec 116 fig. 2 fr.

TROISIÈME B. — *Deuxième fascicule :* **Acoustique, Optique, Électricité,** avec 148 fig. et une planche coloriée hors texte, 4e édit. .... 2 fr.

PHILOSOPHIE A et B. — 1 vol. in-12 avec 366 fig. et une planche coloriée hors texte. .... 6 fr.

COURS DE PHYSIQUE (*Vol. in-12, cart., couv. bleue*)

SECONDE C et D. — *Premier fascicule :* **Pesanteur, Chaleur,** avec 218 figures, 2e édit. .... 3 fr. 75

PREMIÈRE C et D. — *Deuxième fascicule :* **Optique, Électricité et Applications,** avec 234 figures et une planche coloriée hors texte, 2e édit. ... 3 fr. 75

MATHÉMATIQUES A et B. — *Troisième fascicule :* **Acoustique, Compléments,** avec 137 fig. et une planche coloriée hors texte, 2e édit. .... 3 fr. 75

Les trois fascicules précédents réunis et formant le Cours complet de Physique, avec 589 fig. dans le texte et une planche coloriée hors texte. ... 10 fr.

PHILOSOPHIE A et B et MATHÉMATIQUES A et B.—Chimie inorganique élémentaire, par **E. Grimaux**, de l'Institut. In-12, cart., 8e édit. .... 5 fr. 50

MÊMES CLASSES. — Chimie organique élémentaire, par LE MÊME. In-12, cart., 8e édition. .... 5 fr. 50

MÊMES CLASSES. — Cours élémentaire de physique, par **H. Dufet**, prof. au lycée Saint-Louis. In-8, avec 618 fig. dans le texte.. .... 8 fr.

La chimie du laboratoire, par F. Pisani et Ch. Dirvell. In-18, 2e édition. 4 fr.

ENSEIGNEMENT SECONDAIRE DES JEUNES FILLES

ÉMILE BOUANT

(3ᵉ, 4ᵉ et 5ᵉ ANNÉES). — **Leçons de chimie.** 1 vol. in-12, avec 113 figures dans le texte, cartonné à l'anglaise. . . . . 2 fr. 80

(3ᵉ ANNÉE). — **Leçons de physique** (*Pesanteur et Chaleur*). 1 vol. in-12 avec 128 figures dans le texte, cart. à l'angl. 2ᵉ édit. . . . . 2 fr.

(4ᵉ et 5ᵉ ANNÉES). — **Leçons de physique** (*Acoustique. Optique. Électricité, Magnétisme*), par LE MÊME. 1 vol. in-12, avec 235 fig. dans le texte et 1 planche coloriée hors texte, cart. à l'angl. . . . . 2 fr. 80

Les deux précédents volumes, réunis en un seul cart. à l'angl. . . . . . 4 fr. 50

SCIENCES NATURELLES

ER. BELZUNG
Docteur ès sciences, agrégé des sciences naturelles, professeur au lycée Charlemagne.

ZOOLOGIE

SɪxɪÈᴍᴇ A et B. — **Cours élémentaire de zoologie**, 13ᵉ édit. In-12, avec 391 grav., cart. à l'angl. . . . . 2 fr.

TʀᴏɪsɪÈᴍᴇ B. — **Leçons de zoologie.** In-12, avec 332 gravures, cart. 2 fr. 50

Pʜɪʟᴏsᴏᴘʜɪᴇ A et B et MᴀᴛʜÉᴍᴀᴛɪǫᴜᴇs A et B. — **Anatomie et physiologie animales**, suivies de la *Classification*. 11ᵉ édit. In-8, avec 630 grav.; broché. 6 fr.

BOTANIQUE

CɪɴǫᴜɪÈᴍᴇ A et B. — **Cours élémentaire de botanique**, 4ᵉ éd. In-12, avec 378 gravures, cart. à l'angl. . . . . 2 fr.

Pʜɪʟᴏsᴏᴘʜɪᴇ A et B et MᴀᴛʜÉᴍᴀᴛɪǫᴜᴇs A et B. — **Précis d'Anatomie et de Physiologie végétales.** In-8, avec 742 grav. dans le texte; broché . . . . 6 fr.

Eɴsᴇɪɢɴᴇᴍᴇɴᴛ sᴜᴘÉʀɪᴇᴜʀ ᴅᴇs sᴄɪᴇɴᴄᴇs ɴᴀᴛᴜʀᴇʟʟᴇs, Cᴇʀᴛɪꜰɪᴄᴀᴛ ᴅ'Éᴛᴜᴅᴇs ᴘʜʏsɪǫᴜᴇs, ᴄʜɪᴍɪǫᴜᴇs ᴇᴛ ɴᴀᴛᴜʀᴇʟʟᴇs, Eᴄᴏʟᴇs ɴᴀᴛɪᴏɴᴀʟᴇs ᴅ'ᴀɢʀɪᴄᴜʟᴛᴜʀᴇ. — **Anatomie et physiologie végétales.** 1 fort vol. in-8. avec 1700 grav. broché . . . . . 20 fr.

GÉOLOGIE

CɪɴǫᴜɪÈᴍᴇ B et QᴜᴀᴛʀɪÈᴍᴇ A. — **Notions de géologie.** 5ᵉ éd. In-12, avec 151 gravures et 1 carte en couleurs, cart. à l'angl. . . . . 2 fr.

Sᴇᴄᴏɴᴅᴇ A, B, C, D. — **Cours élémentaire de géologie.** 5ᵉ éd. In-12, avec 279 gravures et 1 carte en couleurs, cart. à l'angl. . . . . 2 fr. 50

PALÉONTOLOGIE

Pʜɪʟᴏsᴏᴘʜɪᴇ A et B et MᴀᴛʜÉᴍᴀᴛɪǫᴜᴇs A et B. — **Notions de paléontologie animale.** In-8, avec 205 gravures, broché. . . . . 1 fr.

HYGIÈNE

Pʜɪʟᴏsᴏᴘʜɪᴇ A et B et MᴀᴛʜÉᴍᴀᴛɪǫᴜᴇs A et B. — **Cours élémentaire d'hygiène** In-8, avec 114 gravures, broché. . . . . 2 fr.

ENSEIGNEMENT SECONDAIRE DES JEUNES FILLES

1ʳᵉ ANNÉE. — **Notions de zoologie**, par Mˡˡᵉ de Montille, agrégée de l'Enseignement secondaire des jeunes filles. 8ᵉ éd. In-12, avec 333 grav. dans le texte, cart. à l'angl. . . . . 2 fr. 50

1ʳᵉ et 2ᵉ ANNÉES. — **Notions de botanique**, par LA MÊME. 6ᵉ édit. In-12, avec 345 gravures dans le texte, cart. à l'angl. . . . . 2 fr. 50

2ᵉ ANNÉE. — **Notions de géologie**, par LA MÊME. 1 vol. in-12, avec 280 grav. dans le texte et une carte coloriée hors texte, cart. à l'angl. . . . . 3 fr.

Hygiène et science domestique. *Conforme aux programmes du 14 juin 1907.*

— *3ᵉ et 4ᵉ années*, par Mˡˡᵉ M. Dreyfus, ancienne élève de l'Ecole normale de Sèvres, agrégée de l'Enseignement secondaire des jeunes filles. 4ᵉ édit. In-12, avec 76 grav., cart. à l'angl. . . . . 2 fr. 50

— *5ᵉ année*, par M. Deléarde, professeur agrégé à la Faculté de médecine de Lille, et Mˡˡᵉ M. Dreyfus, 1 vol. in-12, avec 77 grav., cart. à l'angl. . . 2 fr.

ENSEIGNEMENT PRIMAIRE SUPÉRIEUR

MATHÉMATIQUES

Cours d'Algèbre, par MM. **P. Rollet**, directeur de l'École Diderot à Paris, et **É. Foubert**, prof. à l'École primaire supérieure de Lille. 1 vol. in-12, avec exercices et problèmes, cart. à l'angl. 9° éd. complètement refondue . . . . . 3 fr.

Cours d'Arithmétique, par LES MÊMES. 1 vol. in-12, avec 632 exercices et problèmes, cart. à l'angl., 8° édition complètement refondue . . . . 3 fr.

Cours de Géométrie, par MM. **Ch. Colin**, professeur à l'École Lavoisier, et **J. Girod**, professeur au Lycée Charlemagne. 3 vol. in-12, cart. toile.
PREMIÈRE ANNÉE, 1 fr. 80 ;   DEUXIÈME ANNÉE, 2 fr. 50 ;   TROISIÈME ANNÉE, 2 fr. 50
Les trois années en un vol. cart. toile . . . . 6 fr. 40

SCIENCES PHYSIQUES ET NATURELLES

Cours de Physique et Chimie, par le Dr ALAMELLE, professeur à l'École primaire supérieure de Nancy. 3 vol. in-12, cart. toile. (*Programmes des E. P. S. de Garçons*).
1re ANNÉE. 2 fr. 20 ; 2° ANNÉE, 2 fr. 20 ; 3° ANNÉE, 2 fr. 20

Cours de Physique (*3 années réunies*). 1 vol. in-18, cart. à l'angl. . . . 3 fr. »
Cours de Chimie (*3 années réunies*). 1 vol. in-18. cart. à l'angl. . . . . . 3 fr. »

DU MÊME AUTEUR :

Cours de Physique et Chimie (*Programmes des E. P. S. de Jeunes Filles*). 3 vol. in-12, cart. toile
1re ANNÉE, 2 fr. 20 ; 2° ANNÉE, 2 fr. 20 ; 3° ANNÉE, 2 fr. 20
Cours de Physique (*3 années réunies*). 1 vol. in-18, cart. à l'angl . . . . . 3 fr. »
Cours de Chimie (*3 années réunies*). 1 vol. in-18, cart. à l'angl. . . . . . 3 fr. »

Cours d'Électricité industrielle (*pour les deuxième et troisième années et section spéciale des Écoles primaires supérieures*), par GOULLIART, prof. à l'École pr° sup° de Lille. 1 vol. in-18 avec 400 figures dans le texte, cart. à l'angl. . . . 3 fr. 50

Cours d'Agriculture, *Agriculture théorique pratique ; chimie et comptabilité agricoles* (*deuxième et troisième années des Écoles primaires supérieures*), par A. PETIT, Ingénieur agronome, professeur à l'École d'Horticulture de Versailles, chef du laboratoire de recherches horticoles. 1 vol. in-18, avec 256 grav. cart. à l'angl. 3 fr. »

HYGIÈNE ET SCIENCE DOMESTIQUE
(*Écoles normales et écoles primaires supérieures*).

I. Hygiène individuelle et économie domestique, par Mlle M. DREYFUS. 1 vol. in-12 avec 76 fig. dans le texte, 4° édit. entièrement refondue, cart. à l'angl. 2 fr. 50
II. Hygiène individuelle (*Compléments*) **et Hygiène sociale**, par le Dr DELÉARDE et Mlle M. DREYFUS, 1 vol. in-12, avec 77 figures dans le texte, cart. à l'angl. . 2 fr.

AGRICULTURE

Minéralogie agricole, par F. HOUDAILLE, docteur ès sciences, prof. à l'École d'agriculture de Montpellier. 1 vol. in-12, avec 109 grav. dans le texte . . . . 3 fr. 50
Les Orages à Grêle et le Tir des Canons, par le MÊME. 1 vol. in-12, avec 63 gravures dans le texte . . . . 3 fr. 50
Traité de Sylviculture, par P. MOUILLEFERT, prof. de sylviculture à l'École de Grignon.
   I. — *Principales essences forestières*, précédées de *Notions de statistique forestière*. 1 fort vol. in-12 de 546 pages, avec 730 grav. dans le texte . . . 7 fr.
   II. — *Exploitation et aménagement des bois*. 1 volume in-12 de 746 pages, avec 10 planches et 97 gravures dans le texte . . . . 6 fr.
Manuel de Sylviculture et Améliorations pastorales *à l'usage des Instituteurs*, par F. CARDOT, inspecteur des eaux et forêts à Bar-sur-Aube, et C. DUMAS, inspecteur primaire à Alger. 1 volume in-12 de XII-180 pages, avec 52 gravures et planches hors texte. . . . . 2 fr.

NOTIONS DE TECHNOLOGIE
par le Dr F. GENEVOIS
Pharmacien de 1re classe, ancien interne des Hôpitaux de Paris,
Professeur à l'Association philotechnique.

I. — Les matières premières et leur emploi dans les divers usages de la vie. 1 vol. in-32 de 192 pages. . . . . 0 fr. 60
II. — Les procédés industriels (*Industries animales, végétales et minérales*). 1 vol. in-32 de 192 pages. . . . . 0 fr. 60

PUBLICATIONS PÉRIODIQUES
Les abonnements partent du 1er Janvier

Revue de Médecine

Directeurs : MM. les Professeurs Ch. BOUCHARD, de l'Institut; A. CHAUFFARD;
A. CHAUVEAU, de l'Institut; L. LANDOUZY; R. LÉPINE, correspondant de l'Institut;
A. PITRES; G.-H. ROGER et L. VAILLARD.
Rédacteurs en chef : MM. LANDOUZY et R. LÉPINE.
Secrétaire de la rédaction : Dr JEAN LÉPINE.

Revue de Chirurgie

Directeurs : MM. les Professeurs E. QUÉNU, A. PONCET, P. DELBET, P. DUVAL,
F. LEJARS, F. GROSS, E. FORGUE, A. DEMONS, E. CESTAN.
Rédacteur en chef : M. E. QUÉNU.
Secrétaire de la rédaction : Dr DELORE.

31e année, 1911

La *Revue de Médecine* et la *Revue de Chirurgie*, qui constituent la 2e série de la *Revue
mensuelle de Médecine et de Chirurgie*, paraissent tous les mois; chaque livraison de la
Revue de Médecine contient de 5 à 8 feuilles grand in-8, avec gravures; chaque livraison de la
Revue de Chirurgie contient de 8 à 12 feuilles grand in-8, avec gravures.

PRIX D'ABONNEMENT :

Pour la Revue de Médecine	Pour la Revue de Chirurgie
Un an, du 1er Janvier, Paris. . . . **20** fr.	Un an, Paris. . . . . **30** fr.
Un an, départements et étranger. . **23** fr.	Un an, départements et étranger. . **33** fr.
La livraison : **2** francs.	La livraison : **3** francs.

Les deux Revues réunies : un an, Paris, **45** francs; départements et étranger, **50** francs.
Les quatre années de la *Revue Mensuelle de Médecine et de Chirurgie* (1877, 1878, 1879
et 1880) se vendent chacune séparément **20** francs; la livraison, **2** francs.
Les années écoulées de la *Revue de Médecine* se vendent **20** francs chacune; les dix-huit
premières années de la *Revue de Chirurgie* se vendent le même prix et, à partir de l'année 1899,
30 francs chacune.

Journal de l'Anatomie
et de la Physiologie normales et pathologiques
DE L'HOMME ET DES ANIMAUX

Fondé par CH. ROBIN, continué par Georges POUCHET et par MATHIAS DUVAL.
Rédacteurs en chef : MM. les professeurs RETTERER et TOURNEUX.
Avec le concours de MM. BRANCA, G. LOISEL et A. SOULIÉ.

47e année, 1911

Ce journal paraît tous les deux mois et forme à la fin de l'année un beau volume grand in-8,
de 700 pages environ, avec de nombreuses gravures dans le texte et des planches lithogra-
phiées en noir et en couleurs hors texte.
Un an : pour Paris, **30** francs; pour les départements et l'étranger, **33** francs. — La
livraison, **6** francs.

La première année, 1864, est épuisée; les suivantes, 1865 à 1869, 1870-71, 1872 à 1877,
sont en vente au prix de **20** francs l'année, et de **3** fr. **50** la livraison. Les années ultérieures, depuis 1878, coûtent **30** francs chacune, la livraison, **6** francs.

Bulletin de l'Association française pour l'Étude du Cancer.
— Publication mensuelle faite sous la direction
de MM. les docteurs Pierre DELBET, profes-
seur à la Faculté de médecine, chirurgien des hôpitaux de Paris, et R. LEDOUX-LEBARD.
4e année 1911. — Abonnement : Un an: France, **15** fr. — Etranger, **18** fr.

Revue du Cancer.
— Publiée sous les auspices de l'Association fran-
çaise pour l'étude du Cancer, par le Dr R.
LEDOUX-LEBARD, avec la collaboration de MM. J. CLUNET, A. HERRENSCHMIDT, F. LE
DANTEC, G. PETIT, J. THOMAS. — Paraît 4 fois par an. Abonnement : Un an, France, **15** fr. —
Etranger. **18** fr.
Les deux publications réunies : Un an, France, **25** fr. — Etranger, **30** fr.

Revue du Mois. —
Directeur Emile Borel, Sous-Directeur de l'École normale supérieure, professeur à la Sorbonne. Secrétaire de la rédaction : A. Bianconi, agrégé de l'Université. (6e année, 1911). Paraît le 10 de chaque mois par livraisons de 128 pages grand in-8° (25 × 16). Chaque année forme deux volumes de 750 à 800 pages chacun. — La Revue du Mois suit avec attention dans toutes les parties du savoir le mouvement des idées. Rédigée par des spécialistes éminents, elle a pour effet de tenir sérieusement les esprits cultivés au courant de tous les progrès. Dans des articles de fond aussi nombreux que variés, elle dégage les résultats les plus généraux et les plus intéressants de chaque ordre de recherches, ceux qu'on ne peut ni ne doit ignorer. Dans des notes plus courtes, elle fait place aux discussions, elle signale et critique les articles de Revues, les livres qui méritent intérêt. — Abonnement : Un an, Paris, 20 francs; Départements, 22 francs ; Union postale, 25 francs. Six mois, Paris, 10 francs; Départements, 11 francs ; Union postale, 12 fr. 50. Le numéro, 2 fr. 25.

Revue anthropologique. —
Recueil mensuel publié par les professeurs de l'Ecole d'anthropologie de Paris (21e année, 1911). Cette Revue paraît le 15 de chaque mois. Chaque livraison forme un cahier de deux feuilles in-8 raisin de 32 pages, avec nombreuses gravures dans le texte. — Abonnement : Un an (du 15 janvier), pour tous pays, 10 francs; la livraison, 1 franc.

Journal de Psychologie normale et pathologique. —
Dirigé par les docteurs Pierre Janet, professeur de psychologie au Collège de France et G. Dumas, professeur adjoint à la Sorbonne. Paraît tous les deux mois, par fascicules de 100 pages environ. (8e année, 1911). — Abonnement : Un an, du 1er janvier, 14 francs; la livraison, 2 fr. 60.

Recueil d'Ophtalmologie. —
Dirigé par M. le Dr Jean Galezowski. Mensuel. 37e année, 1911. — Abonnement : Un an, du 1er Janvier, France et Étranger, 20 francs.

Revue de Thérapeutique médico-chirurgicale. —
Publiée sous la direction de MM. les professeurs Bouchard, Guyon, Lannelongue, Landouzy et Fournier. — Rédacteur en chef : M. le docteur Raoul Blondel. 78e année, 1911. Paraît les 1er et 15 de chaque mois. — Abonnement : Un an, du 1er Janvier, France, 12 francs; Étranger, 13 francs.

Revue Médicale de l'Est. —
Paraissant le 1er et le 15 de chaque mois (38e année, 1911). — Rédacteur en chef : M. P. Parisot, professeur à la Faculté de Médecine de Nancy.— Abonnement : Un an, du 1er Janvier, 12 francs. Pour les étudiants, 6 francs.

Archives italiennes de Biologie. —
Publiées en français. Tomes I et II, 1882, 30 francs. Tomes III à LVI, 1883 à 1911, chacun 20 francs. Ces Archives paraissent sans périodicité fixe: chaque tome publié en 3 fascicules. — Les abonnements ne sont faits que pour 2 tomes à la fois, soit 40 francs.

Annales de Biologie. —
Publiées par MM. J. Athanasiu, professeur à la Faculté des Sciences de Bucarest; J. Cantacuzène, professeur à la Faculté de Médecine de Bucarest; F.-J. Rainer, chef de Laboratoire à la Faculté de Médecine de Bucarest; P. Bujor, professeur à la Faculté des Sciences de Jassy; G. Marinesco, professeur à la Faculté de Médecine de Bucarest; E.-C. Teodorescu, professeur à la Faculté des Sciences de Bucarest. 1re année, 1911. — Les Annales de Biologie paraissent en 4 fascicules de 90 pages chacun, formant à la fin de l'année un beau volume de 384 pages avec de nombreuses figures dans le texte et planches hors texte. — Abonnement : Un an, pour tout pays, 20 francs. Prix d'un fascicule séparé, 6 francs.

Scientia. —
Revue internationale de Synthèse scientifique (5e année, 1911). Comité de direction : MM. G. Bruni, A. Dionisi, F. Enriques, A. Giardina, E. Rignano. — Abonnement : Un an, 25 francs. — Scientia se publie en 4 numéros par an ne paraissant pas à date fixe; tous les mémoires originaux sont publiés en langue française.

TABLE ALPHABÉTIQUE DES NOMS D'AUTEURS

*Sont portés seulement sur cette liste les auteurs d'ouvrages entiers,
ou directeurs de publications.*

886-11. — Coulommiers. Imp. PAUL BRODARD. — 10-11.